中华

贴敷大全

谢文英 编著

陕西新华出版
陕西科学技术出版社
Shaanxi Science and Technology Press
西安

图书在版编目（CIP）数据

中华贴敷大全/谢文英编著. —西安：陕西科学
技术出版社，2018.1（2023.9 重印）
　ISBN 978 - 7 - 5369 - 7100 - 4

　Ⅰ. ①中… Ⅱ. ①谢… Ⅲ. ①穴位—中药外敷疗法
Ⅳ. ①R244.9

中国版本图书馆 CIP 数据核字（2017）第 252533 号

中华贴敷大全
ZHONGHUA TIEFU DAQUAN

谢文英　编著

责任编辑　杨　波　孙雨来
封面设计　胡椒设计

出 版 者　陕西科学技术出版社
　　　　　　西安市曲江新区登高路 1388 号陕西新华出版传媒产业大厦 B 座
　　　　　　电话(029) 81205187　传真 (029) 81205155　邮编 710061
　　　　　　https：//www.snstp.com
发 行 者　陕西科学技术出版社
　　　　　　电话 (029) 81205180　81206809
印　　刷　北京柯蓝博泰印务有限公司
规　　格　710mm×1000mm　16 开本
印　　张　21.25
字　　数　275 千字
版　　次　2018 年 1 月第 1 版
　　　　　　2023 年 9 月第 2 次印刷
书　　号　ISBN 978 - 7 - 5369 - 7100 - 4
定　　价　58.00 元

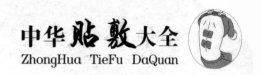
前言 》FOREWORD

　　贴敷疗法历史悠久，源远流长。早在远古时期，人类就已学会用泥土、草根、树皮外敷伤口止血。在公元前1300年的甲骨文中，对中医外治的经验体会便有了大量的文字描述。春秋战国时期，在《黄帝内经》中，有"桂心渍酒，以熨寒痹"的记载，用白酒和桂心涂治"风中血脉"，被后世誉为膏药之始，开创了膏药之先河。长沙马王堆汉墓出土的《五十二病方》载有许多外敷方剂，用以治疗创伤等疾；晋《肘后备急方》载用鸡子、白醋、猪脂、水、蜜、酒等作为外敷药和调和剂；南北朝《刘涓子鬼遗方》用猪胆汁外敷治疗痈肿；唐《食疗本草》用胡桃研泥外敷治疗白发；宋《太平惠民方》以地龙粪研饼敷在小儿囟门，治疗小儿头热、鼻塞不通；明《普济方》用生附子和葱涎为泥敷涌泉穴治疗鼻渊等。说明贴敷疗法相沿习用甚久。清《理瀹骈文》集贴敷疗法之大成，标志着贴敷疗法的临床应用达到了更为完善的水准。

　　相对于内治，贴敷疗法是中医的一种外治疗法，是选用相应的药物贴敷于腧穴或病变部位上，通过药物不断刺激穴位，以疏通经络，调理气血，从而达到扶正祛邪、治愈疾病的目的。现代研究表明，药物不断地刺激皮肤，会使局部皮肤上的各种神经末梢进入活动状态，借以促使人体的神经—体液调节作用和免疫机能，改善各组织器官的功能活动，使机体康复，达到防病治病的作用。同时，药物本身的作用通过穴位皮肤的渗透和吸收，使药物分子进入血液，参与血液循环，达到病所，发挥治病作用。清代外治法专家吴师机曰："外治之理，即内治之理，外治之药，亦即内治之药；所异者，法耳"！其意即是，贴敷疗法属外治之法，虽然给药途径和方法与内治法不尽相同，但其治病机理是一致的，实为殊途同归。

贴敷疗法是中医的特色疗法，以其操作简单、经济实用、疗效显著、副作用少而深受广大人民群众的喜爱。在病危患者难以口服用药，或小儿难以服药，以及久病体虚患者不能服药的情况下，贴敷疗法有着非常显著的优势。中医历经千年，是人们在长期与疾病斗争的过程中积累下来的宝贵财富，国人对中医有着深厚的感情，中医作为一种文化已经深深地渗入到每一个中国老百姓的日常生活中。贴敷疗法作为中医疗法的一种，易于被普通老百姓所接受，也易于被掌握使用，可获得性强，非常适合广大人民群众的养生保健和疾病治疗。

本书介绍了贴敷疗法的一般基本知识及在内、外、儿、皮肤、五官、妇、男科常见疾病中的具体应用。非常适合对中药贴敷感兴趣的广大读者参阅，希望通过本书，让贴敷疗法被更多的人所熟知，真诚希望本书能为您和您的家人带去健康。

虽然我们做了很多努力，但毕竟水平有限，书中难免存在一些错误或问题，还望广大读者能批评指教。

编　者

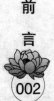

中华**贴敷**大全
ZhongHua TieFu DaQuan

目录 》CONTENTS

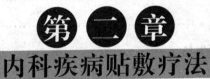

贴敷疗法介绍

内科疾病贴敷疗法

中华贴敷大全
ZhongHua TieFu DaQuan

目
录

第三章

外科疾病贴敷疗法

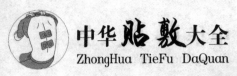
第四章

儿科疾病贴敷疗法

第五章

皮肤科疾病贴敷疗法

第六章
五官科疾病贴敷疗法

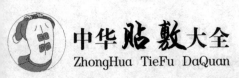

第七章

妇科疾病贴敷疗法

第八章

男科疾病贴敷疗法

目录

贴敷疗法介绍

第一章

第一节 贴敷疗法概述

● 简介

贴敷疗法又称外敷疗法，是以中医学为理论基础，根据不同的病证，选择相应的药物，制成膏、丹、丸、散、糊、锭等制剂，敷于相应的体表部位或穴位上，通过药物的经皮吸收或对体表部位及穴位的刺激，来调节人体气血津液、经络脏腑等的功能，达到防病治病的目的，是中医常用的外治疗法之一。因为贴敷疗法能使药力直接作用于患处，以治疗局部病症，还能使药力由表及里，或通过穴位循经络作用于全身。所以，该疗法不仅可以治疗局部病变，还能治疗全身性疾病。贴敷疗法的治疗作用，已经被千百年的临证实践所证实。贴敷疗法作为一种简便廉价的中医治疗方法，在我国已经有悠久的历史，相关中医典籍里面也有记载。近几年来，贴敷疗法越来越多的为大家所熟知。

贴敷疗法适应症广、疗效显著、安全防病、应用广泛，对于身体虚弱者，常选用补肾健脾、疏肝养肺、益气活血、温经通络的药物，贴敷于关元、气海、背俞、足三里等具有强壮作用的穴位，起到增强人体正气，提高抗病能力，预防疾病的作用。

在慢性疾病的保健调理方面，本法可广泛运用于内、外、妇、儿、五官、皮肤、骨伤、神经及精神等各科临床疾病的保健治疗，尤其对于呼吸系统、心血管系统、消化系统、泌尿系统、内分泌系统、风湿性疾病等几大类疾病的效果较好。

● 特点

贴敷疗法的理论建立在中医脏腑经络辨证的基础上，与内治法的

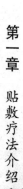

理论是相同的，不同的只是给药途径，本法用药不经过脾胃，故不会损伤脏腑，所以对衰老稚弱及不能纳药的患者更为适宜。几千年来，本法一直在民间广泛流传，并深受广大群众的喜爱。它可广泛用于全身一百多种病症的治疗，具有简、便、廉、验、捷等特点，不仅能治疗常见病和多发病，而且对一些疑难病和危重病症也常有其他常规疗法所无法比拟的疗效。

总之，贴敷疗法作为一种传统医疗方法，能够在民间盛行不衰，必定有其内在的实用价值，深入研究此法，探讨其作用机理，将有助于挖掘中医传统疗法的精华，使之更好地为现代临床医疗服务。

● 分类

在贴敷疗法的基础上，衍生出的敷熨疗法，是在药物外敷的基础上再加冷熨或者热熨，从而使药物更好地作用于肌肤，使其达到祛病强身的目的。贴敷疗法分为冷敷法和热敷法。

冷敷法是将冰凉的物体直接放在患处或穴位，以治疗疾病的方法，主要用于热毒蕴结的实证，所用药的药性多苦寒。它具有降温、止血、消肿、止痛等功效。

热敷法又称热熨疗法、熨疗法、药熨疗法。分为干热敷和湿热敷两种。干热敷是将中草药炒热或烧热后置于布袋内，将口袋扎紧，趁热时敷于患部外表，以达到治疗疾病的目的。湿热敷是将中草药放入锅内煮沸，取其汁，趁热将毛巾浸透后拧干，并折成方形或长条形（根据治疗部位需要而定）敷于患部外表。

第二节 贴敷疗法的起源与发展

贴敷疗法是中医外治法的一种，起源于远古时期，有着极为悠久的发展历史，是中医药学宝库中的瑰宝，亦是中医外治法的重要组成部分。在原始社会里，由于生产力落后，生活条件十分艰苦，在外出采食，或与毒蛇野兽博斗，受了伤以后，限于无医无药，只能用泥土、石

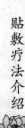

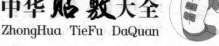

块、沙土、树叶、草茎等涂于伤口上，以止血、止痛、消肿。久而久之，人们便发现了一些行之有效的外用药品和相应的外治方法，这就是贴敷疗法的起源。

随着人类创造文字，历代医著及相关书籍中逐渐有了关于贴敷疗法的记载。我国现存最早的医方书《五十二病方》中载有用地胆等外敷治病的方法；《灵枢·经脉篇》载有治筋急的马膏膏法；《周礼·天官》载有外敷药物治疗疮疡；《肘后备急方》载有将生地黄捣烂外敷治伤等。我国现存最早的外科专著《刘涓子鬼遗方》，全书收方151首，其中就有6首外敷药方。其后各代，贴敷疗法均有发展，至清代《理瀹骈文》的问世，标志着外治法这一中医学分支学科的发展与成熟。其中，贴敷疗法内容占有很大比重，该书外治理、法、方、药俱全，并提出了"外治之理，即内治之理"的重要论断，治疗范围涉及内、外、妇、儿、五官、皮肤科等疾病。

外治法在近现代继续受到重视，尤其是贴敷疗法。本着继承与发展的原则，学者们以传统医学与现代科学相结合的方式，广泛开展了贴敷疗法的理论与临床研究，使其在临床上广泛发挥效用。贴敷疗法在当今社会有着广泛的应用和发展。国内的颈椎保健枕，就是将白附子、细辛、川芎、白芷、菊花、薄荷、磁石等中药制成枕芯，睡觉时，由于人体头颈部的压力和温度促使药袋内药物的有效成份缓慢散发出来，渗透到颈部的皮肤和经穴，起到疏通经络、活血止痛的目的。

第三节　贴敷疗法的原理和作用机制

贴敷疗法和中医其他疗法一样，均以中医整体观念和辨证论治为前提，古代外治法专家吴师机说："外治之理，即内治之理，外治之药，亦即内治之药，所异者法耳。"意思即为，内治法和外治法中的理、方、药三者相同，仅方法各异。

贴敷疗法能治多种疾病，道理同于内服，只不过给药途径不同罢了。服药须先入经脉，能入者乃是药物的气味。贴敷之药切近皮肤，彻到肌肉之中，也同样能将药之气味透过皮肤直达经脉，摄于体内，融化于津液之中，与之合而为一，具有内外一贯之妙。

贴敷疗法发生功效多因药物贴于皮肤后，通过药物的渗透、吸收或药物对俞穴的刺激，对局部发生直接作用或通过经络的网络传导，达到刺激机体、调整系统功能的效果。在经络理论中，皮部是经脉功能反映于体表的部位，也是络脉之气散布的所在，居于人体最外层，是机体的保卫屏障，具有卫外、安内的功效，起到对外接受信息，对内传达命令的作用，是机体的感受器和效应器。因此，皮部在人体的生理、病理和治疗中，有着十分重要的通信联络作用。贴敷是借助药物贴于皮部，对体表形成特定刺激，并通过透皮吸收和经络刺激，激发并调整体内紊乱的生理功能，使各部位之间的功能协调一致，增强人体抗病能力，起到祛除邪气，疏通经络的作用，以达到扶正祛邪、治愈疾病的目的。

贴敷疗法对机体产生的作用，大致可归纳为止痛、增强机体防御免疫功能和对体内生理功能重新调整等。贴敷疗法的作用机制，与经络息息相关。

经络是人体组织的重要组成部分，是人体气血运行的通道，是沟通表里、上下的一个独特系统。"经"是主干，"络"是分支。经络系统包含十二经脉和奇经八脉两类。其中十二经络分为：手、足三阳经和手、足三阴经；奇经八脉即任脉、冲脉、督脉、带脉、阴跷脉、阳跷脉、阴维脉、阳维脉。络脉有十五别络、浮络、外络。此外，还有十二经别、十二经筋、十二皮部等。它们构成了人体的经络系统，能沟通身体内外，网罗全身，维持机体内外环境的相对平衡。一旦机体遭受风、寒、暑、湿、燥、火的侵袭，或因七情、饮食、劳役的伤害，就会发生疾病。应用贴敷疗法治疗疾病，可通过药物的刺激，以刺激经气，疏通经络，调理气血，恢复机体内部各脏腑的生理功能，从而达到治病的目的。

近代科学工作研究证明，皮肤表面具有大量的毛孔和汗腺管口，是药物进入人体内部的一种途径。实验也证明，皮肤各层组织，尤其是角质层表面具有一层半渗透膜，加上机体内脏与体表又有着种种特殊的联系，所以能够治疗疾病。

第四节　贴敷疗法的治疗原则

运用中药贴敷疗法治病，必须根据疾病的特点，进行辨证立法、选方用药。临证时，通过望、闻、问、切四诊，结合阴、阳、表、里、寒、热、虚、实八纲，对错综复杂的病情进行分析、归纳，确定属于哪一部位、哪一经络、哪一脏腑，再进一步探明病因、病机，按轻、重、缓、急来立法选方。在选药时，还要药准量足，并选择适当的剂型和制法，以适应病情之需要，这就是外治法专家吴师机所说的"外治要求其本"的道理。归纳起来，中药贴敷疗法的治疗原则如下：

◉ 重视辨证论治

在具体应用时，也必须进行辨证论治，才能取得比较满意的疗效。如果虚实不明、寒热不辨、表里混淆、阴阳不分地使用中药贴敷疗法，不但收不到较好的效果，而且还会延误病情，甚至导致疾病的恶化。因此，专家吴师机说："外治之法，间有不效者，乃看证未明，非药之不效也。"他又说："大凡外治用药，皆本内治之理，而其中有巧妙之处，则法为之也。"据考察，吴师机所著的《理瀹骈文》，全书内容始终坚持用阴阳五行、脏腑经络等理论来指导临床实践，把四诊八纲、理法方药融会贯通，使外治法锦上添花，能治疗各科多种疾病。

◉ 强调三因制宜

中药贴敷疗法和内服药物一样，必须根据病人的性格、年龄、体质、生活习惯、地域环境和四时气候变化等情况的不同而采取适宜的治疗，绝不能孤立地看待病证，机械地生搬中药贴敷疗法，否则会影响疗效。因此，"因人制宜""因地制宜""因时制宜"绝不能疏忽。

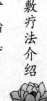

● 精选穴位

中药贴敷疗法在局部用药时，绝大多数是选取穴位施术的。在选穴时，必须遵循"欲清上焦，选中脘、肺俞、劳宫、内关；欲清中焦，宜选神阙、涌泉、中脘；欲清下焦，宜选丹田、关元要穴；欲补五脏，宜选背俞穴；欲泻五腑，亦取背俞穴；欲救阳者，宜选关元、气海穴"等原则。正如吴师机所说："若脏腑病，则视病之所在，上贴心口，中贴脐眼，下贴丹田，或兼贴心俞与心口对，命门与脐眼对，足心与丹田应""若病在经，循其经而取之"。可见，外治法若能选穴精当，疗效卓著。

● 知标本、明缓急

疾病分标本，病情分缓急，在应用中药贴敷疗法时，必须分清标本，辨明缓急，这样才能得心应手，使疾病获得痊愈。因此《素问·标本病传论》中说："知标本者，万举万当，不知标本，是谓妄行。"《素问·至真要大论》还说："急则治其标，缓则治其本。"所以，选用中药贴敷疗法时必须先知标本，然后辨明缓急来治疗。

第五节 贴敷疗法的特点

贴敷疗法选用相应的药物贴敷于腧穴或病变部位上，通过药物不断刺激穴位，以疏通经络，调理气血，从而达到扶正祛邪，治愈疾病的目的。贴敷疗法在我国已应用了两千多年，由于其固有的优点和特点，一直流传延用至今，并越来越受到医家和病人的重视，其特点如下：

● 方法简单，容易掌握

贴敷疗法只需将一些药物贴敷于腧穴或病变部位上，外加胶布固定即可，不需煎药、注射，男女老幼患者均可选用，操作简便。

● 药源丰富，经济价廉

贴敷疗法选药广泛，有的还可以自己采集中草药，可尽量少花钱或不花钱，减轻病人经济负担。

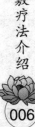

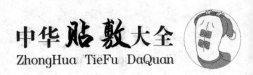

● 适应证广，疗效显著

贴敷疗法在临床上可应用于内、外、妇、儿、五官等各科疾病，使用灵活，奏效迅速，疗效明显。

● 使用安全，减少毒副作用

此方法不用内服，只需外敷，可减少药物对胃肠的副作用，安全可靠，若皮肤对药物刺激过敏，立即停药，症状可自行消除。

第六节 贴敷疗法的注意事项

1. 贴药时，必须掌握好病人的姿势。根据患病部位或穴位所在的位置，分别采取平卧（侧卧、俯卧、仰卧）、正坐、俯首、平肩等姿势，使药物能服贴稳当，以防药物流失或灸熨烧灼。

2. 贴药部位要按常规消毒。因皮肤受药物刺激会产生水疱和破损，容易发生感染，通常用75%酒精棉球做局部消毒。

3. 贴药后要外加固定，以防药物脱落。通常选用的为医用胶布或不含药物的清膏。若是贴在头面部的药物，外加固定特别重要，要防止药物掉入眼内，避免发生意外。

4. 严格掌握贴敷时间。每个或每组穴位，不宜连续贴敷过久，要交替使用，以免药物刺激太久造成皮肤溃疡，影响继续治疗。

5. 头面部、关节、心脏及大血管附近，不宜用刺激性太强的药物进行发疱，以免发疱遗留瘢痕，影响美容或活动功能。

6. 孕妇的腹部、腰骶部及某些敏感穴位，如合谷、三阴交穴等处不宜采用贴药发疱治疗。有些药物，如麝香等孕妇应禁用，以免引起流产。

7. 小儿的皮肤嫩薄，不宜用刺激性太强的药物，贴药时间也不宜太长，一般只能贴1~2小时或1小时以内，以免引起不良反应。此外，还要注意做好护理，勿令抓破和擦拭。

8. 在穴位贴饼剂或贴药后加灸加熨，要掌握好适当温度，以免烫

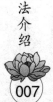

伤。灸后的艾炷要及时熄灭，以防复燃，引起火灾事故。

9. 对久病体弱消瘦以及有严重心脏病、肝脏病等的患者，使用药量不宜过大，贴敷时间不宜过久，以免患者发生呕吐、眩晕等症。

10. 使用膏剂贴敷时，应注意膏的软硬度，必须及时更换，以防药膏干燥，导致皮肤裂伤，引起疼痛或溃烂。

11. 在冷天和严寒情况下，用药贴敷穴位时，要注意保暖，防止受寒。在夏季用药贴敷穴位时，胶布固定后，为防止因汗液浸润而致滑脱，宜用绷带固定。

12. 有皮肤过敏或皮肤破损者，不宜用此法。

13. 由于某些中药成分有毒，炮制或使用不当，可能会引起不良反应。因此在使用贴敷疗法前，要向专业的医师咨询；如出现不良反应，也应立即停药并及时就诊。

14. 所选穴位应少而精，一般每次不超过 4 个。

15. 贴敷时尽量远离黏膜，以免刺激黏膜引起疼痛或水肿。

16. 过敏性皮肤病患者禁止应用。

17. 有出血倾向者禁止应用。

18. 孕妇不能应用行气活血的药物，以免发生流产。

第七节　贴敷疗法的常用剂型

贴敷疗法使用的剂型很多，其中散剂、膏剂、糊剂最为常见。

● 散剂

将配方中的某些药物按要求进行炮制，然后混合加工研成细末，同时用白开水、白酒或油料调拌为稀糊状，或黏稠状使用。

● 膏剂

膏剂在使用上分 3 种类型。

1. 软膏。软膏是用适当的基质（醋、酒、凡士林、猪油、茶油、蓖麻油或蜂蜜等）与药物粉末均匀混合制成的，一种易于涂抹在皮肤、黏膜的半固体外用制剂。软膏基质在常温下是半固体，具有一定的黏稠性，但涂抹于皮肤或黏膜后能渐渐软化或熔化，有效成分被缓慢吸收，持久发挥药效。

2. 硬膏。硬膏是中医学传统的固体制剂。制法是将应用的药物放入麻油或其他油类内浸泡，煎熬至一定程度，去渣后加入铅丹、白蜡等收膏，呈暗黑色膏药，再将膏药涂抹于布或纸等裱背材料上，以供贴敷于皮肤的外用剂型。其在常温下呈固体状态，36～37℃时则熔化，可治疗局部或全身性疾病，并有机械性的保护作用，用法简单，携带、贮存方便。

3. 浸膏。浸膏是一种半固体制剂。制作方法是将应用药物粉碎后，加入适量水，用锅煎熬浓缩制成的一种稠膏状物，用时贴敷于皮肤或穴位上。

◉ 糊剂

药物加工研成细末后，用酒、醋、蛋清、麻油等辅料，或用白开水冷却后拌药末成糊状，或用新鲜药物洗净后，直接捣烂成糊状，敷于患处。

◉ 饼剂

将药粉制成圆饼形进行贴敷的一种剂型。其制作方法是将药物研成细末，调拌辅料做成饼，也可将药物用水直接煎烂或将新鲜药物捣烂，调拌面粉成饼；并放入笼内蒸熟。而捣烂的新鲜药物或调拌油料类药物，可直接捏饼贴敷。

◉ 酊剂

将药物浸泡于95%的乙醇（酒精）或白酒中，浸泡时间一般春夏季为3日，秋冬季5～7日，用时将浸出液涂于局部。

◉ 混剂

将新鲜的药物直接捣烂成泥敷于局部。

◉ 锭剂

把药物研成极细粉末，加适当黏合剂制成纺锤形、圆锥形、长方形等不同形状的固体制剂。外用时可用水、醋或麻油等磨或捣碎成粉，调

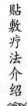

匀后涂布患部或穴位。这种锭型多用于慢性病，减少了配制麻烦，便于随时应用。锭剂药用量较少，故常用对皮肤有一定刺激作用的药物。常用锭剂有紫金锭、万应锭、蟾酥锭等。

◉ **水渍剂**

将应用药物加水煎熬，一般水位高于药物 1.5 厘米。熬至原水减至 1/2 时，以纱布两块，浸透药液，轮换渍渍穴位，每次 2～3 小时，每日 1 次或 3 次。此法可使药气由外入内，无处不到，既可振奋气机，疏通经络，又可滋生津液，濡润器官，如腰痛渍等。

◉ **丸剂**

丸剂俗称丸药，将方药物粉碎成细粉后，将细粉或药材提取物加适宜的赋形剂，如蜂蜜、蜡、凡士林等制成球形或类球形剂型。丸药的大小可根据患者及临床需要，灵活掌握。定型后的丸剂直接贴敷于一定部位或穴位上，然后用胶布固定。使用丸剂贴敷要注意丸剂的大小应适合相应孔窍，不能过大或过小。

第八节　贴敷疗法的操作方法

◉ **贴敷法**

将药物制成软膏、药饼或研粉撒于普通膏药上，贴敷于局部。

◉ **涂敷法**

将新鲜草药捣烂，或用药物研末加入水或醋调匀后，涂敷于局部，外用纱布覆盖或包扎。

◉ **箍围法**

将药散置入液体调制成糊状，贴敷于患处。由于外疡初起或炎症包块者，宜敷满整个病变部位。若毒已积聚，或溃后余肿未消，宜敷于患处周围，中央突出，不要完全涂布。此法是借助药散箍集围聚收敛疮毒的作用，使初起疮疡轻者可以消散，重者可使疮毒结聚、疮面缩小。

● 发疱法

将对皮肤有刺激性的药物贴于穴位或患部，加以艾灸法，使局部充血、起疱，以达到祛除病邪的目的。

● 热熨法

将药物炒热后，用布包裹热熨肌表，或用炒热的食盐熨烫敷药的部位，或敷药包扎后，用热水袋等热熨，有疏经通络的作用。

● 敷脐法

将药末、药糊、药膏或药饼填于脐中，外用胶布封贴固定。

第九节 常用贴敷中药

生 姜

【性味归经】辛，微温。归肺、脾、胃经。

【功效】发汗解表，温中止呕，温肺止咳，解鱼蟹毒，解药毒。

【应用】适用于外感风寒、头痛、痰饮、咳嗽、胃寒呕吐；在遭受冰雪、水湿、寒冷侵袭后，急以姜汤饮之，可增进血行，驱散寒邪。

葱

【性味归经】辛，微温。归肺、胃经。

【功效】解毒调味，发汗抑菌，舒张血管。

【应用】风寒感冒，恶寒发热，头痛鼻塞，阴寒腹痛，痢疾泄泻，虫积内阻，乳汁不通，二便不利。

大 蒜

【性味归经】辛，平、温。归肺、脾、胃经。

【功效】杀菌，提升免疫力，缓解疲劳，消肿止痛。

【应用】用于感冒、菌痢、阿米巴痢疾、肠炎、饮食积滞、痈肿疮疡。

细辛

【性味归经】辛，温。归肺、肾、心经。

【功效】祛风散寒，通窍止痛，温肺化饮。

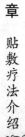

【应用】用于外感风寒、阴寒里盛的病证，对于头痛、齿痛都有较显著的疗效。

栀子

【性味归经】苦，寒。无毒。归心、肝、肺、胃、三焦经。

【功效】泻火除烦，清热利尿，凉血解毒，消肿止痛，护肝，利胆，降压，镇静，止血。

【应用】治疗黄疸型肝炎、扭挫伤、高血压、糖尿病、热病心烦、肝火目赤、血痢尿血、疮疡肿毒、口舌生疮等症。

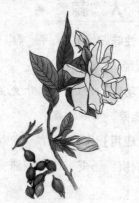

白芥子

【性味归经】辛、辣，温。归肺、胃经。

【功效】温肺豁痰利气，散结通络止痛。

【应用】用于寒痰喘咳，胸胁胀痛，痰滞经络，关节麻木、疼痛，痰湿流注，阴疽肿毒。

天南星

【性味归经】苦、辛，温。有毒。归肺、肝、脾经。

【功效】燥湿化痰，祛风解痉，散结消肿。

【应用】治中风痰壅，口眼㖞斜，半身不遂，破伤风，外用散结消肿。

【禁忌】阴虚燥痰及孕妇忌用。

白附子

【性味归经】辛、甘，温。有毒。归胃、肝经。

【功效】燥湿化痰，祛风止痉，解毒散结止痛。

【应用】风痰所致中风、口眼㖞斜、惊风癫痫、破伤风、偏头痛等；瘰疬痰核、痈疽肿毒及毒蛇咬伤。

【禁忌】阴虚血虚动风或血热盛动风者，以及孕妇均慎用。

夏枯草

【性味归经】甘、辛、微苦，寒。归肝、胆经。

【功效】清泄肝火，散结消肿，清热解毒，祛痰止咳，凉血止血。

【应用】治淋巴结核、甲状腺肿、乳痈、头目眩晕、头痛、口眼㖞斜、筋骨疼痛、肺结核、血崩、带下、急性传染性黄疸型肝炎及细菌性痢疾等。

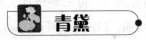 青黛

【性味归经】咸，寒。归肝、肺经。

【功效】清热泻火，凉血解毒。

【应用】主治热毒发斑、吐血等症；外敷治疮疡，痄腮。

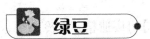 绿豆

【性味归经】甘，寒。无毒。归心、胃经。

【功效】清热解暑，清血利尿，明目降压，排毒美肤，抗过敏。

【应用】口舌生疮，小便不利，水肿，呕吐下泄，解酒，治一切肿毒初发。

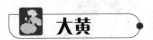 大黄

【性味归经】苦，寒。归心包、大肠、肝、脾、胃经。

【功效】泻下攻积，泻火解毒，活血祛瘀，清泄湿热。

【应用】实热便秘，热结胸痞、湿热泻痢，黄疸，淋病，水肿腹满，小便不利，目赤，咽喉肿痛，口舌生疮，胃热呕吐，吐血，咯血，衄血，便血，尿血，蓄血，经闭，产后瘀滞腹痛，癥瘕积聚，跌打损伤，热毒痈疡，丹毒，烫伤。

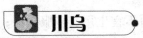 芒硝

【性味归经】咸、苦，寒。归胃、肺、脾、肾、小肠、三焦、大肠经。

【功效】泻热通便，润燥软坚，清火消肿。

【应用】实热便秘，大便燥结，积滞腹痛，肠痈肿痛；外治乳痈，痔疮肿痛。

甘遂

【性味归经】苦，寒。有毒。归脾、肺、肾膀胱、大肠、小肠经。

【功效】泻水逐饮，破积通便。

【应用】水肿，腹水，留饮结胸，癫痫，喘咳，大小便不通。

川乌

【性味归经】辛、苦，热。有

大毒。归心、肝、肾、脾经。

【功效】祛风除湿，温经止痛。

【应用】风寒湿痹，关节疼痛，心腹冷痛，寒疝作痛。

【禁忌】生品内服宜慎；孕妇忌用；不宜与贝母类、半夏、白及、白蔹、天花粉、瓜蒌类同用。

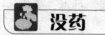
没药

【性味归经】苦、辛，平。无毒。归肝、脾、心、肾经。

【功效】活血止痛，消肿生肌。

【应用】胸腹瘀痛，痛经，经闭，癥瘕，跌打损伤，筋骨疼痛，痈肿疮疡，肠痈，目赤肿痛。

【禁忌】孕妇忌服。

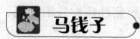
马钱子

【性味归经】苦，寒。有大毒。归肝、脾二经。

【功效】通络止痛，消肿散结。

【应用】小儿麻痹后遗症，腰椎间盘突出症，三叉神经痛，类风湿性关节炎，跌打损伤，瘀血疼痛，风寒湿痹，全身关节拘急，麻木，癌肿等。

【禁忌】不宜生用、多服久服；体质虚弱及孕妇禁服。过量中毒可

引起肢体颤动、惊厥、呼吸困难，甚至昏迷。

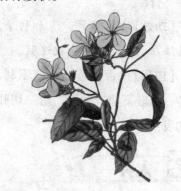
蜂蜜

【性味归经】甘，平。归肺、脾、大肠经。

【功效】补中润燥，止痛，解毒。

【应用】养脾气，除心烦，食饮不下，肌中疼痛，口疮，明耳目。

巴戟天

【性味归经】辛、甘，温。归肝、肾经。

【功效】补肾助阳，强筋壮骨，祛风除湿。

【应用】阳痿遗精，宫冷不孕，月经不调，少腹冷痛，风湿痹痛，筋骨痿软。

韭菜子

【性味归经】辛、甘，温。归

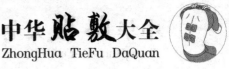

肝、肾经。

【功效】补肝肾，暖腰膝，助阳，固精。

【应用】用于阳痿，遗精，遗尿小便频数，腰膝酸软，冷痛，白带过多。

乌梅

【性味归经】酸、涩，平。归肝、脾、肺、大肠经。

【功效】敛肺止咳，涩肠止泻，生津止咳，安蛔止痛。

【应用】肺虚久咳，虚热烦渴，久疟，久泻，痢疾，便血，尿血，血崩，蛔厥腹痛，呕吐，钩虫病。

五倍子

【性味归经】酸、涩，寒。归肺、大肠、肾经。

【功效】敛肺降火，止咳止汗，涩肠止泻，固精，止血，解毒。

【应用】肺虚久咳，自汗盗汗，久痢久泻，脱肛，遗精，白浊，各种出血，痈肿疮疖。

白矾

【性味归经】酸、涩，寒。有毒。归肺、脾、肝、大肠经。

【功效】消痰，燥湿，止泻，止血，解毒，杀虫。

【应用】治癫痫，喉痹，疢涎壅甚，肝炎，黄疸，黄肿，胃、十二指肠溃疡，子宫脱垂，白带，泻痢，衄血，口舌生疮，疮痔疥癣，水、火、虫伤。

樟脑

【性味归经】辛，热。有毒。归心、脾经。

【功效】除湿杀虫，温散止痛，开窍辟秽。

【应用】疥癣瘙痒、跌打伤痛、牙痛。

胡椒

【性味归经】辛，热。归肺、胃二经。

【功效】温中散寒，下气消痰。

【应用】健胃进食，止痛，脾胃虚寒，呕吐，腹泻。

花椒

【性味归经】辛，温。归脾、胃、肾经。

【功效】温中散寒，除湿，止痛，杀虫，解鱼腥毒。

【应用】治积食停饮，心腹冷痛，呕吐，噎呃，咳嗽气。

小茴香

【性味归经】辛，温。归肝、脾、胃、肾经。

【功效】温肾散寒，和胃理气。

【应用】治寒疝，少腹冷痛，肾虚腰痛，胃痛，呕吐，干、湿脚气。茴香苗叶生捣取汁饮或外敷，可治恶毒痈肿。

薄荷

【性味归经】辛，凉。归肺经、肝经。

【功效】疏散风热，清利头目，利咽透疹，疏肝行气。

【应用】外感风热，头痛，咽喉肿痛，食滞气胀，口疮，牙痛，疮疥，瘾疹，温病初起，风疹瘙痒，肝郁气滞，胸闷胁痛。

蝉蜕

【性味归经】咸、甘，寒。无毒。归肺、肝经。

【功效】散风除热，利咽，透疹，退翳，解痉。

【应用】风热感冒，咽痛，音哑，麻疹不透，风疹瘙痒，目赤翳障，惊风抽搐，破伤风。

菊花

【性味归经】辛、甘、苦，微寒。归肺、肝经。

【功效】疏风、清热、明目、解毒。

【应用】头痛，眩晕，目赤，心胸烦热，疔疮，肿毒。

丁香

【性味归经】甘、辛，大热。归脾、胃、肾、肺经。

【功效】暖胃，温肾。

【应用】胃寒痛胀、呃逆、吐泻、痹痛、疝痛、口臭、牙痛。

木香

【性味归经】辛、苦，温。归脾、胃、肝、肺经。

【功效】行气止痛，调中导滞。

【应用】胞胁胀满足，脘腹胀痛，呕吐泄泻，痢疾后重。

【禁忌】阴虚津液不足者慎服。

山楂

【性味归经】酸、甘，温。归

脾、胃、肝经。

【功效】消食化积，行气散瘀。

【应用】应用于肉食积滞证，泻痢腹痛、疝气痛、瘀滞腹痛胸痛、恶露不尽、痛经、吐血、便血等，能防治心血管疾病。

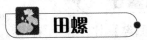

田螺

【性味归经】甘、咸，寒。归肝、脾、膀胱经。

【功效】清热，利水。

【应用】热结小便不通，黄疸，脚气，水肿，消渴，痔疮，便血，目赤肿痛，疔疮肿毒。食用田螺对狐臭有显著疗效。

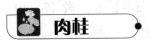

肉桂

【性味归经】辛、甘，大热。归肾、脾、心、肝经。

【功效】温经通脉。

【应用】阳痿，宫冷，心腹冷痛，虚寒吐泻，经闭，痛经。

吴茱萸

【性味归经】苦、辛，热。有小毒。归肝、脾、胃、肾经。

【功效】散热止痛，降逆止呕，助阳止泻。

【应用】用于厥阴头痛，寒疝腹痛，寒湿脚气，痛经，经行腹痛，脘腹胀痛，呕吐吞酸，五更泄泻。

半夏

【性味归经】辛，温。有毒。归脾、胃经。

【功效】燥湿化痰，降逆止呕，生用消疖肿。

【应用】开胃健脾，止呕吐，去胸中痰满，下肺气，主咳结。

鹅不食草

【性味归经】辛，温。归肺经。

【功效】通窍散寒，祛风利湿，散瘀消肿，通鼻窍，止咳，解毒。

【应用】治感冒，寒哮，喉痹，百日咳，痧气腹痛，阿米巴痢，疟疾，疳泻，鼻渊，鼻息肉，目翳涩痒，臁疮，疥癣，跌打。

冰片

【性味归经】辛、苦，凉。归心、肺经。

【功效】通诸窍，散郁火，去翳明目，消肿止痛。

【应用】中风口噤，热病神昏，

惊痫痰迷，气闭耳聋，喉痹，口疮，中耳炎，痈肿，痔疮，目亦翳膜，蛲虫病。

【禁忌】气血虚者忌服；孕妇慎服。

 蜈蚣

【性味归经】辛，温。有毒。归肝经。

【功效】息风镇痉、攻毒散结、通络止痛。

【应用】用于小儿惊风，抽搐痉挛，中风口眼㖞斜，半身不遂，破伤风症，风湿顽痹，疮疡，瘰疬，毒蛇咬伤。

全蝎

【性味归经】辛，平。有毒。归肝经。

【功效】息风镇痉，攻毒散结，通络止痛。

【应用】用于小儿惊风，抽搐痉挛，中风口歪，半身不遂，破伤风，风湿顽痹，偏正头痛，疮疡，瘰疬。

 阿魏

【性味归经】辛，温。归肝、脾、胃经。

【功效】理气消肿，活血消痞，祛痰，兴奋神经。

【应用】疝疼痛，脾积结块，疟疾寒热，牙齿虫痛。

木鳖子

【性味归经】甘，温。有毒。归肝、脾、胃经。

【功效】散结消肿，攻毒疗疮。

【应用】疮疡肿毒，乳痈，瘰疬，痔漏，干癣，秃疮。

【禁忌】孕妇及体虚者忌服。

麻黄

【性味归经】辛、微苦，温。归肺、膀胱经。

【功效】发汗散寒，宣肺平喘，利水消肿。

【应用】风寒感冒，胸闷喘咳，风水浮肿，风湿痹痛，阴疽，痰核。

桂枝

【性味归经】辛、甘，温。归膀胱、心、肺经。

【功效】发汗解肌，温经通脉，助阳化气，散寒止痛。

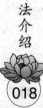

【应用】四肢厥冷，经闭痛经，癥瘕结块，痰饮，小便不利，风寒感冒，脘腹冷痛，关节痹痛，水肿，心悸。

苏梗

【性味归经】辛，温。归肺、脾经。

【功效】理气宽中，止痛，安胎。

【应用】胸膈痞闷，胃脘疼痛，嗳气呕吐，胎动不安。

防风

【性味归经】辛、甘，微温。归膀胱、肝、脾经。

【功效】祛风解表，胜湿止痛，止痉定搐。

【应用】外感表证，风疹瘙痒，风湿痹痛，破伤风。

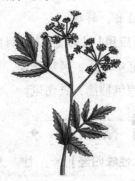

紫苏叶

【性味归经】辛，微温。无毒。

归脾、肺经。

【功效】散寒解表，宣肺止咳，理气和中，安胎，解蟹毒。

【应用】感冒风寒，恶寒发热，咳嗽，头痛无汗，气喘，胸腹胀满，呕恶腹泻，咽中梗阻，妊娠恶阻，胎动不安。

香薷

【性味归经】辛，微温。归肺、胃经。

【功效】发汗解表，化湿和中，利水消肿。

【应用】夏月感寒饮冷，头痛发热，恶寒无汗，胸痞腹痛，呕吐腹泻，水肿，脚气。

荆芥

【性味归经】平，温。无毒。归肺、肝经。

【功效】镇痉、祛风、凉血。

【应用】流行感冒，头疼，寒热发汗，呕吐。

羌活

【性味归经】辛、苦，温。归膀胱、肾经。

【功效】散表寒，祛风湿，利关节，止痛。

【应用】外感风寒，头痛无汗，寒湿痹痛，风水浮肿，疮疡肿毒。

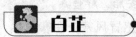 白芷

【性味归经】辛，温。归肺、胃、脾经。

【功效】祛风湿，活血排脓，生肌止痛。

【应用】头痛，牙痛，鼻渊，肠风痔漏，赤白带下，痈疽疮疡，皮肤瘙痒。

藁本

【性味归经】辛，温。归膀胱经。

【功效】祛风，散寒，除湿，止痛。

【应用】风寒感冒，巅顶疼痛，风湿肢节痹痛。

苍耳子

【性味归经】苦、甘，辛。温。小毒。归肺、肝经。

【功效】发散风寒，通鼻窍，祛风湿，止痛。

【应用】风寒头痛，鼻渊，齿痛，风寒湿痹，四肢拘挛，疥癣，瘙痒。

辛夷

【性味归经】辛，温。归肺、胃经。

【功效】散风寒，通鼻窍。

【应用】风寒感冒，鼻塞，鼻渊。

胡荽

【性味归经】辛，温。归肺、脾经。

【功效】发汗透疹，消食下气，醒脾和中。

【应用】麻疹，胃口不开，胃寒痛，脱肛。

蝉蜕

【性味归经】甘，寒。归肺、肝经。

【功效】散风除热，利咽，透疹，退翳，解痉。

【应用】风热感冒，咽痛，音哑，麻疹不透，风疹瘙痒，目赤翳障，惊风抽搐，破伤风。

桑叶

【性味归经】苦、甘，寒。归肺、肝经。

【功效】清肝养肝，疏散风热，清肺，明目。

【应用】风热感冒，风温初起，发热头痛，汗出恶风，咳嗽胸痛，肺燥干咳无痰，咽干口渴，目赤肿痛。

蔓荆子

【性味归经】辛、苦，微寒。归膀胱、肝、胃经。

【功效】疏散风热，清利头目。

【应用】风热感冒，头痛，齿龈肿痛，目赤多泪，目暗不明，头晕目眩。

葛根

【性味归经】甘、辛，凉。归脾、胃经。

【功效】解肌退热，透疹，生津止渴，升阳止泻。

【应用】表证发热，项背强痛，麻疹不透，热病口渴，阴虚消渴，热泻热痢，脾虚泄泻。

葛花

【性味归经】甘，凉。归胃经。

【功效】解酒醒脾。

【应用】饮酒过度，头痛，头昏，烦渴，胸膈饱胀，呕吐酸水。

柴胡

【性味归经】苦、辛，微寒。无毒。归肝、胆经。

【功效】疏肝利胆，疏气解郁，散火。

【应用】肝郁气滞，胸肋胀痛，脱肛，子宫脱落，月经不调。

浮萍

【性味归经】辛，寒。归肺、膀胱经。

【功效】发汗透疹、清热利水。

【应用】表邪发热、麻疹、水肿。

木贼

【性味归经】甘、苦，平。归肺、肝经。

【功效】疏散风热，明目退翳，止血。

【应用】目生云翳，迎风流泪，肠风下血，血痢，脱肛，疟疾，喉痛，痈肿。

石膏

【性味归经】辛、甘，大寒。归肺、胃经。

【功效】除烦止渴，清热泻火，清热敛疮。

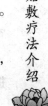

【应用】肺热喘咳，胃热呕吐，牙龈肿痛，口疮，煅石膏外用可治疮溃不敛，湿疹，烫伤。

知母

【性味归经】苦、甘，寒。归肺、胃、肾经。

【功效】滋阴降火，润燥滑肠，利大小便。

【应用】温热病，高热烦渴，咳嗽气喘，燥咳，便秘，骨蒸潮热，虚烦不眠，消渴淋浊。

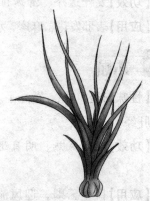

芦根

【性味归经】甘，寒。归肺、胃经。

【功效】清热生津，除烦，止呕，利尿。

【应用】热病烦渴，胃热呕吐，肺热咳嗽，肺痈吐脓，热淋涩痛。

天花粉

【性味归经】甘、微苦，微寒。归肺、胃经。

【功效】清肺润燥，解毒，消肿，排毒。

【应用】肺热燥咳，痈肿疮疡。

竹叶

【性味归经】甘、淡，寒。归心、肺、胃经。

【功效】清热除烦，生津利尿。

【应用】热病烦渴，小儿惊痫，咳逆吐衄，面赤，小便短赤，口糜舌疮。

寒水石

【性味归经】辛、咸，寒。归心、胃、肾经。

【功效】清热泻火，利窍，消肿。

【应用】热病烦渴，丹毒烫伤。

鸭拓草

【性味归经】甘、微苦，寒。归肺、胃、膀胱经。

【功效】消肿利尿、清热解毒。

【应用】水肿，小便不利，感冒，丹毒，腮腺炎，黄疸肝炎，热痢，疟疾，鼻衄，咽喉肿痛，痈疽疔疮。

谷精草

【性味归经】甘，平。归肝、胃经。

【功效】疏散风热，明目退翳。

【应用】肝经风热，风热头痛，夜盲症。

密蒙花

【性味归经】甘，微寒。归肝经。

【功效】清热养肝，明目退翳。

【应用】目赤肿痛，多泪羞明，眼生翳膜，肝虚目暗，视物昏花。

青葙子

【性味归经】苦，微寒。归肝经。

【功效】清肝，明目，退翳。

【应用】肝热目赤，眼生翳膜，视物昏花，肝火眩晕。

黄连

【性味归经】苦，寒。无毒。归心、脾、胃、肝、胆、大肠经。

【功效】清热燥湿，泻火解毒。

【应用】湿热痞满，呕吐吞酸，

泻痢，黄疸，高热神昏，心火亢盛，心烦不寐，血热吐衄，目赤，牙痛，消渴，痈肿疔疮。

黄柏

【性味归经】苦，寒。归肾、膀胱、大肠经。

【功效】清热解毒，泻火燥湿。

【应用】急性细菌性痢疾，急性肠炎，急性黄疸型肝炎，泌尿系统感染等炎症。外用治火烫伤，中耳炎，急性结膜炎等。

龙胆草

【性味归经】苦，寒。归肝、胆经。

【功效】清热燥湿，泻肝胆实火。

【应用】高血压，头晕耳鸣，胆囊炎，急性传染性肝炎，阴部湿痒，湿热黄疸，疮疡痈肿，口苦和惊风等症。

马尾连

【性味归经】苦，寒。归心、肺、大肠经。

【功效】清热燥湿，泻火解毒。

【应用】湿热泻痢，黄疸，热

病烦躁，肺热咳嗽，痈疮肿毒，目赤肿痛。

十大功劳

【性味归经】苦，寒。归肝、胃、大肠经。

【功效】清热补虚，止咳化痰。

【应用】肺痨咳血，骨蒸潮热，头晕耳鸣，腰酸腿软，心烦，目赤。

水牛角

【性味归经】苦、咸，寒。归心、肝、脾、胃四经。

【功效】清热，凉血，解毒。

【应用】热病头痛，壮热神昏，斑疹，吐衄，小儿惊风，喉痹咽肿。

生地黄

【性味归经】苦，寒。归心、肝、肾经。

【功效】清热生津，滋阴养血。

【应用】阴虚发热，消渴，吐血，衄血，血崩，月经不调，胎动不安，阴伤便秘。

【禁忌】脾胃有湿邪及阳虚者忌服。

玄参

【性味归经】甘、苦、咸，微寒。归肺、胃、肾经。

【功效】清热凉血，泻火解毒，滋阴。

【应用】温邪入营，内陷心包，温毒发斑，热病伤阴，舌绛烦渴，津伤便秘，骨蒸劳嗽，目赤，咽痛，瘰疬，白喉，痈肿疮毒。

【禁忌】脾胃虚寒，食少便溏者不宜服用。反藜芦。

牡丹皮

【性味归经】苦、辛，微寒，归心、肝、肾经。

【功效】清热凉血，活血化瘀，退虚热。

【应用】温热病热入血分，发斑，吐衄，热病后期热伏阴分发热，阴虚骨蒸潮热，血滞经闭，痛经，痈肿疮毒，跌扑伤痛，风湿热痹。

赤芍

【性味归经】苦，微寒。归肝经。

【功效】清热凉血，散瘀止痛。

【应用】生赤芍以清热凉血力

胜。多用于温病热入血分的身热出血，目赤肿痛，痈肿疮毒。

紫草

【性味归经】甘、咸，寒。归心、肝经。

【功效】凉血，活血，解毒透疹。

【应用】血热毒盛，斑疹紫黑，麻疹不透，疮疡，湿疹，水火烫伤，麻疹，热病癍疹，湿疹，尿血，血淋，血痢，疮疡，丹毒，烧伤，热结便秘。

金银花

【性味归经】甘、微苦、清香、辛，寒。归肺、胃、心、大肠经。

【功效】清热解毒。

【应用】外感风热或温病初起，暑热，热毒泄痢。

忍冬藤

【性味归经】甘，寒。归心、胆、肺经。

【功效】清热解毒，疏风通络。

【应用】温病发热，疮痈肿毒，热毒血痢，风湿热痹，关节红肿热痛。

连翘

【性味归经】苦，凉。归心、肝、胆经。

【功效】清热解毒，散结消肿。

【应用】温热，丹毒，斑疹，痈疡肿毒，瘰疬，小便淋闭。

蒲公英

【性味归经】甘、微苦，寒。归肝、胃经。

【功效】清热解毒，消肿散结。

【应用】乳痈肿痛，胃炎，痢疾，痈疖疔疮，疔毒疮肿，急性结膜炎，感冒发热，急性扁桃体炎，急性支气管炎、尿路感染。

紫花地丁

【性味归经】苦、辛，寒。归心、肺经。

【功效】清热解毒，凉血消肿，清热利湿。

【应用】疔疮，痈肿，瘰疬，黄疸，痢疾，腹泻，目赤，喉痹，毒蛇咬伤。

大青叶

【性味归经】苦，寒。归肝、

心、胃经。

【功效】清热解毒，凉血，止血。

【应用】热毒发斑，丹毒，咽喉肿痛，口舌生疮，疮痈肿毒。

板蓝根

【性味归经】微甜、苦涩，寒。归心、胃经。

【功效】清热解毒，预防感冒，利咽。

【应用】温毒发斑、舌绛紫暗、烂喉丹痧。

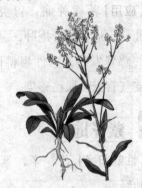

牛黄

【性味归经】微苦而后甜，凉。归心、肝经。

【功效】解热，解毒，定惊。

【应用】内服治高热神志昏迷、癫狂、小儿惊风、抽搐等症，外用治咽喉肿痛、口疮痈肿、尿毒症。

拳参

【性味归经】苦、涩，微寒。归肝、胃、大肠经。

【功效】清热解毒，消肿，止血。

【应用】赤痢热泻，肺热咳嗽，痈肿瘰疬，口舌生疮，血热吐衄，痔疮出血，蛇虫咬伤。

半边莲

【性味归经】辛，平。无毒。归心、肺、小肠经。

【功效】利水，消肿，解毒。

【应用】黄疸，水肿，臌胀，泄泻，痢疾，蛇伤，疔疮，肿毒，湿疹，癣疾，跌打扭伤肿痛。

垂盆草

【性味归经】甘、淡、微酸，凉。归肝、胆、小肠经。

【功效】清热利湿，解毒消肿，止血养血。

【应用】湿热黄疸，淋病，泻痢，肺痈，肠痈，疮疖肿毒，蛇虫咬伤，水火烫伤，咽喉肿痛，口腔溃疡及湿疹，带状疱疹。

土茯苓

【性味归经】甘、淡，平。有

毒。归肝、胃、肾脾、经。

【功效】解毒散结，祛风通络，利湿泄浊。

【应用】梅毒，喉痹，痈疽恶疮，瘰疬、癌瘤，筋骨挛痛，水肿，淋浊，泄泻，脚气，湿疹疥癣，汞中毒。

鱼腥草

【性味归经】辛，寒凉，归肺经。

【功效】清热解毒，消肿疗疮，利尿除湿，清热止痢，健胃消食。

【应用】实热，热毒，湿邪，疾热为患的肺痈，疮疡肿毒，痔疮便血，脾胃积热。

射干

【性味归经】苦，寒。有毒。归肺、肝经。

【功效】解毒利咽，清热化痰，散热消结。

【应用】喉痹咽痛，咳逆上气，痰涎壅盛，瘰疬结核，疟母，妇女经闭，痈肿疮毒。

山豆根

【性味归经】苦，寒。有毒。归肺、胃经。

【功效】清热解毒，消肿利咽。

【应用】火毒蕴结，乳蛾喉痹，咽喉肿痛，齿龈肿痛，口舌生疮。

马勃

【性味归经】辛，平。无毒。归肺经。

【功效】清肺利咽，止血，抗菌。

【应用】咳嗽失音，咽喉肿痛。常与银花、山栀、薄荷、牛蒡子、玄参等同用。

秦皮

【性味归经】苦、涩，寒。归肝、胆、大肠经。

【功效】清热燥湿，收涩止痢，止带，清肝明目。

【应用】热毒泻痢，赤白带下，目赤肿痛，目生翳障。

败酱草

【性味归经】辛、苦，微寒。归肝、胃、大肠经。

【功效】清热解毒，凉血，消痈排脓，祛瘀止痛。

【应用】肠痈，肺痈高热，咳吐脓血，热毒疮疔，疮疖痛肿，胸腹疼痛，阑尾炎，肠炎，痢疾，产后腹痛，痛经。

白花蛇舌草

【性味归经】苦、淡，寒。归胃、大肠、小肠经。

【功效】清热解毒，消痛散结，利尿除湿。

【应用】尤善治疗各种类型炎症。

白鲜皮

【性味归经】苦、咸，寒。归脾、肺、小肠、胃、膀胱经。

【功效】清热燥湿，祛风止痒，解毒。

【应用】风热湿毒所致的风疹，湿疹，疥癣，黄疸，湿热痹。

青蒿

【性味归经】苦、辛，寒。归肝、胆、胃经。

【功效】清热解暑，除蒸，截疟。

【应用】用于暑邪发热，阴虚发热，夜热早凉，骨蒸劳热，疟疾寒热，湿热黄疸。是一种廉价的抗疟疾药。

白薇

【性味归经】苦、咸，寒。归胃、肝经。

【功效】除虚烦，清热散肿，生肌止痛。

【应用】产后虚烦呕逆，小便淋沥，肾炎，尿路感染，水肿，支气管炎，风湿性腰腿痛。

银柴胡

【性味归经】甘，微寒。归肝、胃经。

【功效】退虚热，清干热，凉血。

【应用】虚劳骨蒸，阴虚久疟，小儿疳热赢瘦。

【禁忌】外感风寒，血虚无热者忌用。

番泻叶

【性味归经】甘、苦，寒。有小毒。归大肠经。

【功效】泻热行滞，通便，利水。

【应用】用于热结积滞，便秘腹痛，水肿胀满。属于猛药，建议尽量少用。作用于结肠，一般几个小时内生效。

芦荟

【性味归经】苦，寒。归肝、胃、大肠经。

【功效】泻下通便，清肝泻火，杀虫疗疳。

【应用】热结便秘，惊痫抽搐，

小儿疳积；外治癣疮。芦荟胶对蚊叮有一定的止痒作用。

火麻仁

【性味归经】甘，平。归脾、胃、大肠经。

【功效】润肠通便，润燥杀虫。

【应用】肠燥便秘，发落不生。

巴豆

【性味归经】辛，热。有毒。归胃、大肠经。

【功效】破积，逐水，涌吐痰涎。

【应用】寒结便秘，腹水肿胀，胸腹胀满，大便不通，泄泻痢疾，水肿腹大，痰饮喘满，喉风喉痹，痈疽，恶疮疥癣。

郁李仁

【性味归经】苦、甘，平。归脾、大肠、小肠经。

【功效】润肺滑肠，下气利水。

【应用】大肠气滞，燥涩不通，小便不利，大腹水肿，四肢浮肿，脚气。

牵牛子

【性味归经】苦，寒。有毒。归肺、肾、大肠经。

【功效】泻水通便，消痰涤饮，杀虫攻积。

【应用】水肿胀满，二便不通，痰饮积聚，气逆喘咳，虫积腹痛，蛔虫、绦虫。

商陆

【性味归经】苦，寒。有毒。归肺、肾、大肠经。

【功效】通二便，逐水，散结。

【应用】水肿，胀满，脚气，喉痹；外敷治痈肿疮毒。

独活

【性味归经】辛、苦，微温。归肝、肾、膀胱经。

【功效】祛风胜湿，散寒止痛。

【应用】风寒湿痹，腰膝疼痛，少阴伏风头痛，头痛齿痛。

威灵仙

【性味归经】辛、咸，温。归膀胱经。

【功效】祛风除湿，通络止痛。

【应用】风湿痹痛，肢体麻木，筋脉拘挛，屈伸不利，骨哽咽喉。

木瓜

【性味归经】酸，温。归肝、脾经。

【功效】舒筋活络，和胃化湿。

【应用】风湿痹痛，筋脉拘挛，脚气肿痛，吐泻转筋。

络石藤

【性味归经】苦，微寒。归心、肝经。

【功效】祛风通络，凉血消肿。

【应用】风湿热痹，筋脉拘挛，腰膝酸痛，喉痹，痈肿，跌扑损伤。

徐长卿

【性味归经】辛，温。归肝、胃经。

【功效】祛风止痛，止痒，解毒。

【应用】用于风湿痹痛、腰痛、跌打损伤疼痛、脘腹痛、牙痛等各种痛症。

桑枝

【性味归经】微苦，平。归肝经。

【功效】祛风湿，利关节，行水气。

【应用】风寒湿痹，四肢拘挛，脚气浮肿，肌体风痒。

桑寄生

【性味归经】苦，平。归肝、肾经。

【功效】祛风湿，益肝肾，强筋骨，安胎。

【应用】腰膝酸痛，筋骨痿弱，肢体偏枯，风湿痹痛，头晕目眩，胎动不安，崩漏下血。

五加皮

【性味归经】辛、苦，温。归肝、肾经。

【功效】祛风湿，消水肿，活血。

【应用】风湿痹痛，腰膝软弱，水肿，小便不利。

海桐皮

【性味归经】甘、微苦，平。归肝经。

【功效】祛风除湿，利尿消肿，活血止痛。

【应用】用于肝炎，淋巴结肿大，肾炎水肿，糖尿病，白带，胃痛，风湿关节痛，腰腿痛，跌打损伤。

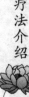

蚕砂

【性味归经】甘，温。归肝、脾、胃经。

【功效】燥湿、祛风湿、和胃化浊、活血定痛。

【应用】风湿痹痛，头风，头痛，皮肤瘙痒，腰腿冷痛，腹痛吐泻等症。民间用蚕砂做枕芯的填充物，有清肝明目之效。

寻骨风

【性味归经】辛、苦，平。归肝、胃经。

【功效】祛风除湿，活血通络，止痛。

【应用】风湿痹痛，肢体麻木，筋骨拘挛，脘腹疼痛，跌打伤痛，外伤出血，乳痈及多种化脓性感染，腹痛，疟疾。

海风藤

【性味归经】辛、苦，微温。归肝经。

【功效】祛风湿，通经络，止痹痛。

【应用】风寒湿痹，肢节疼痛，筋脉拘挛，屈伸不利。

青风藤

【性味归经】苦、辛，平。归肝、脾经。

【功效】祛风湿，通经络，利小便。

【应用】风湿痹痛，关节肿胀，麻痹瘙痒。

厚朴

【性味归经】苦、辛，温。归脾、胃、大肠经。

【功效】行气消积，燥湿除满，降逆平喘。

【应用】食积气滞，腹胀便秘，湿阻中焦，脘痞吐泻，痰壅气逆，胸满喘咳。

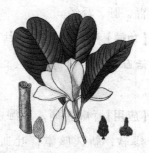

雷公藤

【性味归经】苦、辛，凉。有大毒。归肝、肾经。

【功效】祛风除湿，通络止痛，

消肿止痛，解毒杀虫。

【应用】湿热结节、癌瘤积毒，麻风反应，类风湿性关节炎等，有抗肿瘤、抗炎等作用。但其有大毒，应须谨慎。

伸筋草

【性味归经】苦、辛，温。归肝经。

【功效】祛风散寒，除湿消肿，舒筋活络。

【应用】风寒湿痹，筋脉拘挛疼痛。外用治跌打扭伤肿痛。

鹿衔草

【性味归经】甘、苦，温。归肺、胃、肝、肾经。

【功效】补虚，益肾，祛风除湿，活血调经，补肾强骨，止咳，止血。

【应用】肾虚腰痛，风湿痹痛，筋骨痿软，新久咳嗽，吐血，衄血，崩漏，外伤出血。

苍术

【性味归经】辛、苦，温。归脾、胃、肝经。

【功效】燥湿健脾，祛风散寒，明目。

【应用】脘腹胀满，泄泻水肿，脚气痿躄，风湿痹痛，风寒感冒，夜盲。

【禁忌】阴虚内热，气虚多汗者忌服。

厚朴花

【性味归经】苦、辛，温。归脾、胃、肺、大肠经。

【功效】行气化湿。

【应用】胸脘痞闷胀满，纳谷不香。

【禁忌】阴虚液燥者忌用。

佩兰

【性味归经】辛，平。归脾、胃、肺经。

【功效】化湿祛暑。

【应用】寒热头痛，湿润内蕴，脘痞不饥，恶心呕吐，口中甜腻，消渴。

砂仁

【性味归经】辛，温。归脾、胃、肾经。

【功效】化湿开胃，温脾止泻，理气安胎。

【应用】湿浊中阻，脘痞不饥，脾胃虚寒，呕吐泄泻，妊娠恶阻，胎动不安。

白豆蔻

【性味归经】辛，温。归肺、脾、胃经。

【功效】化湿，行气，温中，止呕。

【应用】气滞，食滞，胸闷，腹胀，噫气，噎膈，吐逆，反胃，疟疾。

草豆蔻

【性味归经】辛，温。归脾、胃经。

【功效】燥湿行气，温中止呕。

【应用】寒湿内阻，脘腹胀满冷痛，嗳气呕逆，不思饮食。

泽泻

【性味归经】淡，寒。归肾、膀胱经。

【功效】利水渗湿，泄热通淋。

【应用】肾炎水肿，肾盂肾炎，肠炎泄泻，小便不利。

车前子

【性味归经】甘，寒。归肾、肝、肺经。

【功效】利水，清湿热，渗湿止泻，清肝明目，清肺化痰。

【应用】水肿，淋病，泄泻，目赤，肺热咳嗽。

【禁忌】凡内伤劳倦，阳气下陷，肾虚精滑及内无湿热者，慎服。

木通

【性味归经】苦，凉。归心、小肠、膀胱经。

【功效】泻火行水，利水化湿，通利血脉。

【应用】胸中烦热，喉痹咽痛，尿赤，五淋，水肿，周身挛痛，经闭，乳少。

通草

【性味归经】甘、淡，微寒。归肺、胃经。

【功效】清热利水，下乳通窍。

【应用】小便不利，诸淋涩痛，水肿，黄疸，湿温病，产后乳少，乳汁不下，目昏耳聋，鼻塞失音，经闭带下。

金钱草

【性味归经】甘、微苦，凉。归肝、胆、肾、膀胱经。

【功效】清热利尿，祛风止痛，止血生肌，消炎解毒，杀虫。

【应用】肝胆及泌尿系结石，热淋，肾炎水肿，湿热黄疸，疮毒痈肿，毒蛇咬伤，跌打损伤。金钱草是治疗结石病的常用药，应用于泌尿系结石和肝胆结石病症。

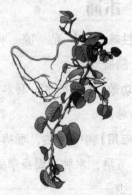

灯心草

【性味归经】甘、淡，微寒。归心、肺、小肠、膀胱经。

【功效】利水通淋，清心降火。

【应用】淋病，水肿，小便不利，尿少涩痛，湿热黄疸，心烦不寐，小儿夜啼，喉痹，口舌生疮，创伤。

海金沙

【性味归经】甘、淡，寒。归膀胱、小肠经。

【功效】清热解毒，利水通淋。

【应用】用于各种淋证和小便不利，水肿等。

【禁忌】肾阴亏虚者慎服。

地肤子

【性味归经】辛、苦，寒。归肾、膀胱经。

【功效】清热利湿，祛风止痒。

【应用】小便涩痛，阴痒带下，风疹，湿疹，皮肤瘙痒。

瞿麦

【性味归经】苦，寒。归心、肾、小肠、膀胱经。

【功效】清热利尿，破血通经。

【应用】小便不通，淋病，水肿，经闭，痈肿，目赤障翳，浸淫疮毒。

冬瓜子

【性味归经】甘，凉。归肺、胃经。

【功效】清肺化痰，消痈排脓，利湿。

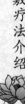

【应用】痰热咳嗽，肺痈，肠痈，白浊，带下，水肿，脚气。

赤小豆

【性味归经】甘、酸，平。归心、小肠经。

【功效】利湿消肿，清热退黄，解毒排脓。

【应用】水肿，脚气，黄疸，泻痢，便血，痈肿。

泽漆

【性味归经】苦，微寒。有毒。归大、小肠，脾经。

【功效】利尿消肿，化痰散结，杀虫止痒。

【应用】腹水，水肿，肺结核，颈淋巴结核，痰多喘咳，癣疮。

【禁忌】该品有毒，不宜过量或长期使用。脾胃虚寒者慎用。

玉米须

【性味归经】甘，平。归膀胱、肝、胆经。

【功效】利尿，泄热，平肝，利胆。

【应用】肾炎水肿，脚气，黄疸肝炎，高血压，胆囊炎，胆结石，糖尿病，吐血衄血，鼻渊，乳痈。

冬葵子

【性味归经】甘，寒。归肝、肺二经。

【功效】利水，滑肠，下乳。

【应用】二便不通，淋病，水肿，妇女乳汁不行，乳房肿痛。

乌头

【性味归经】辛、苦，热。有大毒。归心、肝、脾经。

【功效】回阳，逐冷，祛风湿。

【应用】大汗亡阳，四肢厥逆，霍乱转筋，腰膝冷痛，形寒爱冷，精神不振以及风寒湿痛，脚气等症。

橘皮

【性味归经】辛、苦，温。归脾、胃、肺经。

【功效】理气健脾，调中，燥湿，化痰。

【应用】脾胃气滞，脘腹胀满或疼痛，消化不良，胸脘胀满，食少吐泻，咳嗽痰多。

橘核

【性味归经】苦，平。归肝、肾经。

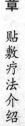

【功效】行气散结，止痛。

【应用】疝气，睾丸肿痛，乳房结块。

青皮

【性味归经】苦、辛，温。归肝、胆、脾、肺、心经。

【功效】疏肝破气，消积化滞。

【应用】胁肋胀痛，乳房胀痛，乳核，乳痈，疝气疼痛，胃脘胀痛，久疟癖块。

香附

【性味归经】辛、微苦、甘，平。归肝、三焦经。

【功效】疏肝理气，调经止痛。

【应用】生用解表止痛，醋炒消积止痛，酒炒通络止痛，炒炭止血。

【禁忌】凡气虚无滞、阴虚血热者忌服。

香橼

【性味归经】辛、苦、酸，温。

归肝、肺、脾经。

【功效】疏肝理气，和中化痰。

【应用】胸腹满闷，胁肋胀痛，咳嗽痰多。

【禁忌】阴虚血燥及孕妇气虚者慎服。

佛手

【性味归经】辛、苦、酸，温。归肝、脾、肺经。

【功效】舒肝理气，和胃止痛。

【应用】肝胃气滞，胸胁胀痛，胃脘痞满，食少呕吐。

乌药

【性味归经】辛，温。归胃、肾经。

【功效】行气止痛，温肾散寒。

【应用】寒郁气滞证，肾阳不足，膀胱虚寒证。

【禁忌】气虚及内热证患者禁服；孕妇及体虚者慎服。

内科疾病贴敷疗法 第二章

第一节 感冒

一、概述

感冒是由病毒或细菌引起的上呼吸道感染性疾病，分为普通感冒和流行性感冒两种。临床以鼻塞、流涕、喷嚏、咳嗽、头痛、恶寒、发热、全身不适为特征，全年均可发病，以冬春季为多见。病情有轻有重，轻者称伤风，一般数天即愈；重者称重伤风；如果病情较重，并且在一个时期内广泛流行，不分男女老少，证候多相类似的，称为时行感冒。现代医学中上呼吸道感染属于感冒的范畴，感冒最常见的两个类型是风寒型感冒和风热型感冒。感冒的发生多因气候变化，寒热失常，身体虚弱，过度疲劳，卫气不固，或感染时邪病毒所致。

二、辨证

● 风寒感冒

恶寒发热，无汗，咽痛咽痒，流清涕，鼻塞，咳嗽，痰多清稀，舌苔薄白，脉浮紧。如挟湿则身热不扬，头重如裹，肢体酸痛而重，或有胸闷，泛恶，纳呆，口淡苔腻等里证，脉浮弦。

● 风热感冒

身热恶风，汗出不畅，头痛，咳嗽，咯黄痰，咽干肿痛，口渴喜饮，舌苔薄白或微黄，脉浮数。

◉ 暑邪感冒

恶寒发热，热势不盛，时觉形寒自汗，咳嗽，头晕，头痛，鼻塞，痰白清稀，身重困乏，食欲不振，语声低怯，气短乏力，舌质红，苔黄腻，脉浮无力。此类型感冒多发生在夏季。

◉ 时行感冒

时行感冒症状与风热感冒相似，但发病较快，病情重。高热，怕冷寒战，流涕，头痛剧烈，肢体疼痛，疲倦无力，舌质红，苔黄，脉浮数有力。

三、处方

处方 ①

【组成】胡椒、丁香各 7 粒，葱白适量。

【用法】前 2 味研末，入葱白混捣如膏状，取适量敷于大椎穴，（第 7 颈椎棘突下凹陷中）胶布固定；另取药膏涂于双劳宫穴，（握拳时，中指尖所指的掌心处）合掌放于两大腿内侧，夹定，屈膝侧卧，盖被取汗，早晚各 1 次，每次 45～60 分钟，连用 2～3 日或病愈为止。

【主治】风寒型感冒。

处方 ②

【组成】羌活、防风、川芎、白芷、白术、黄芪、桂枝、白芍、甘草、柴胡、黄芩、半夏各 15 克。

表实无汗者去黄芪、白术、桂枝。

【用法】上药麻油熬，黄丹收膏，冷却备用。用时蒸软，贴鸠尾穴（心口）处，每次 4～6 小时，每日 2 次，连贴 3 天为 1 疗程。

【主治】风寒型感冒。

处方 ③

【组成】鲜蚯蚓 10 条，白糖适量，面粉适量。

【用法】蚯蚓入碗内，撒上白糖，片刻蚯蚓体液外渗而死，入面粉和成膏，制成直径为 3 厘米的药饼两枚，分贴囟门和神阙穴（肚脐）处。每次贴 4～6 小时，每日 2 次，连贴 2～3 天。

【主治】风热型感冒，尤宜于小儿。

处方 4

【组成】白芥子 100 克，鸡蛋清适量。

【用法】白芥子研末，鸡蛋清调成糊状，贴敷于神阙穴（肚脐）、大椎穴、涌泉穴（脚心），盖以纱布，胶布固定。盖被取微汗即愈。或芥末适量，将药填脐内，外以热物隔衣热熨，取汗。注意全身皆有微汗即可，不可令全身大汗淋漓。

【主治】风寒型感冒。

处方 5

【组成】羌活 10 克，苍术、白矾各 6 克。

【用法】上药研末，取药末适量外敷肚脐部，纱布覆盖，胶布固定。每次 4 ~ 6 小时，每日 2 次，连贴 3 ~ 4 天。

【主治】风寒型感冒。

处方 6

【组成】橘子叶 30 克，老姜 12 克，葱头 10 克，薄荷叶 20 克。

【用法】将上药共捣烂，外贴大椎、印堂（眉心）、太阳三穴。

【主治】风寒型感冒和风热型感冒。

处方 7

【组成】银花、连翘各 4 克，荆芥、淡豆豉、甘草、竹叶各 2 克，桔梗、薄荷、牛蒡子各 3 克。

【用法】上药共研细末，过筛，取药粉适量，纱布包裹，敷神阙穴（肚脐），包扎固定，每次贴药 4 ~ 6 小时，每日 2 次，连贴 3 ~ 4 日为 1 疗程。

【主治】风热型感冒。

处方 8

【组成】木香 2 克，檀香 1 克。

【用法】上药共研细末，清水调和，涂卤门上，余药内服。

【主治】小儿感冒发热，头痛。

处方 9

【组成】苍术 6 克，羌活 10 克，荆芥 9 克。

【用法】上药共研细末，以生姜汁为丸，握手心，令微汗出，每日 3 次。

【主治】伤风感冒。

处方 10

【组成】生姜 1 块。

【用法】火内煨热，切成 4 片，

将生姜片分贴前额及太阳穴，以手帕束之，每日换敷 2~3 次。

【主治】风寒型感冒。

处方 ⑪

【组成】生石膏 60 克，白芷、薄荷各 10 克，栀子 15 克。

【用法】将上药共研细末，用浓茶汁调匀放手帕中包敷前额，以带束之，每日换药 1 次。

【主治】风热型感冒。

处方 ⑫

【组成】芭蕉根 500 克，食盐 30 克。

【用法】将上药共捣烂，外敷中庭、鸠尾、巨阙三穴，药干后再换，直至体温恢复正常。

【主治】感冒伴有高热者。

处方 ⑬

【组成】绿豆粉 30 克，蚯蚓 5 条。

【用法】将蚯蚓洗净，加水与绿豆粉捣成糊状，外敷于患者囟门与脐部，绷带包扎固定，每天换药 1 次。

【主治】流行性感冒。

处方 ⑭

【组成】雄黄 15 克，丁香、百草霜各 10 克。

【用法】将上药共研细末，加入葱白适量，捣至极融，制成膏状，贮瓶备用。用时取适量敷于脐孔上，覆盖纱布，外以胶布固定，每日换药 1 次。

【主治】风寒型感冒。

处方 ⑮

【组成】葱头 7 个，淡豆豉 7 粒，生姜 1 片。

【用法】上药共捣烂，蒸热如膏糊，摊在厚纸上，待微热贴于患儿囟门上，贴药后有发汗反应。

【主治】小儿流行性感冒。

处方 ⑯

【组成】吴茱萸、明矾各 9 克。

【用法】共研细末，以鸡蛋清调匀，敷两手心、足心。

【主治】小儿感冒。

处方 ⑰

【组成】紫苏叶、杏仁、白芷各 15 克，葱白（连须）5 根，生姜 2 片，蜂蜜、白萝卜汁各 1 小盅。

【用法】先将紫苏叶捣烂如泥，再将杏仁、白芷研为细末，加入紫苏叶泥中调匀，再取蜂蜜、萝卜汁调成膏状。用时取药膏如蚕豆大，搓成药丸，将药丸纳入脐中（神阙穴），外用医用纱布覆盖，胶布固定。每天换药1次。贴药后嘱患者盖被而卧，令发微汗，汗后即奏效。

【主治】风寒型感冒。

处方 ⑱

【组成】板兰根、生石膏、连翘、薄荷、淡豆豉各10～15克，葱白、蜂蜜、鸡蛋清各适量。

【用法】将前五味共研细末，取药末适量与葱白共捣如泥，再取鸡蛋清加入蜂蜜调成膏状，制成药饼。用时将药饼烘热，趁热填入脐中，用指按平，用胶布贴紧。每天换药1次。贴药后令患者喝热粥或姜汤助汗，汗出病愈。

【主治】风热型感冒。

处方 ⑲

【组成】淡豆豉30克，连翘15克，薄荷10克，葱白（连须）10根。

【用法】将前3味药研为细末，过筛备用。用时取药末15～20克，加入葱白适量捣烂如膏，纳入脐中，纱布覆盖，胶布固定。贴药后盖被静卧，取微汗。每天换药1～2次，若1次未愈，再贴1～2次。

【主治】流行性感冒。

【附注】贴药后若喝热葱姜半碗，以助药力，其效尤佳。

处方 ⑳

【组成】板兰根、生石膏、马勃、淡豆豉各15克，连翘、薄荷各10克，葱白（连须）5根，鲜姜3片，蜂蜜适量。

【用法】前6味共研细末，过筛储瓶备用。用时取药末15克，加葱白、生姜捣烂，再加入蜂蜜适量，捣成膏状。取药膏填入脐中，纱布覆盖，胶布固定。每天换药1～2次。

【主治】流感。

【附注】贴药后吃热汤，助药发汗，效果更佳。

处方 ㉑

【组成】柴胡10克，当归、川芎各6克，白芍9克，桂枝5克，葱白适量。（若寒凝血瘀，下腹胀痛者，加桃仁9克。）

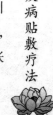

【用法】除葱白外，余药混合共研细极细末，过筛装瓶备用。用时取药末 15 克，与葱白适量共捣如泥，制成药饼，敷于脐上，纱布敷盖，胶布固定。每天换药 1 次，病愈为止。

【主治】妇女经期间感冒。

处方 22

【组成】雄黄、朱砂各 10 克，玄明粉 30 克，葱白（连须）、生姜各适量，青皮鸭蛋清适量。

【用法】将前 3 味共研细末，装瓶备用。用时取药末适量，将葱白、生姜捣烂绞汁，入药末拌匀，再加鸭蛋清适量调糊。将药糊敷于脐中，纱布覆盖，胶布固定。每天换药 1 次，病愈为度。

【主治】感冒高热不退。

【附注】贴药后静卧调养，通常贴后 2 小时左右高热下降，神志渐醒，疗效显著。

第二节 咳 嗽

一、概述

咳嗽既是独立性的证候，又是肺系疾病的一个症状。古人谓："有声无痰为咳，有痰无声为嗽。"临床上一般痰声并见，难以截然分开，故以"咳嗽"并称。其病因有外感、内伤，外感咳嗽为六淫犯肺，内伤咳嗽为脏腑功能失调、内邪干肺，病机均为肺失宣肃，气逆作咳。外感咳嗽多伴有感冒症状，发病时间短，可分为风寒型、风热型和风燥型；内伤咳嗽多见于久病患者。咳嗽常见于上呼吸道感染、支气管扩张、肺炎、肺结核等疾病。

二、辨证

● 外感咳嗽

多为新病，病程较短，起病急骤，或兼有表证。

1. 风寒咳嗽。咳嗽频作，痰白稀薄，无汗恶寒，发热头痛，鼻塞

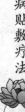

流清涕，舌苔薄白，脉象浮紧，指纹浮红。

2. 风热咳嗽。咳嗽不爽，痰黄黏稠，不易咯出，口渴咽痛，鼻塞流脓涕，伴有发热，头痛，微微汗出，舌苔薄黄，脉浮数，指纹浮紧。

3. 风燥咳嗽。干咳，无痰或少痰，不易咯出，喉痒，咽干痛，口鼻干燥，微恶风寒，身热，鼻塞，舌苔薄白或薄黄，脉浮数者。

● 内伤咳嗽

多为久病，反复发作，病程较长，可兼脏腑功能失调症状。

1. 肺热咳嗽。咳嗽痰多，黏稠难咯，发热口渴，面赤唇红，目赤口苦，甚者鼻，小便短赤，大便干燥，烦躁不宁，舌红少津，苔黄，脉象滑数，指纹沉紫。

2. 阴虚燥咳。干咳无痰，或痰少而黏，不易咯出，口渴咽干，喉痒声嘶，手足心热，咳痰带血，午后潮热，舌红少苔或薄苔似地图，脉细数，指纹淡紫。

3. 痰湿咳嗽。咳嗽痰壅，色白而稀，胸闷纳呆，舌质淡红，苔白腻，脉滑，指纹色红。

4. 肺虚久咳。咳咯无力，痰白清稀，面色㿠白，气短懒言，语声低微，喜温畏寒，体虚多汗，舌质淡嫩，脉细少力，指纹淡红。

三、处方

处方 ①

【组成】大蒜适量，醋少许。

【用法】把大蒜捣成蒜泥，加少许醋调成糊状，涂抹在纱布上，外面再包一层纱布敷在胸口，能立即止咳。注意不要将大蒜泥直接敷在皮肤上，以防止损伤皮肤。

【主治】咳嗽。

处方 ②

【组成】鱼腥草 15 克，青黛、蛤壳各 10 克，葱白 3 根，冰片 0.3 克。

【用法】将鱼腥草、青黛和蛤壳研碎成粉末状，再将葱白、冰片和药末放在一起捣烂成糊状后放在一旁备用，然后用酒精（75%）

涂擦脐部，以起到消毒的作用。取药糊敷脐。每日换药1次，10次为1个疗程。

【主治】久咳。

处方 ③

【组成】制半夏10克，杏仁、细辛各6克，白果仁9克。

【用法】将所有药材放在一起研磨成细末状后，倒入姜汁调制成均匀糊状，取药糊外敷脐部，纱布包扎。每日换药1次。

【主治】慢性支气管炎。症见吐痰清稀色白，咳嗽喘满者。

处方 ④

【组成】白芥子、麻黄、肉桂各5克，半夏、细辛各3克，丁香0.5克。

【用法】上药共研细末，取适量敷脐部，外用纱布固定。

【主治】风寒型咳嗽。

处方 ⑤

【组成】蓖麻子、闹羊花、甘遂各6克，白芥子、细辛各3克，明矾0.6克，冰片0.3克。

【用法】将上药共研细末，温

水或醋调为糊状，敷于肺俞、天突穴，外用纱布覆盖，胶布固定，每日或隔日1次。敷药前，应将局部皮肤清洗干净，敷药后局部有灼热感为佳，有刺痛感时则去掉药物。

【主治】痰湿咳嗽、风寒咳嗽，并见喘息气促者。

处方 ⑥

【组成】胡椒7粒，桃仁10粒，杏仁4粒，栀子仁3克。

【用法】上药共捣烂，用鸡蛋清调成糊状，置于双足足心，纱布固定，每日1次。

【主治】久咳伴痰多、哮喘者。

处方 ⑦

【组成】附子片、肉桂、干姜各20克，山柰10克。

【用法】上述药物共研成细末，备用。先用拇指按摩双侧肺俞穴半分钟左右，使局部皮肤发红，再取适量药粉放在该穴位上，用胶布固定。隔日换药1次。

【主治】急、慢性咳嗽。

处方 ⑧

【组成】吴茱萸5克，肉桂30

克，丁香 15 克，冰片 1 克。

【用法】将上述药物研成粉末，装入有色瓶内密封备用，北方患者于白露节后，南方患者于寒露节后，取适量药粉填满肚脐，胶布贴封。2～3 天换药 1 次，10 次为 1 个疗程。每疗程之间间隔 5～7 天，连贴 4～6 个疗程，直至次年春暖花开。

【主治】慢性咳嗽，咳痰多，遇寒易发者。

处方 9

【组成】川乌、草乌、麻黄、桂枝、干姜各 200 克，白芥子 100 克。

【用法】上药用麻油煎熬，去渣，入黄丹收膏。摊成黑膏药，每张 15 克。单纯型贴敷膻中、肺俞穴（双），喘息型贴敷膻中、定喘穴。每次贴敷 2 日，持续换药，10 日为 1 个疗程。

【主治】慢性气管炎。

处方 10

【组成】草决明 90 克，莱菔子 30 克。

【用法】上药共捣碎为末，敷脐部，外用纱布包扎。

【主治】痰多黏稠，咳嗽胸闷。

处方 11

【组成】天竺黄、天南星各 10 克，雄黄、朱砂各 1 克，丁香 2 克。

【用法】诸药共研为细末，过筛后入瓶，密封备用。临用时取药末适量，填入患者脐中穴，外以胶布固定。每日换药 1 次，10 日为 1 个疗程。

【主治】风痰型咳哮证。

处方 12

【组成】生地黄、百合、麦冬、五味子各 10 克，人参 6 克。

【用法】上药共为细末，瓶贮备用。用时取适量，用凉开水调成糊状，贴敷于脐孔上，外以纱布覆盖，胶布固定。每日换药 1 次，直至病愈为止。

【主治】干咳无痰，少痰。

处方 13

【组成】五倍子若干。

【用法】上药 1 味，研粉，掺膏药中贴脐部。

【主治】久嗽不止。

处方 14

【组成】川贝、橘红、款冬花、

党参、远志各9克，麻黄、前胡各10克，杏仁、五味子、马兜铃各6克。

【用法】上药用香油150毫升炸枯去渣，用黄丹收膏，摊贴支气管区。

【主治】久咳病（慢性气管炎）。

处方 ⑮

【组成】白芥子、白矾各30克。

【用法】上药共研细末，加适量白面粉，用米醋调成糊状。于每晚临睡前取少许贴敷于穴位上。每次选用涌泉、定喘、天突穴，痰多加丰隆穴，贴敷12小时后去掉，3～12次为1个疗程。

【主治】久咳病（慢性气管炎）。

处方 ⑯

【组成】栝楼1枚（大者），贝母50克，青黛15克，蜂蜜120克。

【用法】先将贝母、青黛混合碾为细末，再将栝楼（连籽皮）捣碎（如系干栝楼亦可碾为细末），放蜂蜜入锅内加热，炼去浮沫，入以上3味药，调和如膏。取药膏分别摊贴于肺俞、大杼、后溪穴，盖以纱布，胶布固定，1日1

换或2日1换。

【主治】久嗽，热嗽，干咳，虚痨咳嗽。

处方 ⑰

【组成】葱白10～20茎。

【用法】捣茸放锅内，加温炒热。取葱糊一团，趁热贴于膻中、上脘穴，30分钟后，积痰徐徐自下，胸膈舒适。

【主治】痰饮积于胸膈，吐不出，咽不下，时时呛咳，食欲不振，胸闷不舒。

处方 ⑱

【组成】牛蒡子、鱼腥草各20克，葱白5克，冰片0.5克。

【用法】将牛蒡子、鱼腥草研末，与葱白、冰片共捣烂成泥，用之前以75%的酒精消毒脐部，然后取药泥涂于脐中，胶布外贴敷盖，每日1次，连用1周。

【主治】用于风热犯肺、肺气不宣之风热咳嗽。

处方 ⑲

【组成】公丁香0.5克，肉桂、麻黄各5克，苍耳子、半夏各3

克，白芥子4克。

【用法】上药共研细末，密贮备用。敷前先将患者脐窝用75%酒精消毒，趁酒精未干之际，将上药倒入脐内，脐窝小者将药粉填满，大者纳入半脐，然后盖上一块比脐大的胶布即可，胶布四周必须贴严，以防药粉漏出，每隔48小时换药1次，敷灸10次为1疗程，疗程间隔5~7天。

【主治】慢性气管炎咳嗽。

处方 ⑳

【组成】麻黄、白芍、半夏、桔梗、杏仁、百部各10克，桂枝、炙甘草各6克，干姜、细辛、五味子各3克。

【用法】药物研为细末。用时取药粉适量，用米酒调成糊状。敷于肚脐，胶布固定，每日换药1次。

【主治】温肺散寒，化痰止咳。

处方 ㉑

【组成】苍术、半夏、莱菔子各10克，陈皮6克，皂荚2克。

【用法】将上述药烘干研为细末，备用。取6克药粉直接敷肚脐或白酒与水各半调敷于肚脐，外用胶布固定。1~2日换药1次。同时用热水袋热敷15~30分钟。

【主治】痰湿咳嗽。

处方 ㉒

【组成】半夏、茯苓、黄芩、桑叶、连翘各10克，陈皮7.5克，甘草、杏仁各5克，白芥子2.5克。

【用法】每次取适量药末以干纱布包好，用温水略湿，消毒肚脐后敷上，以胶布固定，每日换药1次。

【主治】风热咳嗽。

处方 ㉓

【组成】半夏、茯苓、紫苏、防风各10克，陈皮7.5克，甘草、杏仁各5克，白芥子2.5克。

【用法】将上述中药研为细末。每次取适量药末以干纱布包好，用温水略湿，消毒肚脐后敷上，以胶布固定，每日换药1次。

【主治】风寒咳嗽。

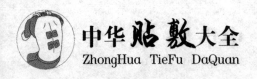
第三节　哮喘

一、概述

　　哮喘是支气管哮喘的简称，是由外源性或内在的过敏原或非过敏原等因素，致使以支气管发生不可逆性阻塞为特点的疾病。临床上表现为反复阵发性支气管痉挛而致的气急、咳嗽、咯泡沫痰和肺部伴有哮鸣音，是一种常见的反复发作性的肺部过敏性疾病，有明显的可逆性。本证属中医"哮证"范畴。本病一年四季均可发病，尤以寒冷季节、气候急剧变化时发病，多见于支气管哮喘、慢性喘息性支气管炎、肺炎、肺气肿、心源性哮喘等。

二、辨证

● 发作期

　　1. 冷哮。症见喉中哮鸣有声，胸膈满闷，咳痰稀白，面色晦滞，或伴有风寒表证，苔白滑，脉浮紧。

　　2. 热哮。症见喉中哮鸣如吼，气粗息涌，胸膈满闷，呛嗽阵作，痰黄黏稠，面赤口渴，或伴风热表证，舌质红，苔黄腻，脉滑数。

　　3. 虚哮。症见哮喘反复发作，甚者呈持续状态，咯痰无力，声低气短，动则尤甚，口唇爪甲发绀，舌质隐紫，脉虚无力。

● 缓解期

　　1. 肺虚。症见平素自汗，怕风，常易感冒，每因气候变化而诱发，发前喷嚏频作，鼻塞流清涕。

　　2. 脾虚。症见平素痰多，倦怠无力，食少便溏，每因饮食失当而引发。

3. 肾虚。平素气息短促，动则为甚，腰酸腿软，脑转耳鸣，不耐劳累。

三、处方

处方①

【组成】桑皮、杏仁、黄芩各10克，生石膏30克。

【用法】上药共为细末、过筛，用凉开水调和制成直径为2.5厘米的药饼8个。将药饼分贴于华盖、膻中、膈俞、肺俞穴，包扎固定，每次贴4～5小时，1日1次，连贴10日为1疗程。

【主治】热哮证。

处方②

【组成】炙白芥子、元胡各21克，甘遂、细辛各12克。

【用法】将上药共研细末，装塑料袋备用。每次取上药1/3的药末，加生姜汁调成糊状，分别摊在6块直径约5厘米的油纸或塑料布上，贴敷在肺俞、心俞、膈俞等穴位处，用胶布固定，一般贴4～6小时。如果贴后局部有烧灼感或疼痛，可提前取下，若温热舒适或微痒，可多贴几小时，待药干燥后再取下。夏季入伏10天贴1次，即初伏、二伏、三伏各贴1次，共贴3次，一般连贴三年。

【主治】哮喘发作期、缓解期均可使用。

【附注】本法于正午时分，择晴天贴治效佳。贴药后不要过分活动，以免药物移动、脱落。个别病人有时局部起小水疱，一般不做处理，保持干燥可自然吸收。贴药当天禁食生冷、肥甘厚味及辛辣刺激之品，1岁以下小儿不宜贴治。

处方③

【组成】川贝母、生名膏、橘红茶各30克，杏仁20克，前胡15克，生甘草10克，雪梨6个，冬瓜条100克，冰糖150克，白矾适量。

【用法】先将石膏、杏仁、前

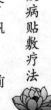

胡、甘草共煎取汁的一小碗，待用；将冬瓜条切成黄豆大颗粒，贝母打碎，橘红研成粉，雪梨削皮捣烂调入白矾水，入冬瓜粒、冰糖、贝母、橘红粉，再倒入药汁，共盛一大碗内和匀。置于蒸锅中隔水蒸约50分钟，合成粘稠膏状即成，分次酌量食用。

【主治】热性哮喘证。

处方 4

【组成】桑皮、杏仁、黄芩各10克，生石膏30克。

【用法】上药共为细末、过筛，用凉开水调和制成直径为2.5厘米的药饼8个。将药饼分贴于华盖、膻中、膈俞、肺俞穴，包扎固定，每次贴4~5小时，1日1次，连贴10日为1疗程。

【主治】热哮证。

处方 5

【组成】干姜、陈皮、灯芯各15克，鲜大葱60克。

【用法】前3味烘干，研为细末，过筛，与大葱共捣如泥。将药泥分贴于大椎、大抒、肺俞穴，盖以敷料包扎。然后在贴药处放以热水袋加温，或红、紫外线照射，1次20~30分钟，1日1~2次。

【主治】对各型哮喘，尤其是冷哮能明显提高疗效。

处方 6

【组成】白芷、白芥子、甘遂、半夏各15克。

【用法】上药共为细末，等分3包。每次用1包，以鲜姜汁调成厚糊状，敷于双侧心俞、肺俞穴上。每次敷1~2小时，微感疼痛即可取下。每隔10天敷1次，3次为1疗程。

【主治】预防哮喘。

处方 7

【组成】生白芥子末。

【用法】用单味生白芥子末，以清水调成糊状，贴敷于第2胸椎与第6胸椎之间，两侧肩胛骨之间的区域30~60分钟，贴敷时局部皮肤发热、微痛，一般不起痕。

【主治】哮喘发作期。

处方 ⑧

【组成】白矾末 50 克。

【用法】取白矾末加面粉及醋适量和匀做成小饼。将药饼贴两足心，再用布包好，一昼夜除去。

【主治】支气管哮喘。

处方 ⑨

【组成】鲜姜汁 60 克，南瓜 5 个，麦芽 1500 克。

【用法】将南瓜去籽，切块，放入锅内加水煮极烂如粥，用纱布绞取汁，再将汁煮剩一半，放入姜汁、麦芽，以文火熬成膏，每晚服 150 克，严重患者早晚服用。

【主治】哮喘。

处方 ⑩

【组成】麻黄、吴茱萸、白芥子各 15 克，姜汁适量。

【用法】将前 3 味药共碾成细末，过筛，贮瓶备用。用时取药末适量，以姜汁调和成糊状，塞入脐孔内，外以胶布固定。每 2 日换药 1 次，6 次为 1 个疗程。

【主治】支气管哮喘。

处方 ⑪

【组成】新鲜的毛茛叶。

【用法】取新鲜的毛茛叶 3 ~ 5 叶，捣泥，姜汁调匀，做成药饼，敷大椎穴使起疱，10 天贴 1 次，3 次为 1 疗程，还可配合中药治疗。

【主治】哮喘。

处方 ⑫

【组成】麻黄、生石膏、白芥子、甘遂、杏仁、明矾各 15 克，米醋 50 毫升。

【用法】以上诸药共研极细面，瓶储备用。用时取药末适量，以米醋调和如膏，软硬适度，制成弹子大小，75% 酒精脐部消毒后纳入脐中，压紧胶布固定。每天换药 1 次，填药后 4 ~ 6 小时即可去掉，1 周为 1 疗程。

【主治】实热性哮喘。

【附注】用药后脐部可能会出现水疱，可去药丸，先用 75% 酒精消毒，再用消毒针刺破水疱，涂以龙胆紫水，以免感染。恢复后继续施治。

处方 ⑬

【组成】麻黄15克,细辛、苍耳子、延胡(醋炒)各4克,公丁香、吴茱萸、白芥子、肉桂各3克。

【用法】诸药共研细末,装瓶密封备用。用时取药末适量,用脱脂药棉薄裹如小球,置于脐中,以手压紧,胶布贴严固定。隔2天换药1次,10天为1疗程。一般1~2个疗程即可病愈。

【主治】哮喘。

【附注】贴药后脐部灼热发痒,或起泡时,应去下药贴,待恢复1~2天皮肤不痒时,再换药球继续贴之。

处方 ⑭

【组成】白芥子、白芷各30克,轻粉10克,蜂蜜适量。

【用法】先将白芥子、白芷研末过筛,再将轻粉研为极细末,与上药末混合,加入蜂蜜调和,软硬适度,制成药饼如钱币大小。用时制饼两个,取姜汁擦脐部及定喘穴处,擦之皮肤微红,再将药饼放火上烘热,趁热敷于脐上及定喘穴。凉时再烤再贴。1饼可贴3天。1周为1个疗程,不可间断。

【主治】哮喘痰鸣。

第四节　支气管炎

一、概述

支气管炎是指气管、支气管黏膜及其周围组织的慢性非特异性炎症。支气管炎分为急性和慢性两类。支气管炎主要原因为病毒和细菌的反复感染形成了支气管的慢性非特异性炎症。当气温下降、呼吸道小血管痉挛缺血、防御功能下降等利于致病;烟雾粉尘、污染大气等慢性刺激也可发病;吸烟使支气管痉挛、黏膜变异、纤毛运动降低、黏液分泌增多有利感染;过敏因素也有一定关系。

二、辨证

临床辨证时，首辨外感内伤确定病因，次辨本脏他脏，知道病位，再次辨咳嗽、痰饮、哮喘抓住主证，四辨寒热虚实了解病情，最后辨标本缓急。慢性支气管炎的具体分型：

● 痰湿恋肺

咳嗽痰多，色白而黏，胸脘满闷，腹胀纳呆，四肢酸困，便溏。舌苔白腻，脉弦滑或濡缓。

● 外寒内饮

咳嗽气喘，痰白多泡沫，形寒怕冷，身痛沉重，口淡不渴或口干不欲饮。苔白滑，脉弦紧。

● 痰热蕴肺

咳嗽喘促，咽痛，痰黄黏稠，胸满气粗，口渴喜饮，尿赤便秘。舌质红，苔黄腻，脉滑数或洪数。

● 肺脾气虚

咳嗽多痰，气短，喘息，恶风自汗，纳差体倦，便溏，完谷不化。舌淡苔薄白，脉浮缓无力。

● 肺肾阴虚

以干咳为主，咯痰量少或干咳无痰，痰黏牵死，不易咯出，口鼻咽干，五心烦热，大便干结。舌红少苔，舌面少津，脉细数。

● 脾肾阳虚

咳嗽时作，痰涎清稀，喘而气短，动则尤甚，畏寒肢冷，倦怠无力。舌胖大，苔白滑，脉沉细。

慢性支气管炎由于病程长短不同，症状轻重各异，以上六种证型，为一般常见分型，临床上往往表现为虚实错杂，寒热相兼等复杂证象，故必须根据病情仔细辨别，不可拘泥于此。

三、处方

处方 ①

【组成】麻黄、细辛各 5 克，米醋适量。

【用法】上药共研成细末，备用。取药末，用米醋适量调和成稀糊状，外敷于肚脐处，纱布覆盖，胶布固定。每日换药 1 次，连续 3～5 天。

【主治】急性支气管炎。

处方 ②

【组成】川黄连、法半夏各 15 克，大蒜适量。

【用法】上药研细末，取药末 5 克，另去大蒜 1 瓣捣烂成泥，入药末，加蛋清或者蜂蜜适量调和成糊状，每晚热水足浴后，敷于双足心涌泉穴，固定。成人贴敷 6～8 小时，儿童贴敷 1～3 小时，每日换药 1 次。

【主治】急性支气管炎（风热型）。

处方 ③

【组成】浙贝母 5 克，鲜竹沥 1 支。

【用法】将浙贝母研成细末，用鲜竹沥调为糊状，取药膏挤脐，包扎固定，每日换药 1 次。

【主治】急性支气管炎。

处方 ④

【组成】黄芩、桑叶、连翘、茯苓各 40 克，陈皮 30 克，甘草、杏仁各 20 克，白芥子 10 克。

【用法】上药研细末，取药末适量，用清水少许调为稀糊状，外敷于肚脐处，外用纱布盖上，胶布固定。每日换药 1 次，7 次为 1 个疗程。

【主治】急性支气管炎。

处方 ⑤

【组成】生地黄、熟地黄、天冬、麦冬、知母、川贝、百部、怀山药、白及各 10 克。

【用法】上药研细末，用时取药末 10 克，以鸡蛋清调匀，贴敷于肺俞穴上，外以纱布盖上，胶布固定。每日换药 1 次。注意：若配以本方散剂内服（每次服 5 克，每日 3 次），效果更佳。

【主治】支气管扩张，咳嗽咯血。

处方 ⑥

【组成】天南星、白芥子各30克，苏子15克，生姜适量。

【用法】上药研细末，以生姜汁适量调和成糊膏状。取药膏30克，分做三个药饼，贴于双足涌泉穴和中脘穴。干后则换，每日贴3~5次，连贴3~5天。

【主治】支气管扩张，痰喘上气。

处方 ⑦

【组成】甘遂、白芷、白芥子、半夏各15克。

【用法】上药共为细末，等分3包，每次用1包。以鲜姜汁调成厚糊状，敷于双侧心俞、肺俞、膈俞穴上。每次1~2小时，微感疼痛即可取下。每隔10天敷1次，3次为1疗程，每年可连贴1~2个疗程，季节不限。

【主治】久咳不愈，伴有气喘的慢性支气管炎。

处方 ⑧

【组成】白芥子75克，白芷10克，蜂蜜少许。

【用法】将前2味药研为细末，

加入蜂蜜拌匀成糊状，然后分成两半烤热后贴敷于风门穴，早晚各换药1次，连敷数日即愈。

【主治】急性支气管炎。

处方 ⑨

【组成】白芥子30克。

【用法】研为细末，用水调和，贴前胸、后背，30分钟后去掉。

【主治】支气管炎。

处方 ⑩

【组成】细辛、苍术、苍耳子、白芥子各50克，公丁香、半夏、肉桂各30克，人工麝香10克，麻黄100克。

【用法】研为细末，以75%酒精给肚脐消毒，趁酒精未干时，将适量药粉倒入肚脐，装满，胶布固定。每2日换药1次。10次为1疗程。每疗程之间休息5~7日。

【主治】支气管炎。

处方 ⑪

【组成】细辛、鱼腥草、枇杷叶、黄精、杏仁、黄芩各100克，麻黄、甘草、五味子各50克。

【用法】细辛研末，余药用5

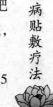

升水浸泡2小时，然后煎30分钟，取药液，再加水复煎1次，两次药液混合，浓缩成稠液，再加细辛粉拌匀，烘干研为粉末。每次取100毫克药粉，放入肚脐中，上压一干棉球，胶布固定，每2日换药1次，用5日停2日，2周为1个疗程，连用1~4个疗程。

【主治】支气管炎。

处方 ⑫

【组成】制半夏10克，白果仁9克，杏仁、细辛各6克。

【用法】研成细末，用姜汁调为糊状，敷肚脐，纱布包，胶布固定。每日换药1次，10次为1疗程。

【主治】支气管炎。

处方 ⑬

【组成】白芥子、半夏各3克，公丁香0.5克，麻黄5克，细辛2克，人工麝香0.2克。

【用法】研为细末。取药粉填满肚脐，将鲜姜片1片（厚约0.3厘米，姜片可用针扎数孔）盖在药末上，艾灸。每日灸1次，每次灸3~5壮，10次为1个疗程。疗程之间间隔3~5日。

【主治】支气管炎。

第五节　胃　痛

一、概述

胃痛，又称胃脘痛，以胃脘部疼痛为主要症状。胃痛常见于西医的急、慢性胃炎，胃及十二指肠溃疡病，胃癌，胃神经官能症等病。中医根据胃痛的临床症状，将胃痛分为寒邪客胃、饮食停滞、肝气犯胃、肝胃郁热、瘀血停滞、胃阴亏虚、脾胃虚寒等类型。

二、辩证

● 寒凝气滞

胃痛暴作，疼痛剧烈，畏寒喜暖，得热痛减，口不渴，喜热饮，舌苔白，脉弦紧或弦迟。

◉ 饮食积滞

胃脘胀满疼痛拒按，嗳腐吞酸，或呕吐不消化食物，吐后较舒，不思食，大便不爽，舌苔厚腻，脉滑。

◉ 肝郁气滞

胃脘胀痛，攻撑作痛，痛连两胁，胸闷嗳气，善太息，每因烦恼郁怒而痛作，舌淡苔薄白，脉弦；甚则痛势急迫，心烦易怒，嘈杂吐酸，口干口苦，舌红苔黄，脉弦数。

◉ 瘀血阻络

胃脘痛如针刺或刀割，痛处固定，拒按，或见吐血，黑便，舌质紫暗或有瘀斑，脉涩。

◉ 脾胃虚寒

胃脘隐隐作痛，绵绵不断，喜暖喜按，得食则减，时吐清水，纳少，乏力神疲，手足欠温，大便溏薄，舌质淡，脉细弱。

◉ 脾胃阴虚

胃脘隐隐灼痛，烦渴思饮，燥咽干，食少，大便干，舌红少苔，脉细数或细弦。

三、处方

处方 ①

【组成】干姜30克，食盐100克。

【用法】将干姜与食盐同入锅内炒热后入布袋内，熨烫胃痛处。

【主治】寒凝气滞引起的胃痛。

处方 ②

【组成】连须葱头30克，生姜15克。

【用法】将上药共捣烂炒烫，装入布袋，热熨胃脘部，药袋冷则更换。每日2次，每次30分钟，或以疼痛缓解为度。

【主治】寒性胃痛。

处方 ③

【组成】川乌、草乌各9克，白芷、白及各12克。

【用法】将上药共研细末，和

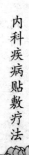

面少许，调和成饼，外敷于剑突下胃脘部，一昼夜后除去。

【主治】寒性胃痛。

处方 ④

【组成】艾叶1把。

【用法】把艾叶揉研成艾绒，连同碎末，用酒炒热，纱布包裹，敷脐，外加热水袋热熨蒸脐，直至痛缓为止。

【主治】寒凝气滞胃痛。

处方 ⑤

【组成】川椒15克，干姜、附片、檀香各10克，苍术20克。

【用法】上药共混合粉碎为末，过筛，以姜汁调和如膏状。治疗时取药膏分贴中脘、脾俞、胃俞诸穴，盖以纱布，胶布固定，1日换药1次或2次，疗程1个月，不间断。

【主治】胃及十二指肠溃疡疼痛。

处方 ⑥

【组成】生姜90克，面粉30克，鸡蛋清3个。

【用法】先将生姜捣烂，然后与面粉拌匀，再加入鸡蛋清炒热，外敷于疼痛处。

【主治】寒性胃痛。

处方 ⑦

【组成】栀子2份，延胡索、桃仁各1份。

【用法】将上3种药物研成粉末，以白酒调成糊状，敷于疼痛处，每天换药1次。

【主治】气滞型胃痛。

处方 ⑧

【组成】山栀子4份，生姜1份。

【用法】将山栀子和生姜捣碎研烂，再用白酒调成糊状，然后取适量敷于疼痛处，每天换药1次。

【主治】胃脘痛属火热型者。

处方 ⑨

【组成】新鲜毛茛。

【用法】取新鲜毛茛，除去叶茎，留下根须，清水洗净阴干，切碎，并加入红糖少许（约3%），共捣如泥膏状，随即将药装入输液药瓶的橡皮盖内，然后贴敷于胃俞、肾俞穴，待15分钟后患者即觉局部有蚁行感，进而出现烧灼感，此时即可将药弃去，如局部起水疱不必刺破，可待其自行吸收。

【主治】胃、十二指肠溃疡及胃炎引起的胃痛。

处方 ⑩

【组成】附子、肉桂、小茴、丁香、木香、香附、吴茱萸各2克，人工麝香0.3克，姜汁适量。

【用法】上药除人工麝香另研外，余药混合共研细末，加姜汁调制成膏，如桂圆大药丸。用时先取人工麝香少许（约0.1克），填入脐中，再将药丸压碎纳入人工麝香上面压平，胶布密封贴紧。每天换药1次，10天为1疗程。

【主治】胃脘疼痛。

处方 ⑪

【组成】巴豆3粒，胡椒粉、公丁香各3克，大枣（去核）10枚，姜汁适量。

【用法】先将前3味研为细末，加大枣共捣如泥，再加姜汁捣如膏状。用时取药膏如弹子大，敷于脐上，胶布贴紧。每日换药1~2次，

10日为1疗程。

【主治】胃脘寒痛。

处方 ⑫

【组成】生栀子10枚，淡豆豉20粒，生香附10粒，姜汁适量。

【用法】将以上药物捣烂，再加入姜汁共捣如泥成膏。用时取药膏适量敷于脐上，纱布覆盖，胶布固定。每天换药1次，贴至病愈。

【主治】热性胃痛。

处方 ⑬

【组成】五灵脂、蒲黄、乳香、没药、木香各等量。

【用法】上药混合共研极细粉末，装瓶密封储存。用时取药粉适量，用脱脂棉薄裹药粉如弹子大，填入脐中按压，胶布固定贴紧。隔日换药1次，5次为1疗程。通常用药1~10次，即可缓解。

【主治】胃脘疼痛。

处方 ⑭

【组成】金铃子、吴茱萸、青皮、元胡索各等份。

【用法】诸药共研细末，瓶装

密封储存。用时先用 75% 酒精脐部及周围消毒，趁酒精未干将药粉填入脐中，纱布覆盖，胶布固定。每天换药 1 次，10 日为 1 疗程。

【主治】肝气犯胃，胃脘胀闷。

处方 ⑮

【组成】香附米、高良姜各等量，蜂蜜适量。

【用法】前 2 味混合研末，加入蜂蜜调和制饼，取药饼 2 个，分别贴于脐上和中脘穴上，纱布覆盖，胶布固定。每天换药 1 次，10 天为一个疗程。

【主治】胃脘虚寒疼痛。

处方 ⑯

【组成】黄芪、党参、丹参各 15 克，当归、白术、白芍、枳壳、生姜末各 10 克，升麻、柴胡各 6 克。

【用法】除生姜外，余药焙干，研成细末。将药末 10 克左右填满肚脐，溢出肚脐的药末铺平呈圆形，直径 2~3 厘米，再用 8 厘米×8 厘米的胶布贴紧。每隔 3 日换药 1 次，

每日隔药艾灸 1 次（药于艾柱之间放一圆形金属盖），连灸 3 壮，1 个月为 1 个疗程。食欲减退者加鸡内金 10 克，大便溏者加焦六曲 10 克。

【主治】脾胃虚寒之胃痛。

处方 ⑰

【组成】枳实、厚朴、大黄各 1 克，芒硝粉 2 克。

【用法】将前 3 味药研末，加芒硝粉混匀，再加醋调和成糊，敷于肚脐，纱布盖上，胶布固定。每日 1 次，并用热水袋热敷 15~30 分钟。

【主治】饮食伤胃之胃痛。

处方 ⑱

【组成】大黄 15 克，制乳香、制没药各 6 克，赤芍 3 克，米醋适量。

【用法】上药混合共研细末，过筛储存。用时取药粉 10~15 克，加入米醋适量，调制成膏，敷于脐中和足三里穴上，胶布固定。每天换药 1 次。

【主治】胃热疼痛。

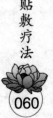

第六节 腹 痛

一、概述

　　腹痛是指胃脘部以下，耻骨联合以上部位发生的疼痛。引起腹痛的常见原因可分为外邪侵袭和内有所伤两大类。引起腹痛的疾病大致包括现代医学的急慢性胰腺炎、急慢性腹膜炎、急慢性肠炎、肠痉挛等。中医根据腹痛病因、疼痛部位、疼痛性质等将其分为寒、热、虚、实等类型。

二、辨证

● **寒邪内阻**

　　腹痛急暴，得温痛减，遇冷更甚，口淡不渴，小便清利，大便自可或溏薄，舌苔白腻，脉象沉紧。

● **湿热壅滞**

　　腹痛拒按，胸闷不舒，大便秘结或溏滞不爽，烦渴引饮，自汗，小便短赤，舌苔黄腻，脉象濡数。

● **中虚脏寒**

　　腹痛绵绵，时作时止，喜热恶冷，痛时喜按，饥饿劳累后更甚，得食或休息后稍减，大便溏薄；兼有神疲、气短、怯寒等证，舌淡苔白，脉象沉细。

● **饮食积滞**

　　脘腹胀满疼痛，拒按，恶食、嗳腐吞酸，或痛而欲泻，泻后痛减，或大便秘结，舌苔腻，脉滑实。

● **气滞血瘀**

　　以气滞为主者，证见脘腹胀闷或痛，攻窜不定，痛引少腹，得嗳气或矢气则胀痛略减，遇恼怒则加剧，脉弦，苔薄；以血瘀为主者，则痛势较剧，痛处不移，舌质青紫，脉弦或涩。

三、处方

处方①

【组成】食盐 1000 克，或麸皮 250 克，或姜猹 500 克。

【用法】上药上锅炒热，布包，遍熨腹部。一般由上而下，由右至左，冷则易之。

【主治】寒性腹痛。

处方②

【组成】大枣 1 枚（去核），枯矾 6 克，胡椒（按患者年龄，每岁 1 粒），葱白 5 寸（连须用，不洗，去掉泥土）。

【用法】诸药混合捣融如膏。治疗时，取药膏约五分硬币略大而稍厚，贴敷神阙、天枢、关元穴位，盖以纱布，胶布固定，一般 3～4 小时即愈。不愈者次日再敷，1 日 1 次。

【主治】寒实腹痛。

处方③

【组成】莱菔子 120 克（打碎），生姜 60 克（切碎），葱连根须（切碎）500 克，白酒 1 杯。

【用法】上药上锅炒热，布包，遍熨腹部。一般由上而下，由右至左，冷则易之。

【主治】气滞腹痛。

处方④

【组成】商陆根 150 克。

【用法】将上药捣碎蒸熟，以新布裹敷痛处，药凉再换。

【主治】腹中痛如刀刺。

处方⑤

【组成】川椒、乌梅各 30 克。

【用法】上药炒熨痛处并热敷脐部。重则酌加雄黄、明矾、三棱、槟榔等药。

【主治】虫积腹痛。

处方⑥

【组成】生姜、大枣、红糖各 30 克。

【用法】生姜去皮洗净切片，大枣洗净去核后放入锅中，加入红糖和两碗水煮，大约 10 分钟即可。

【主治】腹痛。

处方 7

【组成】细辛、皂角各等份，蜂蜜适量。

【用法】上药共为末，蜂蜜炼至滴水成珠状，掺入药粉，按3：7混匀，制成条状，塞肛门。

【主治】虫积腹痛。

处方 8

【组成】吴茱萸、小茴香各等份。

【用法】上方研细末，装瓶备用，成人每次取0.2~0.5克，热酒调和，干湿适度，纳脐中，上用纱布覆盖，胶布固。每日1次，以痛解为止。

【主治】虚寒性腹痛。

处方 9

【组成】吴茱萸30克。

【用法】研成细末，加适量生姜汁、黄酒煎熬成膏状，贴敷于腹痛处。

【主治】腹痛。

处方 10

【组成】艾绒1把，米醋适量。

【用法】艾绒用醋炒热，热熨

神阙穴，冷则用热水袋频熨之。

【主治】虚寒性腹痛。

处方 11

【组成】巴豆3粒，大枣1枚。

【用法】将巴豆与大枣一起捣烂敷于脐部。

【主治】实热腹痛。

处方 12

【组成】葱白36根。

【用法】先饮热酒一杯，葱白切去头尾，仅需中间约半寸左右，放在脐中，上盖以布片，以熨斗贮火熨之（注意别熨着皮肤），令热气入腹即愈，其效如神。

【主治】中寒、伤食所致的腹痛。

处方 13

【组成】胡椒10克，雄黄3克，吴茱萸12克，干姜8克。

【用法】上药共为细末，调拌姜汁成膏，外敷腹部两侧。

【主治】腹痛。

处方 14

【组成】醋、芥末各适量。

【用法】用醋、芥末略加卤水

第二章　内科疾病贴敷疗法

熬浓，摊厚纸或布上，贴腹痛处，皮肤发赤起疱即去药。

【主治】小腹痛。

处方 15

【组成】木香、丁香、沉香、香附、小茴香、陈皮、芍药各 12 克，生姜 6 克。

【用法】将上药共研细末，炒热贴腹痛处，每日 2 次。

【主治】小儿腹痛。

处方 16

【组成】大葱、食盐或用大葱、生姜、小茴香各适量。

【用法】切碎捣烂，炒热贴于肚脐或腹痛处，上覆热水袋热敷。

【主治】寒性腹痛。

处方 17

【组成】五灵脂、蒲黄各等份，人工麝香 0.3 克。

【用法】将前 2 味共研细末，人工麝香另研为粉。用时先取人工麝香 0.1 克填入脐中，再取药末纳入脐内，纱布覆盖，胶布贴严。每日换药 1 次，直至病愈。

【主治】瘀积腹痛，痛如针刺，痛处不移，舌质青紫，脉迟疑。

处方 18

【组成】高良姜、香附子、台乌药、广木香各等份。

【用法】上药共研极细末，取药末 15～20 克，填入脐内，纱布覆盖，胶布固定。每天换药 1 次，直至病愈。

【主治】气滞腹痛，脘腹胀闷。

处方 19

【组成】人参、附子、肉桂、炮姜各 3 克，蜂蜜适量。

【用法】除蜂蜜外，余药共研细粉，加蜂蜜调如膏状制饼。用时取药饼贴于脐上，纱布覆盖，胶布固定。每天换药 1 次，10 天为 1 疗程。

【主治】中虚脏寒，腹痛时停时发，喜温喜按，饥则痛甚，气短神疲，舌淡苔白，脉沉细。

处方 20

【组成】桐油 100 毫升，生石膏、大黄各 30 克。

【用法】先将石膏和大黄共研

细末，再用桐油调制如膏。用时药膏敷于脐中外用胶布贴紧。每日换药1次，一般2～3次即可止痛。

【主治】腹痛。

处方 ㉑

【组成】白胡椒 10 粒，吴茱萸、香附各1.5克，炮姜、公丁香各1克。

【用法】上药混合研为细末，用脱脂棉薄裹药末如球状，纳入脐中，以手压紧，胶布贴牢。每天换药1次，直至病愈。

【主治】骤然发生腹痛，遇冷或吃生冷食物则痛加重。

第七节　腹　泻

一、概述

腹泻是指大便次数增多，粪质溏薄或完谷不化，甚至泻出如水样的病症。腹泻是一种常见病、多发病，一年四季均可发生，夏秋季更多见。可见于急慢性肠炎、肠结核、肠功能紊乱、结肠过敏、食物中毒等情况。如果是感受外邪，饮食不节，则发生急性腹泻；如果脾胃虚弱，肾阳虚衰，情志失调会引起慢性腹泻。此外，腹部受凉、感冒、中暑等也可发生腹泻。

二、辨证

● 暴泻

1. 寒湿泄泻。泄泻清稀，甚则如水样，腹痛肠鸣，脘闷食少，苔白腻，脉濡缓。

2. 湿热泄泻。泄泻腹痛，泻下急迫，或泻而不爽，粪色黄褐，气味臭秽，肛门灼热，烦热口渴。小便短赤，苔黄腻，脉滑数或濡数。

3. 伤食泄泻。腹痛肠鸣，大便臭如败卵，泻后痛减，脘腹胀满，嗳腐酸臭，不思饮食，苔垢浊或厚腻，脉滑。

● 久泻

1. 脾虚泄泻。大便时溏时泻，迁延反复，完谷不化，饮食减少，食后脘闷不舒，稍进油腻食物则大便次数明显增加，面色萎黄，神疲倦怠，舌淡苔白，脉细弱。

2. 肾虚泄泻。黎明之前，脐腹作痛，肠鸣即泻，泻后则安，形寒肢冷，腰膝酸软，舌淡苔白，脉沉细。

3. 水饮留肠。形体消瘦，肠鸣漉漉有声，便泻清水，或大便呈泡沫样，泛吐清水，腹胀尿少，脉象濡滑，舌质淡，苔白滑。

4. 瘀阻肠络。泄泻日久，泻后有不尽之感，腹部刺痛，痛有定处，按之痛甚，面色晦滞，舌边有瘀斑或舌质暗红，口干不欲多饮，脉弦小涩。

三、处方

处方①

【组成】补骨脂、吴茱萸、煨肉蔻、附子、五灵脂、炒蒲黄、罂粟壳各30克，五味子、白芍各20克，乌药60克。

【用法】上药一起烘干，共为细末；再用布1米，根据患者腹围大小做成兜状，内铺一层棉花，将药粉均匀撒在棉花中间，用线密缝，防止药粉堆积或漏出，穿在身上，与腹部皮肤紧贴，护住脐部，日夜不去，1~2个月换药1次。病愈为度。

【主治】慢性虚寒性腹泻。

处方②

【组成】枯矾50克，白面20克，米醋适量。

【用法】将枯矾研为细末，加入白面、米醋，调和如糊状，敷灸时取药糊分别涂布于涌泉、神阙、止泻穴（脐下2.5寸），覆以纱布，胶布固定，一日换药3~5次。

【主治】久泻不愈，面黄神疲，少气懒言者。

处方③

【组成】白胡椒粉、醋各适量。

【用法】共调为糊状，敷脐，

外用麝香虎骨膏固定。

【主治】寒泻。

处方 4

【组成】六一散（滑石、甘草）适量。

【用法】用醋将六一散调为糊状，外用麝香虎骨膏固定。

【主治】热泻。

处方 5

【组成】巴豆仁 2 粒，熟大枣 1 枚。

【用法】巴豆仁去油，大枣去核后，共捣烂，用油纱布或纱布包裹，压成饼状，敷神阙、涌泉穴。每日 1 次，每次 2～3 小时，待局部发疱后发挥作用。

【主治】寒湿泻。

处方 6

【组成】硫黄、枯矾各 30 克，朱砂 15 克，母丁香 10 克，人工麝香 0.5 克，独头蒜 3 枚（去皮），芝麻油 250 毫升，生姜 200 克，黄丹 120 克（炒）。

【用法】将前 6 味药混合，捣融如膏，制成黄豆大药丸。另将芝麻油入锅加热，放入生姜，炸枯去姜，熬油至滴水成珠时，徐徐投入黄丹，收膏备用。然后取药丸 1 枚，放于摊成的膏药中间，贴于神阙、脾俞、大肠俞穴，1 穴 1 丸，3 日 1 换，5 次为 1 个疗程。

【主治】寒湿泻和脾虚泻。

处方 7

【组成】茜草 45 克。

【用法】剪水洗足，每天 3 次。

【主治】暑湿或湿热泻。

处方 8

【组成】无花果叶 60 克。

【用法】洗净，加水 2000 毫升，煎至 1500 毫升，趁热洗脚。早晚各 1 次，每次 30 分钟，15 天为 1 个疗程，疗程间隔 5 天。

【主治】湿热泻。

处方 9

【组成】白芷、干姜各 3 克。

【用法】共研细末。以蜂蜜调成膏，先用酒洗脐，微热后贴药膏，再点燃艾条灸烤药膏。

【主治】脾肾阳虚之腹泻。

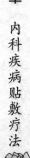

处方 ⑩

【组成】五倍子6克。

【用法】用醋调成糊状，摊在纱布上，盖于脐。如泻止，即去药。

【主治】久泻。

处方 ⑪

【组成】大蒜适量。

【用法】捣烂，敷脐中，或贴足心。

【主治】寒泻。

处方 ⑫

【组成】肉桂、补骨脂各10克，广木香4克。

【用法】将肉桂、补骨脂、广木香和匀，磨成细粉，加温开水调成糊状，敷于脐部，外用纱布覆盖，胶布固定，每日1换，7日为1个疗程。

【主治】脾肾阳虚泻。

处方 ⑬

【组成】苦参、苍术各10克，食醋适量。

【用法】将苦参、苍术和匀，磨成细粉，加食醋调成糊状，临睡前敷两足心涌泉穴（双），外用纱布包扎固定，清晨揭去。5日为1疗程。

【主治】湿热泻。

处方 ⑭

【组成】绿豆10克，鸡蛋1个。

【用法】将绿豆磨成细粉，加鸡蛋清调成糊状，敷于囟门上，每日1换，泻止去药。

【主治】小儿湿热泻。

处方 ⑮

【组成】栀子适量。

【用法】研细末，鸡蛋清或水调成糊状，敷肚脐或两脚心，每隔12小时把药膏取下，加鸡蛋清或水，使之保持一定湿度。连敷3~4天。

【主治】急性胃肠炎之脾胃湿热型。

处方 ⑯

【组成】吴茱萸、肉桂、花椒、细辛各等份。

【用法】上药共研细末，外敷肚脐、两侧涌泉穴，固定，每日1换，天寒或寒象明显则药末加热后外敷。

【主治】小儿腹泻。

第八节 腹　胀

一、概述

　　腹胀是指脘腹及脘腹以下的整个腹部胀满的一种常见的消化系统症状。多因饮食失节，起居失调，湿阻气滞，脾胃虚弱以及外伤、手术等原因引起。本病多见于西医学急慢性胃肠炎、胃肠神经官能症、消化不良、腹腔手术后出现腹胀者。

二、辨证

● 饮食积滞型

　　脘腹胀满，嗳腐吞酸，或恶心呕吐，大便不通，腹痛拒按，舌苔厚浊，脉弦滑。

● 痰浊中阻型

　　腹胀满闷不舒，头目眩晕，身重倦怠，或咳嗽吐痰，痰黏不爽，小便黄涩，舌苔浊腻，脉滑。

● 肝郁气滞型

　　情志不舒则腹胀满或明显加重，两胁亦胀，心烦易怒或时作叹息，或呕恶少食，舌苔薄白，脉弦。

● 脾胃虚弱型

　　腹部胀满，时宽时急，不欲饮食，喜热喜按，气短乏力，体倦懒言，大便稀溏，四肢不温，舌淡苔白，脉沉细。

● 瘀血阻络型

　　腹胀或痛，腹部膨大，渴不欲饮，食后腹胀急甚，无矢气，唇青紫，舌有瘀斑，脉沉涩。

三、处方

处方 ①

【组成】厚朴、枳实各15克。

【用法】用时取2克，用姜汁、葱汁、黄酒调成糊状。敷肚脐，固定。每周换药1次，连用4~6次。

【主治】腹胀。

处方 ②

【组成】白芥子、白胡椒各30克，公丁香、肉桂各10克。

【用法】研为细末。取1/3药末，以醋调成糊状，敷肚脐，固定。2小时换药1次。

【主治】腹胀。

处方 ③

【组成】鲜艾叶、鲜牡荆嫩叶各50克，茶油10克，盐少许（为成人1次药量，儿童减量）。

【用法】先将鲜艾叶和鲜牡荆嫩叶捣碎，放铁锅内，加茶油、盐，用文火炒热，用布包裹如拳头大小。敷肚脐，固定。冷时再炒，反复几次。

【主治】腹腔手术后腹胀。

处方 ④

【组成】人工麝香0.15克，芒硝（黄豆大小）。

【用法】混匀，敷肚脐，固定。每次敷10个小时左右。如需再敷，要间隔10多个小时。

【主治】新生儿腹胀。

处方 ⑤

【组成】肉桂、吴茱萸各30克。

【用法】研为细末，用凡士林调成糊状。涂于布上，稍烘热后敷肚脐，一般于手术后贴敷。24小时换药1次。

【主治】阑尾手术后所致的暂时性胃肠功能紊乱或肠麻痹。

处方 ⑥

【组成】麸皮50克，生姜25克。

【用法】将麸皮与生姜渣同炒，炒热后用布包裹，揉熨患处。

【主治】脾胃虚寒型腹胀。

处方 ⑦

【组成】萝卜膏90克，生姜15

克，香附9克。

【用法】上药共捣烂如泥状，分握两手心，每日3次，每次20～30分钟。

【主治】饮食积滞引起的腹胀。

处方 ⑧

【组成】大蒜10克。

【用法】将大蒜捣烂，用油纱布2～4层包裹，敷压在中脘穴上，待局部皮肤发红，起疱，有烧灼感时去掉（一般要保持2小时），洗

净蒜汁，1日1次。

【主治】胃肠功能紊乱所致的肠胀气。

处方 ⑨

【组成】生姜250克。

【用法】将鲜生姜捣碎，挤出姜汁，炒烫后装入布袋，热熨腹部。待凉后，兑入姜汁，再炒烫，复熨之，每日2～3次。

【主治】感受寒凉，腹胀肠鸣。

第九节　积　聚

一、概述

积聚，是以腹内结块，或痛胀为主症的一种病证。积是腹内发生有形的结块，固定不移，痛有定处，病在血分，其势较重；聚是腹内有痞块，聚散无常，痛无定处，病在气分，其势较轻。中医内科的癥瘕、痃癖、痞块等病，以及现代医学的腹腔内脏肿瘤和癌症，纠其临床症状表现，可归入积聚的范畴。

二、辨证

● 聚证

1. 肝气郁滞。腹中气聚，攻窜胀痛，时聚时散，脘胁之间时或不适，病情常随情绪而起伏，苔薄，脉弦。

2. 食浊阻滞。腹胀或痛，便秘，纳呆，时有如条状物聚起在腹部。

重按则胀痛更甚，舌苔腻，脉弦滑。

◉ 积证

1. 气滞血阻。积证初起，积块软而不坚，固着不移，胀痛并见，舌苔薄白，脉弦。

2. 气结血瘀。腹部积块渐大，按之较硬，痛处不移，饮食减少，体倦乏力，面黯消瘦，时有寒热，女子或见经闭不行，舌质青紫，或有瘀点瘀斑，脉弦滑或细涩。

3. 正虚瘀结。积块坚硬，疼痛逐渐加剧，饮食大减，面色萎黄或黧黑，消瘦脱形，舌质色淡或紫，舌苔灰糙或舌光无苔，脉弦细或细数。

三、处方

处方 ①

【组成】水红花或种子 50 克，阿魏 30 克，樟脑 10 克。

【用法】将水红花或其种子捣碎，水煎浓汁，加入阿魏、樟脑粉，熬稠成膏。取药膏适量，将膏摊于厚布上，分别贴脐上和肝脾肿块处，外用纱布覆盖，胶布固定。贴至脐部发痒时去掉膏药，待皮肤不痒时继续贴药。频贴频换，则痞块逐渐缩小而消失。

【主治】腹部痞块（包括肝、脾肿块），胁下包块坚硬，推之不动，两胁胀痛，腹胀大，青筋暴露，胃纳减少，面色晦暗，舌质紫暗，脉细涩。

处方 ②

【组成】阿魏 45 克，雄黄、白矾各 30 克，炮山甲、鳖甲各 15 克，土鳖虫、木鳖子各 10 克，面粉适量。

【用法】将上药共研细末，密封保存。用时取药末适量加面适量，用温水调制成膏，敷于脐上和包块上，用腊纸、纱布覆盖，胶布固定。每天换药 1 次。若脐部奇痒难忍，可将药去掉，频贴频换。敷之大便增多时，即为药效表现。

【主治】腹中痞块，或胁下结块坚硬，表面不平，包块疼痛不移，面黯消瘦，纳减力乏，舌边紫暗，有瘀斑点，脉涩。

处方 ③

【组成】莪术、三棱、川芎、赤芍、当归各6克，米醋适量。

【用法】以上诸药研为细末，过筛密封保存。用时取药末10～15克，用米醋调制成膏，敷于脐上与肿块处，腊纸、纱布覆盖，胶布固定。2天换药1次，10天为1个疗程。

【主治】血瘕，腹中痞块，包块坚硬，或胁下肿块，腹满刺痛，脐突，青筋暴露。

处方 ④

【组成】生姜30克，大葱1握，大蒜6个，牙枣皮18克。

【用法】共捣烂如泥，摊布上，贴痞块处。每日1换。

【主治】腹中痞块。

处方 ⑤

【组成】阿魏5克，芒硝9克，人工麝香1.5克。

【用法】将上药共研为粉末，和葱白共捣烂为饼，然后将药饼直接敷于肿块上，上面再覆盖青皮，并用热熨斗熨之，每天1次，7～10次为1个疗程。

【主治】积聚痞块。

处方 ⑥

【组成】水红花（即红蓼花）、蒜头、朴硝各25克。

【用法】将前2味药洗净，与朴硝共捣烂如泥，贴敷于患处，不拘时间，干则换之，连敷5～7天为1个疗程。

【主治】腹中痞块。

第十节 呕 吐

一、概述

呕吐是一个症状，由于胃失和降，胃气上逆而引起的病证。本病的主要原因是感受风寒、暑湿、及秽浊邪气，内伤七情，以及饮食不节，劳倦过度，或脾胃虚弱，中阳不足，引起胃气上逆，从而发生呕吐。本病的主要症状表现为呕吐、脘胀厌食、嗳气吞酸，或呕吐清水、痰涎。也有呕吐反复发作，有的食后即吐，有的朝食暮吐，暮食朝吐，严重的见到食物即欲呕吐，时重时轻。这与患者的情绪改变和身体虚弱有很大关系。一旦发生呕吐，必须及时进行治疗，否则病情恶化，身体透支而难以治疗。

二、辨证

● **风寒外束**

表气闭遏，气机逆上，发为呕吐，甚则高热、烦躁、头痛剧烈，脉象浮紧，舌白滑润。

● **湿热积滞**

呕吐频繁，呈喷射性呕吐，头昏且痛，项背强直，嗳气不舒，身热较重。

● **痰湿内阻**

胸闷头目作眩，舌苔白腻，泛吐且呕。

● **胃阴亏虚**

虚热上逆，舌绛如朱，干燥无液，两脉细弦，甚则干呕无物。

三、处方

处方 ①

【组成】雄黄、五倍子各30克，枯矾15克，葱头5个，肉桂3克，人工麝香0.3克。

【用法】诸药共研细末，过筛，密封储藏备用。用时取药末15克，与黄酒、姜汁适量调匀制成药饼，敷于脐上，纱布覆盖，胶布固定。每天换药1次，若再用热水袋熨之，其效果尤佳。

【主治】反复呕吐不止，不能进食，若进食，则呕吐挟杂食物。

【附注】如无人工麝香者，可用公丁香代替。

处方 ②

【组成】吴茱萸15克，生姜汁半盏。

【用法】将吴茱萸研为细末，备用。用时取吴茱萸药粉3~5克，与姜汁调制成膏，敷于脐上，胶布

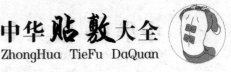

贴之。每日换药1次。

【主治】骤然呕吐清涎，嗳气吞酸，脘胀食少。

【附注】敷的同时，再用艾灸之，效果更佳。

处方 3

【组成】大黄、丁香、甘草各适量。

【用法】3味混合共研细末，取药末10～15克，填入脐内。胶布贴上。每天换药1次，贴至病愈。

【主治】胃热呕吐，嗳气，泛吐酸水，或呕吐秽浊之气，口臭难闻，食则呕吐频作。

处方 4

【组成】炒吴茱萸30克，生姜1块，香葱10余根。

【用法】将上述材料共捣烂，制成饼，蒸热后敷在脐腹处1小时左右，呕吐即停止。

【主治】胃寒呕吐。

处方 5

【组成】丁香、胡椒各5克，酒曲3个，生姜汁适量。

【用法】上药共研细末，加姜

汁调制成膏。用时取药膏加黄酒适量炒热，贴于脐上，纱布覆盖，胶布固定。每日换药1次。

【主治】反胃呕吐。

【附注】用药期间忌食生冷、辛辣及酸味食物。

处方 6

【组成】胡椒10克，绿茶3克，酒曲2个，葱白20克。

【用法】将诸药混合捣烂成糊状，分别摊于4块3厘米直径的圆形塑料布或油纸上，贴敷于中脘、膻中、期门（双）穴处，外以胶布固定即可。每次敷灸6～12小时，每日1次。

【主治】呕吐。

处方 7

【组成】白矾、面粉、陈醋各适量。

【用法】白矾研细末，加面粉适量，用醋或开水调成膏状，贴敷于涌泉穴。

【主治】热性呕吐。

处方 8

【组成】生姜12克，半夏10克。

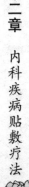

【用法】将上药共捣烂，入铁锅炒热后贴敷胃脘、脐中。

【主治】呕吐。

处方 9

【组成】明矾适量。

【用法】明矾研细末，和米饭做饼，贴两足心，待呕吐止后去药。

【主治】小儿急性呕吐。

处方 10

【组成】大蒜5个，吴茱萸10克。

【用法】将大蒜去衣捣烂，吴茱萸研成细末，与大蒜拌匀，揉成5分钱硬币大小的药饼即成，贴敷于两足心。每日1次。

【主治】脾胃虚寒型呕吐。

处方 11

【组成】酒炒白芍9克，胡椒1.5克，葱白60克。

【用法】将上药共捣成膏，贴心窝处。

【主治】反胃、呕吐。

第十一节 霍 乱

一、概述

霍乱，是急性发作的肠道传染性疾病。该病起病急骤、突然发作、来势凶猛、剧烈而频繁的上吐下泻、腹痛为主要症状。因其发病起于顷刻之间，挥霍撩乱，故名"霍乱"。本病多发生于夏秋季节，主要由于感受暑湿、寒湿秽浊之气，以及饮食不洁所致。由于脾胃受伤，使人体阴阳清浊之气相干，气机逆乱，所以吐泻交作，或欲吐不得吐，欲泻不得泻。若感邪严重，则吐泻不止，津液过量损失，即可出现形容憔悴，目眶下陷，筋脉挛急，手足厥冷等危重证候。本病以预防为主，注意饮食卫生，防治肠道传染病，一旦发生霍乱，应及时采取措施诊治。

二、辨证

● 泻吐期

1. 暑热证。吐泻骤作，吐物有腐臭，烦躁不安，口渴欲饮，小便

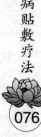

短赤，舌苔黄糙，脉象滑数。

2. 暑湿证。突然泻吐，胸脘痞闷，渴不欲饮或喜热饮，体倦思睡，舌苔白腻，脉象濡缓。

◉ 脱水虚脱期

1. 气阴两虚证。主证：吐泻较剧，气阴两务，皮肤潮红，干瘪微汗，身热口渴，腿腹抽筋，腹胀尿闭，脉象细数，舌质淡红、苔黄或白且燥。

2. 心阳衰竭证（亡阳型）。主证：面色苍白，眼窝凹陷，声音嘶哑，形寒肢冷，冷汗淋漓，手足螺瘪，筋脉痉挛，脉象沉细，舌苔白腻。

◉ 反应期及恢复期

乏力倦怠，胃纳不佳，精神不爽，午后微热，舌质偏红，苔薄黄糙，脉细。

◉ 干霍乱

不吐不泻，腹满烦乱，绞痛气短，中毒衰竭。

三、处方

处方 ①

【组成】肉桂 0.3 克，母丁香 3.6 克，硫黄 1.5 克，生香附 3.5 克，人工麝香 1.2 克。

【用法】先将前 4 味研末，再加人工麝香共研极细粉，密封储存。用时取药粉 3～10 克填入脐内，纱布覆盖，胶布贴严。一般用药 1 小时后，病情可得到缓解，每天换药 1 次，直至病愈。

【主治】霍乱。

【附注】本方药性猛峻，切忌入口。体虚者及小儿减半，孕妇忌用。

处方 ②

【组成】淡豆豉 10 粒，川黄连、巴豆各 3 克，生姜汁适量，艾炷数壮。

【用法】上药共研细末，再加入生姜汁适量，调制成厚饼，如硬币大小。先取姜汁滴入脐内 1～2 滴，再将药饼贴于脐上，艾炷置于

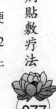

药饼上灸 10 分钟，每天如法换药 1 次，病愈为止。

【主治】热霍乱。

处方 3

【组成】食盐 30 克，艾炷适量。

【用法】将食盐捣成粗末，砂锅炒热，待不烫时将食盐填入脐上，用艾炷置于盐上灸之，不断灸至苏醒为度。

【主治】霍乱重证危候。

处方 4

【组成】白芥子若干。

【用法】上药捣细末，水和敷脐上。

【主治】霍乱吐泻。

处方 5

【组成】①银硝、礞石、雄黄、硼砂、冰片、朱砂各等量，人工麝香 0.3 克。②吴茱萸 35 克，青盐 45 克。

【用法】先将方①诸药混合研为细末，再将方②2 味研为粗末备用。用时取方①药粉 30 克填满脐中，纱布覆盖，胶布固定，再将方②炒热装袋，趁热熨脐。每天如法用药 1 次，通常换药 2 次即可病愈。

【主治】霍乱。

处方 6

【组成】郁金、乌药、细辛、木香、降香、沉香、砂仁各适量。

【用法】上药共研细末，制成丸、纳脐。

【主治】霍乱腹痛。

处方 7

【组成】附子、白术各 10 克，干姜 6 克，人参、炙甘草各 3 克。

【用法】上药研末，煎汤抹腹部，并炒熨之，以麝香虎骨膏贴脐。

【主治】霍乱吐痢。

第十二节　便　秘

一、概述

便秘指大便不通，或排便间隔时间延长，或虽不延长而排便困难的一种常见病证。便秘多由大肠积热，或气滞、或寒凝、或阴阳气血亏虚，使大肠的传导功能失常所致。可见于习惯性便秘、肠神经官能症、肠道炎症恢复期肠蠕动减弱引起的便秘、药物引起的便秘、手术后排便困难等，可按本病辨证施治。中医将本病分为虚实两大类，实证有热结、气滞型；虚症有阴血虚、阳气虚型等。

二、辨证

● **热结便秘**

大便干结，小便短赤，面红身热，或兼有腹胀腹痛，口干口臭，舌红苔黄或黄燥，脉滑数。

● **气滞便秘**

大便秘结，欲便不得，肛门坠胀，嗳气频作，胸胁痞满，甚则腹中胀痛，纳食减少，舌苔薄腻，脉弦。

● **阳气亏虚**

虽有便意，临厕努挣乏力，汗出短气，便后疲乏，大便并不干硬，面色㿠白，神疲气怯，小便频、色淡、量多，舌淡嫩，苔薄，脉虚。

● **阴血亏虚**

大便秘结，排出困难，面色无华，头晕目眩，心悸，唇舌色淡，脉细涩，患者多伴有心慌心烦，头晕无力等症状。

三、处方

处方 ①

【组成】大黄、芒硝、皂角各15克。

【用法】上药加水煎取200毫升，用纱布或棉球蘸药液，涂搽脐腹部，每日2次。

【主治】热结便秘。

处方 ②

【组成】田螺3只，食盐适量。

【用法】将田螺捣烂，加入少许食盐，调匀，敷于气海穴，外用胶布固定，每日1换，3日为1个疗程。

【主治】肠胃积热型便秘。

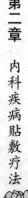

第二章 内科疾病贴敷疗法

处方 ③

【组成】大葱125克。

【用法】捣烂做成饼状，外敷脐部，以热水袋置葱饼上。

【主治】阳虚便秘。

处方 ④

【组成】芒硝10克，大黄1片。

【用法】上药晒干，碾末，敷丘墟穴。

【主治】大便难。

处方 ⑤

【组成】商陆10克。

【用法】商陆为末，用开水调成膏状，贴敷在鸠尾穴上，每日1次。

【主治】实秘。

处方 ⑥

【组成】肉苁蓉15克，硫黄6克。

【用法】将以上2味药共捣碎，取一半握在手心，一半敷脐。

【主治】阳虚引起的便秘。

处方 ⑦

【组成】巴豆霜、干姜、良姜、白芥子、硫黄、甘遂、槟榔各等份。

【用法】上药研细末，加水做成饭丸。清早用花椒水洗手，麻油涂掌心（劳宫穴），握药（每手1丸）。

【主治】老年人虚寒性便秘。

处方 ⑧

【组成】当归60克，大黄30克，芒硝、甘草各15克。

【用法】将上药熬膏，贴肚脐上，或煎成药液，蘸药液摩腹。

【主治】便秘。

处方 ⑨

【组成】芒硝9克，皂角粉末1.5克。

【用法】将芒硝溶入水中，再加入皂角粉末，调敷脐部。

【主治】热结便秘。

处方 ⑩

【组成】当归30克，肉苁蓉、皂角、大黄各9克。

【用法】将以上药物混合共碾成细末，装瓶密封备用。用时取药末适量，以蜂蜜调和如膏状，敷于脐孔上，盖以纱布，胶布固定。每日换药1次。

【主治】血虚便秘。

处方 ⑪

【组成】大黄适量。

【用法】研为细末备用，用时取药粉 10 克，以酒调成膏状，敷于脐部，外以纱布盖上，胶布固定。再用热水袋在膏上热敷 10 分钟。每日换药 1 次。

【主治】因乳食积滞所致便秘。

处方 ⑫

【组成】甘薯叶 60 克，红糖适量。

【用法】将甘薯叶捣烂，加红糖调匀，敷于脐上。每日 1 次，一般用药 5~7 次可获良效。

【主治】便秘。

处方 ⑬

【组成】皮硝 9 克，皂角末1.5 克。

【用法】将皮硝加水溶解后，再加入皂角末调成糊状，敷于脐上。每日 1 换，一般治疗 3~5 日即可痊愈。

【主治】热秘。

处方 ⑭

【组成】大戟 5 克，大枣（去核）5~10 个。

【用法】将大戟研末，与枣肉共捣如膏。用时取药膏敷于脐上，纱布覆盖，胶布固定。每天换药 1 次，一般用药 12~24 小时即可通便。

【主治】各种大便秘结，寒热性便秘、气滞气虚性便秘均可。

处方 ⑮

【组成】大黄 30 克，皂角、黑丑、朴硝各 15 克。

【用法】上药混合共研细末，储存备用。用时取药末 10~15 克，加水适量调制成膏，敷于脐上，纱布覆盖，胶布贴紧。每天换药 1 次，便通为止。

【主治】热性便秘。

处方 ⑯

【组成】附子、丁香各 15 克，制川乌、白芷、牙皂各 9 克，胡椒 3 克，人工麝香 0.3 克，大蒜适量。

【用法】上药前 6 味共研为末，与人工麝香混合研为细粉备用。用时取药粉 10~15 克同大蒜适量共捣如泥，再加人工麝香少许填入脐中，胶布贴之。每天换药 1 次，便通停药。

【主治】寒性便秘。

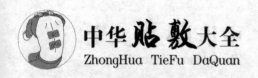

第十三节　痢　疾

一、概述

　　痢疾，是一种消化系统常见的传染病，是以腹痛，里急后重，下痢赤白黏腻，大便次数增多，肛门胀痛、灼热为主要症状的疾患。夏秋季节最为多见，有时可形成流行，因此中医有"时行疫痢"的说法。本病多由外受湿热，疫毒之气，内伤饮食生冷，损伤脾胃与肠腑而形成。本病初起，一般都是急性发作，如果急性期不及时治疗，或治疗不当，往往经久不愈，变成慢性。根据病情和症状的不同，临症大致可分为湿热痢、寒湿痢、疫毒痢、休息痢、噤口痢等五种类型。

二、辨证

●　**湿热痢**

　　急性起病，发热，下痢赤白黏冻或脓血，初起或为水泻，一两日后再便下赤白，腹痛，里急后重，肛门灼热，坠而不爽，小便短赤，舌红，舌苔黄腻，脉滑数。

●　**寒湿痢**

　　痢下多白，清稀而腥，或纯下白冻，伴腹痛，里急后重，饮食不振，胃脘饱闷，头身重困，舌质淡，苔白腻，脉濡缓。

●　**疫毒痢**

　　发病急骤，痢下鲜紫脓血，腹痛剧烈，里急后重较湿热痢为甚，或壮热口渴，头痛烦躁，甚则神昏痉厥，舌质红绛，苔黄燥，脉滑数。

●　**休息痢**

　　下痢时作时止，日久不愈，饮食减少，倦怠怯冷，嗜卧，每因饮食不当或起居不慎、感受外邪、过度劳累或思虑郁怒而诱发。发作时，腹痛里急，大便夹有黏液或见赤色，舌质淡，苔腻，脉濡软或虚涩。

● 噤口痢

下痢不能进食，呕不能食，胸脘痞闷，舌红绛、苔黄腻。

三、处方

处方 ①

【组成】滑石 6 克，甘草 1 克，鲜车前草 30 克。

【用法】先将滑石、甘草共研细末，再与车前草共捣成膏。用时取药膏适量，贴于脐上，纱布覆盖，胶布固定。每天换药 1～2 次，至愈为止。

【主治】湿热痢。

处方 ②

【组成】大黄 30 克，川黄连、木香各适量。

【用法】将诸药共研细末，储藏保存。用时取药末适量，用食醋调制成丸，纳入脐中，纱布覆盖，胶布固定。每天换药 1 次，至愈为度。

【主治】湿热痢。

处方 ③

【组成】木香、丁香、巴豆霜、白草霜、肉蔻霜、炮姜炭、木鳖仁炭各等份。

【用法】上药混合共研细粉，密封储藏。用时取药粉 3～5 克填入脐内，纱布覆盖，胶布固定。每天换药 1 次，脐部感觉灼热发痒难忍时可去药，恢复后继续再贴，直至病愈。

【主治】寒湿痢疾。

处方 ④

【组成】肉桂、砂仁、胡椒、枯矾各等份，黄酒适量。

【用法】前 4 味药混合共研细末，储存备用。用时取药末适量，用黄酒调制成膏，敷于脐内，再用热馒头半个敷在药膏上，用纱带束紧。每天换药 1 次，3～5 天为 1 疗程。

【主治】虚寒痢。

处方 ⑤

【组成】巴豆 1 克，肉桂 3 克，胡椒、五灵脂各 6 克，制乳香、制没药各 3 克，朱砂 1 克，人工麝香

0.3 克，糯米饭适量。

【用法】先将前 6 味混合研末，再加入人工麝香共研细粉，然后用糯米饭适量调制如膏，再制成黄豆大药丸，朱砂为衣，瓶装密封保存。用时取药丸填满脐窝，用胶布盖严贴紧。每隔 2 天换药 1 次。如有皮肤过敏者，用药后脐部发痒，可改用薄药棉包裹药丸纳入脐内，胶布固定即可。

【主治】寒痢。

处方 6

【组成】公丁香、母丁香各 3 粒，番木鳖 2 个，人工麝香 0.3 克，米醋适量。

【用法】将前 3 味混合研末，再加入人工麝香共研细粉，用米醋适量调制成膏状，制如梧桐子大药丸。用 75% 酒精脐部消毒，取药丸纳入脐中，外用暖脐膏贴紧。用药后半天，放屁后而痢止，每天换药 1 次，直至病愈。

【主治】痢疾日久，不时发作。

处方 7

【组成】黄瓜藤（烧灰存性）、

番木鳖各等份，香油适量。

【用法】将上药研细面，装瓶保存。用时取药末适量，加香油调制成膏，制成药饼，贴于脐上，纱布覆盖，胶布固定。每天换药 1 次，5 天为 1 个疗程。

【主治】噤口痢。

处方 8

【组成】大蒜头 1 个。

【用法】将大蒜头捣烂，贴敷于两足底涌泉穴上，1 小时后取下，每天 1 次。

【主治】细菌性痢疾。

处方 9

【组成】吴茱萸 18 克，食醋适量。

【用法】将吴茱萸研成粉末，用醋调匀似泥糊状，然后取适量药物敷两足底涌泉穴上，纱布包好，2 小时后取下。

【主治】细菌性痢疾，不思饮食、四肢厥冷。

处方 10

【组成】干苦参、干马齿苋各

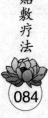

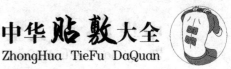

90 克。

【用法】把上 2 味药放入砂锅中烘脆，共研成细末，收入瓶中封存备用。临用时，取药末 15 克，以温开水调和拌匀做成小药饼，贴敷于患者脐孔上，外用橡皮膏贴紧。每日换药 1 次。

【主治】细菌性痢疾。

处方 ⑪

【组成】生大附子 1 个。

【用法】切片，用附片贴无根火上，候热贴病人脐上，冷则换之。

【主治】噤口痢。

处方 ⑫

【组成】大黄适量。

【用法】上药研细末，水和为丸，纳脐孔中。

【主治】热痢。

处方 ⑬

【组成】吴茱萸 6 克，六一散100 克。

【用法】2 味和匀，水调糊状，涂于干净的纱布上，敷脐，胶布固定。每日 1 次。

【主治】寒湿痢疾。

处方 ⑭

【组成】石榴子适量。

【用法】捣烂，拧出汁熬成膏，敷神阙穴。

【主治】寒湿痢。

处方 ⑮

【组成】绿豆、胡椒各 7 粒，人工麝香 0.1 克，酸枣 1 枚。

【用法】上药共捣烂，制成丸，放瓶内，包好。用时取一丸，塞脐上。

【主治】痢疾。

处方 ⑯

【组成】胡椒粉 1.5 克，鲫鱼500 克。

【用法】上药 2 味，捣烂敷脐。

【主治】虚体虚痢。

处方 ⑰

【组成】田螺、细辛、皂角各 9克，葱 3 根。

【用法】将上药捣烂，敷脐。

【主治】小儿噤口痢。

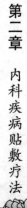

处方 18

【组成】槐花、黄连、雄黄各6克，枳壳、白头翁各15克，黄柏80克。

【用法】上药共研末，用黑纱粉调3克，贴脐上，候半日后，大便下清水时，即去之。

【主治】热毒痢。

第十四节 失 眠

一、概述

失眠是指不易入睡，或稍睡即醒，或彻夜不得眠，以经常不能获得正常睡眠为特征的病症。

二、辨证

● 肝郁化火

不寐，情绪急躁易怒，不思饮食，口渴喜饮，目赤日苦，小便黄赤，大便秘结。舌红，苔黄，脉弦而数。

● 痰热上扰

不寐，心烦，痰多胸闷，恶食嗳气，吞酸恶心，口苦，头重目眩。苔腻而黄，脉滑数。

● 阴虚火旺

心烦不寐，心悸不安，头晕耳鸣，健忘，腰酸梦遗，五心烦热，口干津少。舌红，脉细数。

● 心脾两虚

多梦易醒，心悸健忘，头晕目眩，肢倦神疲，饮食无味，面色少华。舌淡，苔薄，脉细弱。

● 心胆气虚

不寐多梦，易于惊醒，胆怯心悸，遇事善惊，气短倦怠，小便清长。舌淡，脉弦细。

三、处方

处方 ①

【组成】磁石 9 克。

【用法】每晚睡前用热水浸湿双足 20 分钟，擦干后用磁石 9 克，分别放在两片麝香壮骨膏上，贴敷于双侧足底涌泉穴。

【主治】失眠。

处方 ②

【组成】吴茱萸 9 克，米醋适量。

【用法】吴茱萸研成细末，米醋调成糊状，敷于两足涌泉穴，固定。1 日 1 次。

【主治】失眠（心神不交型）。

处方 ③

【组成】人参、硫黄各 1 克，黄芪、当归、生牡蛎各 2 克，夜交藤 50 克。

【用法】前 5 味药共研细末，夜交藤水煎浓缩，取药末和夜交藤浓缩液调敷于脐部，盖上塑料薄膜，用胶布固定。每 3 天换药 1 次，每晚睡前用热水袋热熨 15 到 30 分钟。

【主治】失眠。

处方 ④

【组成】生龙齿、琥珀、磁石各 2 克，远志 10 克，生酸枣仁、炒酸枣仁各 30 克。

【用法】前 4 味药共研细末，生、炒酸枣仁水煎浓缩，取药末用枣仁浓缩液调成糊状敷在肚脐上，盖塑料薄膜，用胶布固定。每 3 天换药 1 次，每晚睡前用热水袋热熨 15 ~ 30 分钟。

【主治】失眠。

处方 ⑤

【组成】朱砂 3 ~ 5 克。

【用法】用干净布一块，涂浆糊少许，将朱砂细末均匀黏附于其上，然后敷足心涌泉穴，胶布固定，用药前以热水把脚洗干净，睡前贴敷。

【主治】失眠。

处方 ⑥

【组成】朱砂 6 克，醋适量。

【用法】将朱砂磨成细粉，加醋调成糊状，敷于一侧涌泉穴，外盖纱布，胶布固定，于临睡前贴敷，次晨揭去，7 日为 1 个疗程。

【主治】心肾不交型失眠。

处方 ⑦

【组成】磁石、刺五加各 20 克，茯神 15 克，五味子 10 克。

【用法】先煎煮磁石 30 分钟，然后加入其余药物再煎 30 分钟，去渣取汁。将一洁净纱布浸泡于药汁中，趁热敷于患者前额及太阳穴处。每晚 1 次，每次 20 分钟。

【主治】失眠。

处方 ⑧

【组成】吴茱萸、肉桂各等份。

【用法】取上药研末，密封备用。临睡前取药粉 10 克，调酒炒热敷于两侧涌泉穴，也可用其 5 克调蜂蜜为软膏，贴敷于一侧神门、三阴交穴，每日换药 1 次，左右两

侧穴位交替使用。

【主治】各型失眠。

处方 ⑨

【组成】黄连 15 克，阿胶、白芍、黄芩各 9 克，鸡蛋黄 1 个。

【用法】将诸药（除阿胶）煎汤，入阿胶化开，再加入鸡蛋黄搅匀，摊贴于胸部。

【主治】阴虚火旺型失眠。

处方 ⑩

【组成】丹参粉、远志粉、硫黄粉、冰片粉各等量。

【用法】将上药末混合，每次用 0.5～1 克，以水或酒调匀，敷脐中，再以棉花填入至与腹部皮肤齐平后，用胶布固封。

【主治】各型失眠。

第十五节 头 痛

一、概述

头痛是以头的局部或整个头部发生疼痛为主要表现的一种常见症状，大多无特异性，且预后良好。头痛可见于多种疾病中，如感染性发热，颅内疾病，神经官能症，偏头痛，一些眼、耳、鼻、口、头颈部疾患，高血压，一氧化碳中毒，高原反应，酒精中毒等。

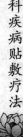

中医将头痛按病因分成外感和内伤两大类。外感头痛，因感受外邪引起，主要是外感六淫之邪致病，以风寒、风热、湿邪三种为常见。内伤头痛，是脏腑气血失调所致，临床常见者，可见于许多急、慢性疾病的发作过程中，情况非常复杂，辨治并非简易。病因有外感、内伤之分，病位有局部与全身的关系，证候有寒热虚实之辨，既涉及脏腑、经络，又与五官有联系，主要有肝阳头痛、血瘀头痛、痰浊头痛三种类型。

二、辨证

◉ 风寒型

头痛多发于风寒侵袭之后，头痛剧烈，为紧束感，或痛连项背，恶风寒，口不渴，常喜裹头，苔薄白，脉浮或紧。

◉ 风热型

重者头痛剧烈，痛胀如裂，面红目赤，恶风发热，口渴欲饮，尿黄便干，舌边尖红，苔薄黄，脉浮数。

◉ 风湿型

头痛如裹，肢体困重，脘闷纳呆，不思饮食，小便不利，大便溏薄，苔白腻，脉濡。

◉ 肝阳型

头痛眩晕，心烦易怒，常因精神紧张而诱发，睡眠不安，口干口苦，面红面赤，耳鸣便秘，舌质红，苔少或薄黄，脉弦有力。

◉ 气虚型

头痛绵绵，时发时止，遇劳加剧，倦怠乏力，时有眩晕，畏寒少气，口淡乏味，胃纳不佳。苔薄白，脉大无力。

◉ 血虚型

头痛绵绵，头昏眼花，午后较甚，神疲乏力，心悸易惊，面色少华，舌淡，脉细弱。

◉ 血瘀型

头痛缠绵，势如锥刺，痛有定处，反复发作，经久难愈，或有外伤史，妇女月经色褐有块，舌质暗或有瘀斑，脉弦涩。

● 痰浊型

头痛昏重，胸脘满闷，呕恶痰涎，纳食呆滞，身体困重，苔白腻，脉滑。

● 肾虚型

头胀痛，头痛且空，眩晕耳鸣，健忘遗精，腰部困痛，肢软乏力。舌红，脉沉细无力。

● 邪火热毒型

头痛，高热，口渴，甚至抽搐动风。

三、处方

处方 ①

【组成】大黄、朴硝各等份。

【用法】上药共研细末，取药末 10～20 克，用清水调和并捏成饼状，贴双侧太阳穴，外以纱布盖上，胶布固定。每日换药 1 次。

【主治】风热型头痛。

处方 ②

【组成】白附子 3 克，葱白 15 克。

【用法】白附子研末，与葱白共捣成泥，取黄豆大一粒，摊在纸上，贴在痛侧太阳穴处，约 1 小时后取下。

【主治】偏、正头痛。

处方 ③

【组成】蓖麻同乳香、食盐适量。

【用法】捣烂，贴太阳穴。

【主治】偏侧头胀痛者。

处方 ④

【组成】生姜 1 块。

【用法】将生姜放入火中煨热，切成 4 片，分别贴敷于两侧前额及太阳穴上，以手帕束之。

【主治】风寒头痛。

处方 ⑤

【组成】蚕砂 15 克，生石膏 30 克，醋适量。

【用法】蚕砂、生石膏共为细

末，用醋调成糊状，敷于阳白、印堂穴，上盖纱布，胶布固定。每日1换，3~5次为1个疗程。

【主治】风热型头痛。

处方 6

【组成】草决明、苏子各15克，草乌5克。

【用法】上药共研细末，取30克用清水调和捏成2个饼状，贴敷于双侧太阳穴上，胶布固定。每日换药1次。

【主治】肝火上炎型头痛。

处方 7

【组成】吴茱萸10克，食醋10毫升。

【用法】将吴茱萸研末，用食醋调成糊状，贴足心涌泉穴处。每日换药1次，7日为1个疗程。一般敷药2~3个疗程，即愈或好转。

【主治】肝阳头痛。

处方 8

【组成】当归12克，川芎、香附各6克，食盐20克。

【用法】上药共为粗末，炒热，外敷头痛处。

【主治】头部冷痛怕风者。

处方 9

【组成】胡椒、艾叶各等份，蛋清适量。

【用法】上药共为细末，用蛋清调成糊状，敷百会穴。每日1换，5~7天为1个疗程。

【主治】风寒头痛。

处方 10

【组成】麻黄、杏仁各10克。

【用法】麻黄去节，上药捣烂如膏，贴敷于两侧太阳穴，一般用药20分钟后会见效。

【主治】风寒头痛。

处方 11

【组成】菊花、薄荷叶、桑叶、绿豆各适量。

【用法】上药任选一味装于枕头内，睡时枕之。每日用枕时间不少于8小时，连续用之，直至痊愈。

【主治】各种头痛。

处方 12

【组成】川乌30克，食醋适量。

【用法】川乌研末，食醋调成糊。敷于太阳、风府穴。每日1次，一般用药3~4次即获显效。

【主治】风寒头痛服药无效者。

处方 13

【组成】鹅不食草30克，白芷15克，冰片1.5克。

【用法】上药共研细末备用。发作时，用棉球蘸药粉少许塞鼻孔。

【主治】偏头痛。

处方 14

【组成】酒大黄100克，冰片30克。

【用法】上药共研细末，装瓶备用，头痛发作时，用消毒药棉蘸药粉，塞入鼻孔。亦可将药粉用水调成膏状，贴敷在两太阳穴。

【主治】头部热痛。

处方 15

【组成】川芎、白芷各3克，大葱5克。

【用法】上药共研为细末，与大葱捣烂，敷于太阳穴。

【主治】偏头痛。

处方 16

【组成】大葱、细辛各等份。

【用法】上药研为细末，敷太阳穴。

【主治】风寒头痛。

处方 17

【组成】生桃叶适量，食盐少许。

【用法】上药共捣烂，敷太阳穴。

【主治】头痛。

处方 18

【组成】决明子适量。

【用法】炒，研末，用茶调敷在两太阳穴，干则易之。

【主治】头痛。

处方 19

【组成】蚕砂、白芷、大黄各9克。

【用法】上药共研细末，葱汤调敷患处。

【主治】感冒头痛。

处方 20

【组成】川芎10克，天南星3克，葱白适量。

【用法】将葱白捣烂，前2味

研细末，一并调匀，贴双侧太阳穴上（小儿贴囟门），纱布盖上，胶布固定。每日换药1次，或者加朱砂1.5克，白酒5毫升，效果更佳。

【主治】风寒型头痛。

处方 ㉑

【组成】白附子、川芎、葱白各3克。

【用法】先将葱白捣成泥状，再把白附子、川芎研成细末，与葱白泥调匀，将药泥摊于牛皮纸上，贴敷于双侧太阳穴上，胶布固定。一般一次即可，痛未止者，次日再贴。

【主治】风寒型头痛。

处方 ㉒

【组成】川芎、白芷各30克，细辛、川红花各10克，冰片少许，陈醋适量。

【用法】上药（除冰片）研细末，用陈醋适量调匀为膏状，每次取30克，掺冰片少许混匀，做成药饼2个，贴于双侧太阳穴上，上盖纱布，胶布固定，每次贴24个小时，3天贴1次，10次为1个疗

程，连贴1~2个疗程。

【主治】头痛（风寒型、血瘀型）。

处方 ㉓

【组成】吴茱萸、川芎、白芷各30克，醋或白酒适量。

【用法】上药研末，用时取药末与医用脱脂棉球裹如小球状，填入神阙穴内，胶布固定。一般每日贴敷1~2次，每次1~2个小时，3~10次为1个疗程。或取药末30克，用醋或白酒调，敷双足涌泉穴，外以纱布盖上，胶布固定。每日换药1次。注意：若患者感觉肚脐处发痒，可将药物取出，待不痒后再贴敷。

【主治】头痛（肝阳上亢型）。

处方 ㉔

【组成】地龙20克，升麻12克，法半夏10克，人工麝香0.3克。

【用法】先将前3味药共研细末，调入人工麝香混匀，取凉开水适量调成糊状，取上药膏，做成3~4个药饼，贴敷于双涌泉穴及腰骶部，纱布盖上，胶布固定。每日换药1次。

【主治】内伤头痛。

第十六节　眩　晕

一、概述

眩晕是头晕目眩的总称。头晕即感觉自身或外界景物旋转，站立不稳；目眩即眼花或眼前发黑，视物模糊。二者通常同时出现，故统称"眩晕"。眩晕是因机体对空间定位障碍而产生的动性或位置性错觉。眩晕可分为真性眩晕和假性眩晕。真性眩晕是由眼、本体觉或前庭系统疾病引起的，有明显的外物或自身旋转感。假性眩晕多由全身系统性疾病引起，如心血管疾病、脑血管疾病、贫血、尿毒症、药物中毒、内分泌疾病及神经官能症等几乎都有轻重不等的头晕症状，患者感觉"飘飘荡荡"，没有明确转动感。

本病的发生，属虚者居多。如肝肾阴虚，气血两虚，导致肝风内动，髓海不足，脑失濡养等均可导致眩晕，其次是脾胃虚损，痰浊内生，风火挟痰上蒙清窍，亦可发生眩晕。

中年以上的患者往往有肝阳上亢引起眩晕，这与现代医学的高血压病颇类似。严重时突破昏倒，并有发展为中风的可能性。故重视并及时防治眩晕证，对中年以上的人尤为重要。

二、辨证

● 肝阳上亢

眩晕耳鸣，头痛且胀，每遇烦劳或恼怒而头晕，头痛增剧，面色潮红，急躁易怒，少寐多梦，口苦，舌质红，苔黄，脉弦。

● 气血两虚

头眩眼花，动则加剧，面色苍白，唇甲不华，心悸失眠，神疲懒言，食少纳呆，舌质淡，脉细弱。

● 肾精亏损

眩晕，神疲健忘，腰膝酸软，遗精耳鸣，失眠多梦。偏于阳虚者，四肢不温，舌质淡，脉沉细；偏于阴虚者，五心烦热，舌质红，脉沉细。

● 痰浊中阻

头昏如蒙，目视色黑，胸闷，恶心，呕吐痰涎。舌苔白腻，脉滑或濡。

三、处方

处方 ①

【组成】法半夏、茯苓各10克。

【用法】上药共研细末，用清水适量调和成稀糊状，取药膏外敷于肚脐处，上盖纱布，胶布固定。每日换药1次，连用3~5天。

【主治】眩晕（痰湿型）。

处方 ②

【组成】山栀20克，大黄、黄连各10克，肉桂5克，米醋适量。

【用法】上药共研药末，取本散30克，用米醋适量，调和成糊膏状，贴于双足心涌泉穴处，上盖纱布，胶布固定，每日换药1次。

【主治】眩晕（肝阳上亢型）。

处方 ③

【组成】白芥子30克，胆南星、白矾各15克，川芎、郁金各

10克，生姜适量。

【用法】将前5味药研末，用生姜汁调和成膏状，把药膏贴在患者的神阙穴，纱布覆盖，胶布固定，每日换药1次，15天为1个疗程。

【主治】眩晕（痰浊内蕴型）。

处方 ④

【组成】盐附子、生地黄各等份。

【用法】上药共研细末，用温开水适量调和成糊膏状，取药膏敷双足心涌泉穴，上盖纱布，胶布固定，每日换药1次，连用10~15天。

【主治】眩晕（心肾不交型）。

处方 ⑤

【组成】黄芪15克，五味子、棉花根各10克，当归5克。

【用法】共研细末，取药末适量，加清水调成糊膏状，贴敷于肚

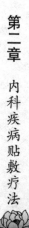

脐处，上盖纱布，胶布固定。每日换药1次，5次为1个疗程。

【主治】眩晕（气血亏虚型）。

处方 6

【组成】吴茱萸20克，肉桂2克，米醋适量。

【用法】药共研细末，用米醋调匀，捏成饼状，于睡前取药饼贴敷于双足涌泉穴，外以青菜叶或树叶包扎，上盖纱布，胶布固定，次晨取下，连用3～5次。

【主治】眩晕。

处方 7

【组成】吴茱萸100克，龙胆草50克，硫黄20克，朱砂15克，明矾30克，小蓟根汁适量。

【用法】将前5味共研细末，加小蓟汁调制如糊，取药糊10～15克敷于脐中和涌泉穴上，纱布覆盖包扎，胶布固定。2天换药1次，1月为1疗程。一般7～10天见效，2～3个疗程可愈。

【主治】眩晕。

处方 8

【组成】吴茱萸、川芎、白芷各30克。

【用法】上药混合共研细粉，取药粉适量，用脱脂棉薄裹如小球状，填入脐中，压平，胶布贴严。如自觉脐部发痒可揭去药物，待恢复时继续贴敷。每天换药1次，一般连贴1～10次，血压下降，眩晕即止。

【主治】眩晕（肝阳上亢）。

处方 9

【组成】桃仁、杏仁各12克，栀子3克，胡椒7粒。

【用法】上药共捣烂，加1个鸡蛋清调成糊状，分3次用。于每晚临睡时贴敷于足心涌泉穴，白昼除去。每天1次，每次敷1足，两足交替贴敷，6次为1疗程。3天测量1次血压，敷药处皮肤会出现青紫色。

【主治】高血压眩晕。

处方 10

【组成】白芥子30克，白酒适量。

【用法】将白芥子研末，取药末3克，用白酒调成2～3个药饼，分别贴敷百会、翳风穴。如有恶心

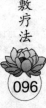

第二章　内科疾病贴敷疗法

呕吐，加敷内关、足三里穴；如痰多加敷丰隆穴。敷药后以纱布覆盖固定。3 天换药 1 次。敷药后局部有麻痛感，应坚持 1 ~ 2 小时即可消失。局部起疱者，可挑破，涂龙胆紫。

【主治】眩晕。

处方 ⑪

【组成】白芥子、茯苓、泽泻各等份，酒适量。

【用法】将前三味药研成细末，用时取 5 克与酒调成药饼，贴于百会、翳风穴，每日 1 次，严重者 2

次，直至症状缓解。

【主治】耳源性眩晕，又称梅尼埃综合征（美尼尔综合征）。症见突感周身旋转，天转地摇，并伴恶心呕吐，出汗，面色苍白，舌淡、苔白、微腻，脉濡滑。

处方 ⑫

【组成】夏枯草 30 克，钩藤、菊花各 20 克，桑叶 15 克。

【用法】水煎洗脚。每日 1 ~ 2 次，每次 10 ~ 20 分钟，10 ~ 15 日为 1 疗程。

【主治】肝阳上亢型眩晕。

第十七节 中　风

一、概述

中风，又叫"卒中"，是中医学对急性脑血管疾病的统称。是指突然昏倒，人事不省，病后可能会出现半身不遂、口眼喎斜、言语不利等后遗症的一种疾病。但也有不经昏倒，而突然口眼喎斜、半身不遂的中风轻症。因发病急骤，症见多端，病情变化迅速，与风之善行数变特点相似，故名中风。本病常留有后遗症，发病年龄也趋向年轻化，是威胁人类生命和生活质量的重大疾患。由于中风发病率高、死亡率高、致残率高、复发率高以及并发症多的特点，所以医学界把它同冠心病、癌症并列为威胁人类健康的三大疾病之一。

中风常见于脑血管意外，大致可分为缺血性中风和出血性中风两大类。缺血性中风缺血的原因可以是脑血管内血栓形成，阻滞了供血，称为脑血栓形成；或流动的血液内有栓子，大多数栓子来自心脏，也有来自动脉粥硬化的斑块等，它们在流动的过程中把相应管径的血管塞住，造成局部缺血，成为脑栓塞。出血性中风有脑出血，蛛网膜下腔出血。中风的原因很多，高血压、脑动脉硬化症是最常见最主要的中风病因，以中老年患者居多；脑动脉瘤、脑血管畸形常见于较年轻的病人；各种心脏病、糖尿病、尿毒症等也可导致中风的发生。

本病的临床表现：患有高血压病，脑动脉硬化和长期眩晕的病人，发生中风前，经常出现头痛头晕，甚至眩晕，伴见手足麻木。中风后常遗留不同程度的半身不遂、口眼㖞斜、语言不利等症状。

中医根据其发病轻重程度，将中风分成中脏腑、中经络两大类。中脏腑者，病位较深，病情较重，有突然昏倒，不省人事的症状，中经络则没有神昏的表现，直接出现口眼㖞斜、半身不遂的症状，病位较浅，病情较轻。中经络包括面神经麻痹、面神经炎等。

中风是比较难治的一种疾病，尤其是后遗症往往不能短期恢复，同时常有复发的可能。故有中风先兆症状时，宜早期及时防治。日常生活中应养成良好的生活习惯，预防中风的发生，有中风家族史的人更应该注意。

二、辨证

● 中经络

1. 脉络空虚，风邪入中。平素及发病前常有眩晕，肌肤不仁，手足麻木，突然口眼㖞斜，语言不利，口角流涎，或手足拘挛，或兼见恶寒发热，肢体拘急，关节酸痛等症。舌苔薄白，脉弦滑或弦而浮细。

2. 肝肾阴虚，风阳上扰。平素头晕头痛，耳鸣目眩，腰膝无力，少寐多梦，突然发生舌强语塞，口眼㖞斜，半身不遂，舌质红或舌苔黄腻，脉弦滑或弦细而数。

● 中脏腑

中脏腑乃"中风"之危急重症，临床表现为突然昏仆，不省人事。

中脏腑又有闭证与脱证之分。闭证以邪实内闭为主，属实证，治疗宜祛邪为先；脱证以阳气欲脱为主，属虚证，治疗宜扶正为主。闭证、脱证皆为危急重证，两者证情截然不同，治法各异，故必须辨证明确，才能正确医治。

1. 闭证。闭证的主要症状是突然昏仆，不省人事，牙关紧闭、口噤不开、两手紧握、大小便闭，肢体强痉，此为闭证的一般症状。又有内风痰火与内风痰湿的不同；闭证又分成阳闭、阴闭两种。

A、阳闭：除上述诸证外，兼见面赤身热，呼吸急促，口臭气促，烦躁不安，大便燥结，唇舌色红，舌苔黄腻，脉弦滑而数。

B、阴闭：除闭证的一般症状外，兼见面白唇暗，静卧不烦，四肢不温，痰涎壅盛，舌苔白腻，脉沉滑缓。

2. 脱证。突然昏仆，不省人事，目合口张，鼻鼾息微，手撒肢冷，汗多不止，二便自遗，肢体软瘫。舌萎，脉微欲绝。

⊙ **后遗证**

1. 半身不遂。气虚血滞，脉络瘀阻所致。半身不遂，肢软无力，语言蹇涩，口眼㖞斜，面色萎黄或面色少华或有患肢浮肿，舌质淡紫，舌苔薄白，舌体不正，脉细涩无力。

2. 肝阳上亢、脉络瘀阻。半身不遂，患侧僵硬拘挛，面红耳鸣，头晕头痛，心急易怒，舌红绛，苔薄黄，脉弦硬有力。

3. 语言不利。

A、风痰阻络：舌强语蹇，肢体麻木，脉弦滑。

B、肾虚精亏：音喑失语，心悸气短、腰膝酸软，舌质淡，舌体胖，舌苔薄白，脉弦细。

C、肝阳上亢，痰邪阻窍：舌强语蹇，发言不正，急躁易怒，哭笑无常，舌红苔黄，脉弦。

4. 口眼㖞斜

口眼㖞斜，或伴口角抽搐，患侧眉低眼垂，表情淡漠，甚至咀嚼不利，口角流涎，舌质淡，苔白腻，脉弦滑。

三、处方

处方 ①

【组成】巴豆 50 克，食醋适量，艾炷（如枣核大）不拘壮数。

【用法】将巴豆研末，与食醋调制成糊。取巴豆糊 15 克左右，敷于脐内，姜片盖之，然后将艾炷置姜片上点燃灸之，连续灸至苏醒为止。醒后应及时调治。

【主治】中风闭证，突然昏倒，人事不省，口噤不开，手足厥冷，面白唇暗，两手紧握，或大小便失禁。

处方 ②

【组成】制马前子 25 克，芫花、白附子各 10 克，明雄黄、胆南星各 5 克。

【用法】上药混合共研细末，过筛，密封储存。取药末 10～15 克，黄酒适量调制成膏，敷于脐中和牵正穴。以腊纸覆盖，胶布贴严。2 天换药 1 次，一般 10 天奏效。

【主治】中风，口眼喎斜。

处方 ③

【组成】皂角末 50 克，米醋适量，艾炷（如黄豆大）不拘壮数。

【用法】将皂角研细末，用米醋调制成糊。取药糊敷于脐上和颊车穴上，左斜者敷右颊车穴，右斜者敷左颊车穴。敷后令侧卧，姜片覆盖，上用艾炷灸之，每穴灸 5～10 壮，每天如法用药 1～2 次，直至病愈。

【主治】口眼喎斜。

处方 ④

【组成】黄芪、羌活、威灵仙各 90 克，乳香、没药各 40 克，肉桂 10 克，醋或黄酒适量。

【用法】上药共研细末，和匀，每次取 6 克，用醋或黄酒调成糊状，于每晚睡前，先洗净脐窝，再将药糊敷入脐中，用风湿膏固定。可用热水袋热敷。次夜如法换药，1 周后改隔日换药 1 次。

【主治】中风（脑梗死）。

处方 ⑤

【组成】牙皂角、吴茱萸、白胡椒各等份。

【用法】上药研为细末，用时

将药末撒于橡皮膏上，贴在耳垂部的听会穴，向左歪贴右侧，向右歪贴左侧。

【主治】中风口眼㖞斜。

处方 6

【组成】马钱子、蔓荆子各30克，黄芪50克，红花、桃仁、穿山甲各9克，白酒适量。

【用法】上药研末，取本散30克，以白酒适量调和成膏状，敷于患侧足心涌泉穴，每日换药1次。

【主治】中风后遗症（半身不遂或偏瘫）。

处方 7

【组成】广地龙20克，川芎、红花、石菖蒲、羌活各12克，薄荷8克，桃仁、冰片各3克。

【用法】上药研细末，以凡士林调和成膏状，取药膏30克，分别贴于双足涌泉穴，外盖纱布，胶布固定。每日换药1次。

【主治】中风后遗症。

处方 8

【组成】桃仁、红花、山栀子

各5克，冰片3克，白酒适量。

【用法】上药共研细末，用白酒适量调和成糊状，取上药敷于患侧足心涌泉穴，外盖纱布，胶布固定，每日换药1次。

【主治】中风后遗症。

处方 9

【组成】莱菔子40克。

【用法】取上药10克研细末，以米醋调匀制饼，将药外贴于脐部，固定，并用热水袋热敷，每12个小时换药1次。取上药30克，水煎服，每日1剂。

【主治】中风后腹胀。

处方 10

【组成】马钱子50克，芫花20克，雄黄、白胡椒各2克，川乌、白附子各3克，胆南星5克，绿豆适量。

【用法】将马钱子放入砂锅内，加入绿豆一把和清水适量，放火上煎熬，待绿豆熟时将马钱子捞出，剥去皮，打成碎块，然后在铁锅内放入砂土炒之，不断搅拌炒至马钱子呈黄褐色时与诸药混合，共研细末。每次取药末 20 克，分成 2 份，撒于 2 块胶布中间，分别贴于脐区和牵正穴。隔天换药 1 次，5～10 天见效。

【主治】卒中后遗症。

处方 11

【组成】天南星、黄芪各 12 克，雄黄 6 克，胡椒 3 克。

【用法】以上 4 味共研细末，用水调成糊状，敷于脐区，外盖消毒纱布，再用胶布固定，每天换药 1 次，10 次为 1 个疗程。

【主治】脑卒中半身不遂、口眼㖞斜、牙关紧闭、神志不清。

处方 12

【组成】巴豆 3 粒。

【用法】巴豆去皮捣烂如泥，用布包好，纳入脐中。

【主治】脑卒中神昏，喉中痰壅，四肢抽搐。

处方 13

【组成】白花蛇舌草、鸡血藤各 20 克，丝瓜络 30 克，蚤休 6 克，陈醋、白酒各适量。

【用法】以上前 4 味共研细末，用陈醋、白酒调匀，敷于脐区，外用消毒纱布覆盖，再用胶布固定，每天换药 1 次。

【主治】脑卒中热，毒壅盛者。

处方 14

【组成】青黛、冰片、牛黄各 1 克，硼砂 6 克，薄荷脑 2 克，蜂蜜、生姜汁各适量。

【用法】以上前 5 味共研细末，再用蜂蜜少许调成糊状，先用温开水冲调蜂蜜少许，用棉签蘸洗患者舌之上下面，再用棉签蘸生姜汁涂满患者舌之上下面，然后涂药糊于患者舌之上下面，每日涂 1 或 2 次。

【主治】脑卒中不语。

处方 15

【组成】马钱子 500 克，蜂蜜适量。

【用法】将马钱子放入锅中，加入清水 3600 毫升，煮沸 20 分钟，趁热刮去外皮，取净仁切片，置新土瓦上用小火烘酥，研成细末，过筛，用蜂蜜适量调成稀糊状，小火煎熬 15 分钟，待温，取

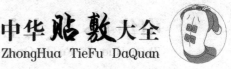

药膏涂敷患侧面颊，口眼不涂，用消毒纱布覆盖，每日换药1次。

【主治】脑卒中面瘫。

处方 16

【组成】取桃仁、栀子各7枚，人工麝香0.3克，白酒少许。

【用法】以上前2味共研细末，然后加入人工麝香研匀，用白酒少许调和成软膏状，涂敷手心劳宫穴，男左女右，先用药揉擦10～15分钟，再涂药厚0.2～0.5厘米，外用胶布固定，每7天用药1次。

【主治】脑卒中。

处方 17

【组成】芥子400克，醋500毫升。

【用法】将芥子研末与米醋共煎，煮至药汁300～400克，收贮，即成。每次取适量，连药渣涂敷颔颊下。

【主治】脑卒中口不能言，舌根缩者。

处方 18

【组成】皂角15克，陈醋适量。

【用法】将皂角研为细末，再

用适量陈醋调和成软膏状，涂敷于患部，干后即换，至愈为度。

【主治】脑卒中口眼喎斜。

处方 19

【组成】川乌、僵蚕各10克，吴茱萸6克，鲜葱50克。

【用法】先将川乌、吴茱萸、僵蚕和匀，磨成细粉，再将鲜葱捣烂取汁，调入药粉，做成药饼2只，敷于两足涌泉穴，外盖纱布，胶布固定，睡前外敷，次晨揭去，15日为1疗程。

【主治】中风后遗症属风火上扰型。

处方 20

【组成】白芥子30克，生地60克，姜汁1杯。

【用法】将生地捣烂如膏，加入白芥末再捣匀，用生姜汁调如糊状。歪右贴左，歪左贴右。需不干不湿，贴药有刺痛感时取下（1～3小时），7～10天1次。用药后局部会起水泡，或发红，为邪气外达，大部分贴药1～2次即愈。

【主治】口眼喎斜、面瘫。

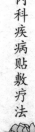

第二章 内科疾病贴敷疗法

处方㉑

【组成】制马钱子 25 克,芫花、白附子、白僵蚕、全蝎各 10 克,白胡椒 3 克,川乌、明雄黄、胆南星各 5 克。

【用法】混合研成细末,取药末 10 ~ 15 克,用黄酒适量,搅拌制成稠糊状。敷于肚脐和牵牛穴上(位于耳垂前 0.5 ~ 1 寸)胶布固定,2 日换药 1 次,连贴 10 日。

【主治】中风。

第十八节 高血压

一、概述

高血压是指以体循环动脉血压(收缩压和/或舒张压)增高为主要特征(收缩压≥140 毫米汞柱,舒张压≥90 毫米汞柱),可伴有心、脑、肾等器官的功能或器质性损害的临床综合征。高血压有原发性高血压(高血压病)和继发性高血压(症状性高血压)之分,前者是一种病因尚未完全明了的以动脉血压增高为主要表现的常见疾病,属中医的"头痛""眩晕"范畴;后者是由于某些疾病引起,作为这些疾病的主要症状之一。高血压患者 80% ~ 90% 是由于原发性高血压引起的,所以又称高血压病。高血压是最常见的慢性病,也是心脑血管病最主要的危险因素。正常人的血压随内外环境变化在一定范围内波动。在整体人群,血压水平随年龄逐渐升高,以收缩压更为明显,但 50 岁后舒张压呈现下降趋势,脉压也随之加大。

近年来,人们对心血管病多重危险因素的作用以及心、脑、肾靶器官保护的认识不断深入,高血压的诊断标准也在不断调整,目前认为同一血压水平的患者发生心血管病的危险不同,因此有了血压分层的概念,即发生心血管病危险度不同的患者,适宜血压水平应有不同。血压值和危险因素评估是诊断和制定高血压治疗方案的主要依据,不同患者高血压管理的目标不同,医生面对患者时在参考标准的基础上,根据其具体情况判断该患者最合适的血压范围，采用有针对性的治疗措施。在改善生活方式的基础上，推荐使用24小时长效降压药物控制血压。除评估诊室血压外，患者还应注意家庭清晨血压的监测和管理，以控制血压，降低心脑血管事件的发生率。

中医学认为，本病多因情绪抑郁、精神过度紧张或饮酒过度、嗜食肥甘厚味等而导致肝阳偏亢，痰浊壅盛，或肝肾阴虚、阴阳两虚。

二、辨证

● 肝阳上亢

头晕胀痛，面红目赤，目胀耳鸣，急躁易怒，失眠多梦，尿黄便秘。舌红苔黄，脉弦数有力。

● 痰湿中阻

头晕头重，胸脘满闷，恶心欲呕，心悸时作，肢体麻木，胃纳不振，尿黄，便溏不爽。舌淡红，苔白腻，脉沉缓。

● 肝肾阴虚

头晕目眩，双目干涩，五心烦热，腰腿酸软，口干欲饮，失眠或入睡易醒，尿黄，便干。舌红苔少，脉弦细数。

● 阴阳两虚

头昏目花视糊，心悸气短，间有面部烘热，腰酸腿软，四肢清冷，便溏纳差，夜尿频数，遗精，阳痿。舌淡红或淡白，质胖，脉沉细或弦细。

● 气虚血瘀

头晕肢麻，倦怠乏力，活动欠灵，胃纳呆滞，动则气短，日轻夜重，甚至半身麻木，小便失禁。舌质暗红，边有瘀点，脉弦涩。

三、处方

处方 ①

【组成】桃仁、杏仁各12克，栀子3克，胡椒7粒，糯米14粒。

【用法】上药共捣烂，加一个鸡蛋清调成糊状，分三次备用。每晚临睡前取上药膏贴敷于涌泉穴，外盖纱布，胶布固定。晨起除去不用。每晚1次，每次敷一足，两足交替贴敷，6次为1个疗程。3天测量一次血压。贴敷处皮肤出现青紫色无妨。

【主治】单纯性高血压。

处方②

【组成】吴茱萸18~30克，米醋适量。

【用法】上药研末，用米醋调匀成糊状，备用。用时取上药泥贴敷双足心涌泉穴上，外用纱布包扎固定。每次12~24小时，最好睡前敷，连贴10~15次。注意：用本方加大蒜等份（捣烂），或加槐花、珍珠母各等份（研末调），或加川芎、白芷各等份（研末醋调），依上法贴敷涌泉穴，或加敷神阙穴，用于治疗各种高血压，效果均佳。

【主治】原发性高血压。

处方③

【组成】蓖麻仁50克，吴茱萸、附子各20克，冰片10克，生姜150克。

【用法】共研细末，加生姜150克，共捣如泥，再加冰片10克调匀，调成膏状备用。每晚取膏贴敷双足心涌泉穴，外用纱布包扎固定。每日换药1次，7天为1个疗程，连用3~4疗程。

【主治】高血压。

处方④

【组成】肉桂、吴茱萸、磁石各等份。

【用法】上药研末，取5克，用蜂蜜调匀，贴于涌泉穴上，阳亢者加贴太冲穴；阴阳不足者加贴足三里。每次贴两穴，交替使用，贴后外以胶布固定。并用艾条悬灸20分钟。每日临睡前换药1次，

【主治】高血压。

处方⑤

【组成】吴茱萸15克，川芎、桃仁各10克，山栀子6克，胡椒3克，生姜150克，冰片10克。

【用法】先将前5味药研细末，加生姜共捣烂如泥，再加冰片同捣匀，调成药膏，取药膏10克，外敷于涌泉穴（双侧交替），外包扎固定。每日换药1次，10天为1

个疗程。

【主治】高血压头痛、眩晕。

处方 ⑥

【组成】吴茱萸、川芎、白芷各30克。

【用法】诸药混合共研细末，过筛密封储存。取药末15克，用脱脂棉薄裹药末如小球状，填入脐内，压紧，纱布覆盖，胶布固定。每天换药1次，10天为1疗程。

【主治】原发性高血压。

处方 ⑦

【组成】槐花、珍珠母、吴茱萸各30克，米醋适量。

【用法】前3味混合研为细末，过筛密封储存备用。取药末20克以米醋调成糊状，一分为二，取1份敷于脐中，另1份敷于涌泉穴上纱布覆盖，胶布固定，再用艾条悬灸20分钟。每天换药1次，10次为1疗程。

【主治】高血压。

处方 ⑧

【组成】白矾60克，米泔水一大煲。

【用法】用米泔水煮至白矾溶化后，乘温浸双足。必须用米泔水煮溶白矾效果才好。有些体瘦病人用开水溶浸后，自觉胸中不适，而用米泔水无此感觉，机理待探。

【主治】高血压。

处方 ⑨

【组成】白菊花、决明子各200克，橘皮60克，茯苓100克。

【用法】将上药和匀，磨成粗粉，装入长条形纱布袋中，围于颈项部一圈，外用胶布固定，3日1换，14日为1疗程。

【主治】痰湿中阻型高血压。

处方 ⑩

【组成】盐附子、大生地各30克。

【用法】上药捣烂混融，每晚敷双足心，纱布包扎，次晨去掉。

【主治】高血压病兼局部麻木者。

处方 ⑪

【组成】大蒜、吴茱萸各10克。

【用法】将吴茱萸研为细末，大蒜捣烂后与吴茱萸充分混合调成

第二章　内科疾病贴敷疗法

膏状，于晚上睡觉前外敷于双足底涌泉穴，用纱布覆盖，胶布固定，次日早晨去掉。

【主治】痰浊内蕴型、脾虚肝旺型高血压病。

处方 12

【组成】红花夹竹桃叶（瓦焙黄）3 克，罗布麻叶、杉罗树皮各 30 克，萝芙木、龙胆草、怀牛膝各 20 克，吴茱萸 10 克，朱砂 6 克，鸡蛋清适量。

【用法】将上药分别研为细末，过 100 目筛混匀。用时取药粉适量，加鸡蛋清调成糊状（不可太稀，以免流溢），于每晚睡前贴敷于足底涌泉穴，用纱布覆盖，胶布固定，次日早晨去掉。通常每日贴敷 1 次，两侧涌泉穴交替贴敷，7 次为 1 个疗程。

【主治】肝火亢盛型、脾虚肝旺型及痰浊内蕴型高血压病。

处方 13

【组成】蓖麻子仁 7 个，面粉少许。

【用法】将蓖麻子仁捣烂，加面粉制成饼，敷于双足底涌泉穴，

用纱布覆盖，胶布固定。一般每日换敷 1 次。

【主治】各种证型的高血压病。

处方 14

【组成】川牛膝、川芎各克，吴茱萸、蓖麻子仁各 50 克，牛黄 5 克，米醋适量。

【用法】将川牛膝、川芎、吴茱萸、牛黄分别研成细末，混匀；蓖麻子仁捣烂。用时先将药末用米醋调成糊状，再同捣烂的蓖麻子仁糊混匀，摊在油纸上，做成直径 5 厘米、厚 0.5 厘米的圆形小饼，然后将药饼外敷于双足底涌泉穴，外用纱布覆盖，胶布固定。通常每日贴敷 1 次，10 次为 1 个疗程。

【主治】各种证型的高血压病，能稳定、降低血压，改善头晕、头痛等症状。

处方 15

【组成】白芥子 30 克，胆南星、白矾各 15 克，川芎、郁金各 10 克，生姜汁适量。

【用法】将白芥子、胆南星、白矾、川芎、郁金分别研为细末，混匀后用生姜汁调成膏状。用时取

适量药膏，敷于肚脐上，用纱布覆盖，胶布固定。通常每日贴敷 1 次，15 次为 1 个疗程。

【主治】痰浊内蕴型、脾虚肝旺型及瘀血阻络型高血压病，能缓解头晕、头痛等症状。

处方 ⑯

【组成】天南星 3 克，附子 2 克，米醋适量。

【用法】将天南星、附子分别研为细末，混匀后用米醋调成糊状，分敷于双足底涌泉穴，用纱布覆盖，胶布固定，通常每日贴敷 1 次，于晚睡前贴敷，次日早晨去掉。

【主治】各种证型的高血压病。

处方 ⑰

【组成】吴茱萸 30 克，生姜 3 克，黄酒适量。

【用法】将吴茱萸研为细末，生姜捣烂如泥，混匀后放入锅中用黄酒炒热，外敷于双足底涌泉穴，用纱布覆盖，胶布固定。通常每日贴敷 1 次，于晚睡前贴敷，次日早晨去掉，10 次为 1 个疗程。

【主治】肝火亢盛型、瘀血阻络型高血压。

处方 ⑱

【组成】吴茱萸、川芎各 5 克，鸡蛋清适量。

【用法】将吴茱萸、川芎分别研为细末，混匀后用鸡蛋清调成膏状，于每晚睡前贴敷于双足底涌泉穴，用纱布覆盖，胶布固定，次日早晨去掉。

【主治】各种证型的高血压病，对中医辨证属瘀血阻络型者尤为适宜。

处方 ⑲

【组成】五倍子、米醋各适量。

【用法】将五倍子研为细末，用米醋调成糊状，于每晚睡前贴敷于双足底涌泉穴，用纱布覆盖，胶布固定，次日早晨去掉。

【主治】各种证型的高血压病，对中医辨证属肝火亢盛型、阴虚阳亢型者尤为适宜。

处方 ⑳

【组成】蓖麻子仁 50 克，吴茱萸、附子各 20 克，生姜 150 克，冰片 10 克。

【用法】将吴茱萸、附子共研为

第二章 内科疾病贴敷疗法

细末，蓖麻子仁、生姜捣烂混合如泥，之后将药末、冰片加入药泥中，充分调和，使之成膏状，于每晚睡前贴敷于双足底涌泉穴，用纱布覆盖，胶布固定，次日早晨去掉。

【主治】各种证型的高血压病。

处方 ㉑

【组成】胆汁制吴茱萸 500 克，龙胆草醇提取物 6 克，硫黄、朱砂各 50 克，醋制白矾 100 克，环戊甲噻嗪 175 毫克。

【用法】共研细末，每次用药粉 0.2～0.25 克左右，倒入肚脐，覆盖棉球，胶布固定。每周更换 1 次，连用 4 次。

【主治】原发性高血压。

处方 ㉒

【组成】桂枝 3 克，川芎 2 克，罗布麻叶、龙胆草各 6 克。

【用法】共研细末，用酒调为糊状，敷肚脐，伤湿止痛膏固定。每日换药 1 次，连续用药，10 次为 1 个疗程。

【主治】原发性高血压。

处方 ㉓

【组成】吴茱萸、川芎、白芷各 30 克，冰片 1 克。

【用法】共研细末。用时，取药末 6～10 克，填入肚脐，固定。每日换药 1 次，10 次为 1 个疗程。

【主治】原发性高血压。

第十九节　冠心病

一、概述

　　冠状动脉粥样硬化性心脏病，是冠状动脉血管发生动脉粥样硬化病变而引起的血管腔狭窄或阻塞，造成心肌缺血、缺氧或坏死而导致的心脏病，常常被称为"冠心病"。但是冠心病的范围可能更广泛，还包括炎症、栓塞等导致管腔狭窄或闭塞。世界卫生组织将冠心病分为：无症状心肌缺血（隐匿性冠心病）、心绞痛、心肌梗死、缺血性心力衰竭（缺血性心脏病）和猝死 5 种临床类型。临床表现以心绞痛、心律不齐、心力衰竭等为主，心电图可有心肌缺血等相应的改变。

二、辨证

● 气滞血瘀证

胸闷，气短，心胸疼痛较剧，心痛阵作，痛有定处，可因暴怒而致心痛，痛剧则可见肢冷唇青，或痛引肩背甚则心痛彻背，伴心悸、怔忡、舌苔白，舌质暗红或紫暗，有瘀斑、瘀点，或舌下静脉青紫，脉弦涩或结代。

● 痰浊阻塞证

心胸闷塞，疼痛时作，阴天加重，痰多，或白痰或黄痰，呼吸不畅，形体肥胖，舌苔白腻或水滑或黄腻，脉滑。

● 阴寒凝滞证

胸痛时作，感寒痛甚，心悸气短，四肢厥冷，苔白、脉弦紧。

● 气阴两虚证

胸闷气短，心痛时作，心悸乏力，头晕目眩，心烦不寐，或自汗或盗汗，耳鸣、腰膝酸软，舌质偏红或紫暗或有齿痕，苔薄或剥，脉细数或细弱或强代。

● 阳气虚衰证

胸闷心痛，甚则胸痛彻背，气短心悸，畏寒肢冷，腰酸，舌质淡或紫暗，脉沉细或结代。

三、处方

处方 ①

【组成】吴茱萸2份，肉桂1份。

【用法】上药研细末备用。用时取药末适量，用姜汁调糊状，敷于双足心涌泉穴，胶布固定，每日1换，连续7～10天。

【主治】冠心病心绞痛。

处方 ②

【组成】檀香、乳香、没药、郁金、醋炒元胡各12克，冰片2克。

【用法】上药共研细末，另加降香末0.1克，调匀装瓶备用，临用时取少许用二甲基亚矾调成软膏状，置膏药中心，贴膻中、双侧内关穴，每日换药 1 次。

【主治】冠心病。

处方 ③

【组成】栀子、桃仁各 12 克。

【用法】将栀子、桃仁研末，加蜂蜜调成糊状。把糊状物摊敷在心前区，纱布敷盖，第一周每 3 日换 1 次，以后每周换 1 次，6 次为 1 疗程。

【主治】冠心病胸阳痹阻证。

处方 ④

【组成】桃仁、山栀各 12 克，蜂蜜 30 克。

【用法】先将桃仁、山栀和匀，磨成细粉，再加入蜂蜜调糊状，敷于心胸痛处，外盖纱布，胶布固定，每日换药 2~3 次，7 日为 1 个疗程。

【主治】瘀血痹阻型冠心病。

处方 ⑤

【组成】苏合香 30 克，乳香 20 克，冰片 0.5 克。

【用法】将上药研细末，用蜂蜜适量调匀备用。用时取药膏适

量，贴心尖跳动部位，外敷胶布或伤湿止痛膏，每日 2~4 次。

【主治】冠心病心绞痛。

处方 ⑥

【组成】南星、川乌各半。

【用法】共为细末，用黄醋融化，调为膏，摊于手、足心。每日 1 次，晚敷晨取，10 次为 1 个疗程。

【主治】心悸、心慌、冠心病。

处方 ⑦

【组成】大蒜、葱白各 30 克，冰片 10 克。

【用法】方取 2 剂，每剂捣烂装入纱布袋内，火上烘热，敷于双手掌心（劳宫穴），约 5 分钟，外戴手套，一般每天敷 1~2 小时，第二天再敷 2 剂（2 袋）。

【主治】冠心病胸阳痹阻证，胸闷时敷之。

处方 ⑧

【组成】心绞痛宁膏（成药，橡胶硬膏剂）。

【用法】外敷心前区。每日换药 1 次。连敷 15~30 天。

【主治】冠心病胸阳痹阻证。

第二章 内科疾病贴敷疗法

处方 ⑨

【组成】丹参、红花各 10 克，黄酒适量。

【用法】将丹参、红花和匀，研细末，再加黄酒调成糊状，摊敷在心胸疼痛处，外敷纱布，胶布固定，每日换药 1 次，14 日为 1 个疗程。

【主治】冠心病。

处方 ⑩

【组成】枳实、茯苓、橘皮、大腹皮各 12 克，木香 6 克，鸡血藤 30 克，麻油适量。

【用法】先将枳实、茯苓、木香、橘皮、大腹皮、鸡血藤和匀，研成细粉，再加黄酒调成糊状，摊敷在膻中穴，外敷纱布，胶布固定，每日换药 1 次，7 日为 1 个疗程。

【主治】痰浊内阻型冠心病。

处方 ⑪

【组成】檀香 10 克，细辛 6 克，黄酒适量。

【用法】先将檀香、细辛和匀，研成细粉，再加黄酒调成糊状，摊敷在胸、背疼痛处，外敷纱布，胶布固定，每日换药 1 次，7 日为 1 个疗程。

【主治】痰浊内阻型冠心病。

处方 ⑫

【组成】附子、茯苓、党参、白术、赤芍各 10 克，冰片 5 克，黄酒适量。

【用法】先将附子、茯苓、党参、白术、赤芍、冰片和匀，研成细粉，再加黄酒调成糊状，摊敷在脐部，外敷纱布，胶布固定，每日换药 1 次，7 日为 1 个疗程。

【主治】冠心病。

第二十节　疟　疾

一、概述

　　疟疾，俗称"打摆子"，是一种严重危害人体健康的寄生虫病。其发病是感受疟原虫所致的一种传染病，多发于夏秋季节，其他季节也有零星发生。本病的特点是每次发作必先寒战，后则发热，继而汗出热退，常伴有剧烈头痛，烦渴。或1日1发，或间日1发，或3日1发。发生过后，常有轻微头痛，乏力。若病反复日久，可引起贫血，甚至出现脾肿大，左胁下有"包块"。即中医所谓的"疟母"。本病的传播源是蚊子，应以预防为主，消灭蚊子是防治本病途径。

二、辨证

● 辨瘴疟

与一般疟疾的不同。一般的疟疾症状比较典型，休止之时，可如常人；定时而作，周期明显；神识清楚；发病虽以南方多见，但全国各地均有。而瘴疟则症状多样，病情严重，未发之时也有症状存在；周期不如一般疟疾明显；多有神昏谵语；主要在南方地区发病。

● 辨寒热之偏盛

《景岳全书·疟疾》上有记载："治疟当辨寒热，寒胜者即为阴证，热胜者即为阳证。"对于一般疟疾，典型发作者属于正疟；和正疟相比较，阳热偏盛，寒少热多者，则为温疟；阳虚寒盛，寒多热少者，则为寒疟。在瘴疟之中，热甚寒微，甚至壮热不寒者，则为热瘴；寒甚热微，甚至但寒不热者，则为冷瘴。

● 辨正气之盛衰

疟疾每发，必伤耗人体气血，病程愈久，则气血伤耗日甚。正气亏虚，易于形成劳疟而反复发作。

三、处方

处方 ①

【组成】威灵仙50克，米醋适量。

【用法】将威灵仙入锅内，加入米醋，煎至浓缩成膏，冷却即成。取药膏摊于布上，发作前2小时敷于脐上，胶布固定，保持6～12小时，每天1次，3～4次为1个疗程。

【主治】各种类型的疟疾。

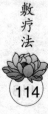

处方 ②

【组成】甘遂、甘草各等份。

【用法】上2味药共研细末，装瓶密封保存。发作前2~4小时取药末适量，填入脐内，用胶布固定。12小时后去掉。一般用药1~2次即愈。

【主治】疟疾反复发作，寒颤发热。

处方 ③

【组成】苍术、白芷、川芎各等份，面粉适量。

【用法】前3味共研细末，密封储存。发作前2小时，取药末3~4克，加入面粉适量，用水适量调制成膏，制成药饼，如铜钱大小，将药饼贴于脐上，纱布覆盖，胶布固定。6~12小时去药。每天1次，3~4次为1个疗程。

【主治】疟疾。

处方 ④

【组成】阿魏3克，独头蒜1枚，朴硝10克。

【用法】阿魏研末，与朴硝、独头蒜共捣如泥，制膏。将药膏摊于2张棉布上，分别贴于脐上和肿块上，胶布固定。当患者口中有蒜味时，即可将药去掉。

【主治】久疟不愈，左胁下有包块，肿块质地坚硬，胁脘胀满，胃纳不振，脉小涩。

【附注】贴药后如脐部有水疱时，可用消毒针刺破，涂抹紫药水即可自愈。

处方 ⑤

【组成】大蒜、胡椒、百草霜各等份。

【用法】将上药共研捣烂为丸，敷于两侧内关穴上，胶布固定，每天敷1次。

【主治】各型疟疾。

处方 ⑥

【组成】胡椒或朝天椒1~2个。

【用法】将上药捣烂，在发作前2小时敷于大椎穴上，然后以胶布固定，每天1次。

【主治】各型疟疾。

处方 ⑦

【组成】烟丝2份，生姜1份。

【用法】上药共捣烂，取如硬币大小两块敷内关穴上。

【主治】疟疾。

第二章 内科疾病贴敷疗法

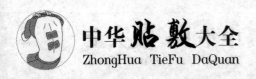
第二十一节　水　肿

一、概述

　　水肿，是指体内水液潴留，泛滥肌肤，引起目睑、头面、四肢，甚至全身浮肿。严重者伴有胸水，腹水等症状。中医认为，水肿的发病与肺、脾、肾功能失常有关。产后体质虚弱，汗出当风，或常期在潮湿环境工作，营养不良等因素为本病的诱因。中医对本病的治疗分阴水和阳水等两大类。阴水属虚证，阳水属实证。治法当扶正与祛邪相结合，佐以利尿消肿为主。肝、肾、心脏疾病可起水肿，如肝硬化腹水，肾炎浮肿和心脏病浮肿等均属中医水肿范畴。治疗本病宜"标本同治"。在饮食方面，注意增加营养，忌食盐，并加强锻炼，提高抗病能力，预防水肿发生。

二、辨证

● 阳水

　　多因感受风邪、水湿、疮毒、湿热诸邪，导致肺失宣降通调，脾失健运而成。起病较急，病程较短，每成于数日之间。其肿多先起于头面，由上至下，延及全身，或上半身肿甚，肿处皮肤绷急光亮，按之凹陷即起，常兼见烦热口渴，小便赤涩，大便秘结等表、实、热证。

● 阴水

　　多因饮食劳倦、久病体虚等引起脾肾亏虚、气化不利所致。起病缓慢，多逐渐发生，或由阳水转化而来，病程较长。其肿多先起于下肢，由下而上，渐及全身，或腰以下肿甚，肿处皮肤松弛，按之凹陷不易恢复，甚则按之如泥，不烦渴，常兼见小便少但不赤涩，大便溏薄，神疲气怯等里、虚、寒证。

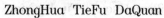

三、处方

处方 ①

【组成】巴豆霜 4 克，轻粉 6 克，硫黄 3 克，葱白适量。

【用法】将前 3 味混合共研细末，过筛密封备用。取药粉 3～5 克与葱白共捣如泥，制成药饼，贴于脐上，纱布覆盖，胶布固定。敷后 3～5 小时药，吃热粥以补之。隔日敷药 1 次。直至病愈停药。

【主治】一切水肿、黄胖、水臌。

【附注】禁忌食盐。

处方 ②

【组成】甘遂、大戟、芫花各等份。

【用法】三味共研细末。75% 酒精脐部消毒，趁湿取药末 10 克填入脐内，纱布覆盖，胶布固定。每天 1 次，10 次 1 大疗程。

【主治】全身浮肿，肝硬化腹水，肾炎腹水。

处方 ③

【组成】大活田螺 1 个，生大蒜 1 瓣，鲜车前草 1 颗。

【用法】先将田螺去壳，与大蒜、车前草共捣如膏。取药膏敷于脐中，纱布覆盖，胶布固定。待小便增多，水肿消失时，即可去药。如 1 次未愈，可待脐部不痒时，继续用药，直至水肿消失。

【主治】大腹水肿，或全身浮肿，小便不利，舌质淡苔白腻，脉缓无力。

处方 ④

【组成】甘遂 100 克，甘草 10 克。

【用法】将甘遂研为细末备用。甘草煎汤待用。取药末 10～15 克，加入米汤适量，调成糊状，敷于脐上，外用腊纸、纱布覆盖，胶布固定。遂将甘草汤服下。每天如法用药 2 次，直至肿消。

【主治】水肿，小便短少，腹胀如鼓，面睑，或下肢凹陷性浮肿。

【附注】甘遂与甘草药性相反，两者一为外用，一为内服，取其相反药性而奏效。

处方 ⑤

【组成】商陆、甘遂、大戟各等份。

【用法】混合研为细末，每次取药末 5~10 克，撒布于脐，盖以纱布，胶布固定。每日 1 换。

【主治】急性期、急性发作期水肿。

处方 ⑥

【组成】鲜莎草适量。

【用法】捣烂如膏，贴足心及关元穴。

【主治】水肿。

处方 ⑦

【组成】吴茱萸适量。

【用法】研末，醋调，敷足心。每日 1 换。

【主治】水肿。

处方 ⑧

【组成】蓖麻仁 70 粒，石蒜 1 个。

【用法】共捣烂，敷于双涌泉穴上，外盖纱布，胶布固定约 8 小时，去掉。每日换药 1 次，7 次为 1 个疗程。

【主治】肾炎水肿。

处方 ⑨

【组成】牵牛子 15 克，煅皂角 7.5 克，木香、沉香、乳香、没药各 9 克，琥珀 3 克。

【用法】上药与砂糖共研为细末，外敷气海穴。

【主治】水肿。

第二十二节 淋 证

一、概述

淋证，是小便失常的一种疾病。临床上是以小便频数、短涩、淋沥不畅，尿时刺痛，排尿不尽，小腹拘急，或痛引腰腹等为主要症状。本证的辨证分类有：热淋、石淋、血淋、气淋、膏淋、劳淋等六种证型。现代医学中的尿路感染、泌尿系统结石，如肾结石、膀胱结石、输尿管结石等病的临床症状与中医学的淋证的某些证型颇为相似。中医认为，本病的发生，多与湿热有关，尤以下焦湿热关系更为密切。由于湿热蕴结于下焦，肝气郁滞，膀胱气化失常，湿热日久化火，结成沙石，导致三焦气化失常，水道不通，发生淋证。

二、辨证

● 热淋

小便短数，灼热刺痛，溺色黄赤，少腹拘急胀痛，或有寒热，口苦，呕恶，或有腰痛拒按，或有大便秘结，苔黄腻，脉滑数。

● 石淋

尿中时夹砂石，小便艰涩，或排尿时突然中断，尿道窘迫疼痛，少腹拘急，或腰腹绞痛难忍，尿中带血，舌红，苔薄黄，脉弦或带数。若痛久砂石不去，可伴见面色少华，精神萎顿，少气乏力，舌淡边有齿印，脉细而弱；或腰腹隐痛，手足心热，舌红少苦，脉细带数。

● 气淋

实证表现为小便涩滞，淋沥不宣，少腹满痛，苔薄白，脉多沉弦。虚证表现为少腹坠胀，尿有余沥，面色白，舌质淡，脉虚细无力。

● 血淋

实证表现为小便热涩刺痛，尿色深红；或夹有血块，疼痛满急加剧；或见心烦，苔黄，脉滑数。虚证表现为尿色淡红，尿痛涩滞不显著，腰酸膝软，神疲乏力，舌淡红，脉细数。

● 膏淋

实证表现为小便浑浊如米泔水，置之沉淀如絮状，上有浮油如脂，或夹有凝块，或混有血液，尿道热涩疼痛，舌红，苔黄腻，脉虚数。虚证表现为病久不已，反复发作，淋出如脂，涩痛反见减轻，但形体日渐消瘦，头昏无力，腰酸膝软，舌淡，苔腻，脉细弱无力。

● 劳淋

小便不甚赤涩，但淋沥不已，时作时止，遇劳即发，腰酸膝软，神疲乏力，舌质淡，脉虚弱。

三、处方

处方 ①

【组成】田螺 3~5 个，葱白 10 根，冰片 0.5 克。

【用法】将田螺去壳，加入葱白、冰片共捣如膏。取膏适量，贴于脐上，纱布覆盖，胶布固定。每日换药 1 次，直至病愈。

【主治】小便短数，尿色黄赤，尿时刺痛，少腹急胀，口苦干渴，舌苔黄腻，脉濡数。

处方 ②

【组成】莴苣菜（去泥不洗）1 握，生栀子、黄柏各 50 克。

【用法】先将栀子、黄柏研为细末，然后与莴苣共捣如泥。取药膏适量，敷于脐上，纱布覆盖，胶布固定。每天换药 1 次，直至病愈。

【主治】血淋，尿色赤红，挟有血块，尿时灼热刺痛，少腹疼痛，口苦心烦，苔黄，脉滑数。

处方 ③

【组成】硝石 30 克，葱白 5 根，食盐适量。

【用法】先将硝石研为细末，再与葱白、食盐共捣如膏。取药膏适量贴于脐上，纱布覆盖，胶布固定。每日换药 1 次，10 次为 1 个疗程。

【主治】石淋，尿挟有沙石，小便艰涩，排尿时突然中断，尿痛难忍，尿中带血，舌红，苔黄薄，脉弦而数。

处方 ④

【组成】干姜、附子、益智仁各 15 克，人工麝香 0.3 克，黄酒适量。

【用法】将前 3 味研为细末，再加入人工麝香共研细粉，用黄酒调制成药丸，如梧桐子大。取药丸填入脐内，纱布覆盖，胶布固定。2 天换药 1 次，直至病愈。

【主治】劳淋，小便淋沥，时发时止，遇劳即发，腰腿酸软，手足欠温，舌淡，脉虚弱。

处方 ⑤

【组成】地龙（即蚯蚓）1 条，蜗牛 1 只。

【用法】上药共捣烂，用温水洗净脐部，将药敷脐部。每日换药

1 次，10 次为 1 个疗程。

【主治】膏淋、血淋、各型石淋。

处方 ⑥

【组成】瓦松（屋上无根草）适量。

【用法】煎浓汤趁热熏洗小腹。

【主治】石淋。

处方 ⑦

【组成】莴苣 1 把，黄柏 100 克。

【用法】合捣如膏，取药膏如枣大，放胶布中间，贴敷肚脐、小肠俞、膀胱俞，每穴 1 张，每日换药 1 次。

【主治】热淋。

处方 ⑧

【组成】生葱白 3 ~ 5 根。

【用法】和食盐少许共捣如泥。取药泥如枣大一块，放胶布中间，贴敷肚脐、小肠俞、膀胱俞，每穴 1 张，每日换药 1 次。

【主治】石淋。

处方 ⑨

【组成】田螺 7 只，淡豆豉 10 粒，连须葱头 3 个，鲜车前草 3

棵，食盐少许。

【用法】共捣烂，做饼，敷脐部，每日 1 次。

【主治】泌尿系结石。

处方 ⑩

【组成】黄芪、山萸肉、柴胡、车前子、黄柏各 9 克，鲜地锦适量。

【用法】前 5 药研成细末，与鲜地锦捣成糊状，敷脐，固定。用热水袋热敷 15 ~ 30 分钟。每 2 ~ 3 日换药 1 次。

【主治】劳淋。

处方 ⑪

【组成】食盐 20 克，淡豆豉 30 克。

【用法】研为细末，取适量填满肚脐，再艾灸 27 壮。每日 1 ~ 2 次，3 ~ 5 日为 1 个疗程。

【主治】气淋。

处方 ⑫

【组成】独蒜 1 枚，山栀子 7 枚，盐少许。

【用法】捣烂如泥状，敷脐，固定。

【主治】血淋。

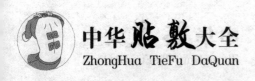
第二十三节 癃闭

一、概述

癃闭，是指小便量少，点滴而下，甚至不通为主症得一种疾患。临床上以长便不利、尿量短少，点滴而出，病势较缓者称为"癃"；以小便闭塞，点滴不通，病势较重急者称为"闭"，中医习惯合称为"癃闭"。中医认为，本病的发病原因颇为复杂，但主要是由于肾气不足，命门火衰，脾失运化，使湿热下注膀胱，或外伤气滞，气机受损，导致三焦气化不利，从而发生本病。病变部位在膀胱和尿道，为各种原因引起的尿潴留及无尿症。本病的主要症状表现是：患者有强烈尿意，但排尿困难，或闭塞不通，少腹拘急胀痛等。

二、辨证

● **脾虚**

小便滴沥不爽，小腹坠胀，排尿无力，或尿溢不禁，倦怠少气，气短懒言，面白纳差，舌淡苔白。

● **肾虚**

小便频数不爽，淋沥不尽，头晕目眩，腰酸腿软，失眠多梦，神疲倦怠，咽干口燥，舌红少苔。

● **肾阳不足**

小便不通或滴沥不爽，排出无力，或尿溢失禁，神疲怯弱，腰酸腿软，肢寒怕冷，面白，唇甲色淡，舌淡苔白。

● **湿热下注**

小便频数不爽，尿黄而热或涩痛，或小便不通，少腹急满胀痛，口苦口黏，大便秘结，舌红，苔腻或黄腻。

● 膀胱瘀阻

小便努挣方出或小便不通，少腹急满胀痛，或伴尿血、血块，舌质紫暗，或有暗蓝斑点。

三、处方

处方 ①

【组成】生葱白30克，生栀子5克，食盐3克。

【用法】先将栀子研为细末，再加入葱白、食盐共捣如膏，制成药丸。将药丸纳入脐中，纱布覆盖，胶布固定。每天换药1次。

【主治】湿热内蕴，小便点滴而下，少腹胀痛，烦躁不安，咽干口苦，舌苔黄腻，脉滑数。

【附注】通常用药后约1小时左右小便即通，倘若超过1小时小便仍未下，可炒食盐250克，装袋后熨药上，小便即通。

处方 ②

【组成】活田螺5个，葱白5根，轻粉0.03克，人工麝香少许。

【用法】先将田螺去壳捣烂，加入葱白、轻粉共捣如膏。先将人工麝香少许填入脐内，再取药膏纳入脐中，纱布覆盖，胶布固定。每

天换药1次，直至病愈。

【主治】热性尿闭，热淋。

处方 ③

【组成】皂角15克，半夏10克，人工麝香0.3克，面粉适量。

【用法】先将皂角、半夏共研细面，加入人工麝香、面粉，以黄酒适量调制成膏，制成饼。取药饼敷于脐上，再用生姜片盖上，外用纱布覆盖，胶布固定。另用热水袋在药上熨之。

【主治】寒性癃闭，症见小便点滴而下，甚至小便闭塞不通，腰膝畏寒，四肢欠温，舌淡苔白，脉沉迟。

处方 ④

【组成】肉桂、附子各15克，葱白30克，面粉少许。

【用法】先将肉桂、附子研为细末，加入葱白、面粉少许共捣如膏，制丸。取药丸1个填入脐中，

纱布覆盖，胶布固定。2 天换药 1 次，直至病愈。

【主治】虚寒癃闭，体虚者，老年人小便点滴不利，甚至闭塞不通，形寒肢冷，舌淡苔白，脉虚。

处方 5

【组成】人工麝香 0.3 克，血竭 1 克。

【用法】上药混合研细末，闭封贮藏阴凉处备用。将药末敷于脐部，以 4 厘米×4 厘米橡皮膏覆盖粘贴即可。

【主治】外伤后癃闭。

处方 6

【组成】田螺 1 个，人工麝香 0.5 克。

【用法】共捣如泥，敷脐部，然后用纱布覆盖并固定，必要时半小时可重复 1 次。

【主治】各种原因所致的癃闭。

处方 7

【组成】白矾、生白盐各 7.5 克。

【用法】上药共研匀，以纸卷围脐，填药在内，取冷水滴药上，小便即通。

【主治】用于小便不通。

处方 8

【组成】鲜青蒿 200～300 克。

【用法】搅细碎（注意勿让汁水流掉）。敷于脐部，上面覆盖 25 厘米×30 厘米塑料薄膜及棉垫各 1 块，胶布固定。敷药后，患者下腹部有清凉舒适之感，待排尿后，即可去药。

【主治】用于有典型急性癃闭（尿潴留）症状，尿意紧迫，下腹胀痛，或经针灸、热敷、按摩膀胱区等治疗无效者。

处方 9

【组成】葱白（约 3 寸长）1 根，白胡椒 7 粒。

【用法】共捣烂如泥，填敷肚脐上，盖以塑料薄膜，胶布固定。

【主治】用于小便不通。

处方 10

【组成】食盐 500 克，生葱（细葱，非大葱）250 克。

【用法】将生葱切碎，和盐入锅内炒热，然后取出，纱布包裹。待温度不烫皮肤时，即熨脐周围及小腹，冷则易之。一般需更替热熨数次，时间约 2～4 小时；如无效

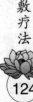

者，可连续熨 2~3 天。

【主治】癃闭。

处方⑪

【组成】滑石 1 升，车前汁适量。

【用法】滑石为末，以车前汁合。涂脐之四畔，方 4 寸，干即易之，冬月用水和。

【主治】小便不通。

处方⑫

【组成】蚯蚓粪、朴硝各等份。

【用法】共为细末，用水调和，敷脐。

【主治】小便不通。

处方⑬

【组成】土狗数个，人工麝香少许。

【用法】取土狗后截和人工麝香共捣烂，纳脐中。

【主治】小便不通。

处方⑭

【组成】莴苣菜适量。

【用法】捣烂，敷脐上即通。

【主治】小便不通。

处方⑮

【组成】栀子仁 14 个，独头蒜 1 个，沧盐少许。

【用法】共捣烂，贴脐及囊。

【主治】小便不通。

处方⑯

【组成】人工麝香 1.5 克，葱白、田螺各适量。

【用法】将人工麝香研细末，葱白、田螺共捣成饼状，先将人工麝香填脐内，再将葱白、田螺饼敷于脐上，用布包带缚住。

【主治】小便不通。

处方⑰

【组成】大田螺 4 个（去壳），大蒜 5 个（去皮），车前子 9 克。

【用法】共研末捣成饼，贴脐中，以带缚定，水从小便出，渐消，终身戒食田螺。

【主治】水臌小便不通。

处方⑱

【组成】商陆根、葱白各适量。

【用法】上药共捣烂。贴脐中，小便利，肿自消。

【主治】水臌小便不通。

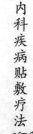

处方 ⑲

【组成】鲜车前子、滑石、甘草各适量。

【用法】甘草、滑石研为细末，用车前子捣汁调，敷脐。

【主治】小便不通。

处方 ⑳

【组成】肉桂、车前子各适量。

【用法】共为细末，敷脐中。

【主治】小便不通属寒者。

第二十四节　白　浊

一、概述

白浊，是指小便混浊，色白如泔浆，或乳白之状，排便时无疼痛感为主症的疾患。本病的发生，其诱因多由饮食不节，恣食肥甘厚味，损伤脾胃，导致湿热内蕴，下注膀胱，清浊不分，从而形成尿白浊。本病初期以湿热多，属实；病久则脾肾亏虚，属虚。本病的主要症状是小便混浊，色如白浆，小腹坠胀，尿意不畅，兼有小便乳白如凝脂，或如胶冻、消瘦、乏力、头晕、腰膝酸软。

二、辨证

临床常见虚实两大类。实证有脾胃湿热、肝胆湿热、暑湿郁蒸、痰湿内蕴等型；虚证有脾虚气陷、肾阳虚衰、肾阴亏损、心虚有热等型。

● 实证

1. 脾胃湿热型。小便浑浊，或白或赤；胸脘痞闷，不思饮食，头重胀痛，肢倦身重，恶心呕吐，烦热口渴或渴不欲饮或口甜黏腻。舌质红，苔黄腻，脉滑数。

2. 肝阻湿热型。小便热赤浑浊，阴肿或阴痒或阴湿；胸胁苦满，口苦，耳鸣耳聋，目赤肿痛。舌质红，苔黄腻，脉弦数。

3. 暑湿郁蒸型。胸脘痞闷，呕恶，身重肢倦，烦热自汗，便溏不

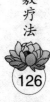

爽。舌苔黄白腻，脉濡数。

4. 痰湿内蕴型。胸膈满闷，纳呆呕恶，咳唾痰涎，头晕眩悸，小便浑浊如米泔。苔白滑，脉濡滑。

● **虚症**

1. 脾虚气陷型。尿下浑浊，日久不愈，遇劳加重，神疲乏力，面色无华，饮食无味，小腹坠胀，尿意不畅。舌质淡红，苔白，脉虚弱。

2. 肾阳虚衰型。溺下浑浊，迁延不愈，阳痿早泄；腰脊冷痛，形寒肢冷，精神萎顿，小便频数。舌质淡嫩，苔白滑，脉沉弱迟。

3. 肾阴亏损型。小便黄浊，甚或带赤，尿量不多；腰膝酸软，潮热盗汗，梦精。舌质光红，脉细数。

4. 心虚有热型。小便赤浊，心悸而烦，惊悸不安，多梦少寐，夜卧盗汗，健忘梦遗。口舌生疮或舌赤碎痛；舌质红，脉细数。

三、处方

处方 ①

【组成】椿根白皮 90 克，干姜、白芍、黄柏各 30 克，麻油适量。

【用法】麻油烧沸，将上药粉碎，炸至枯黄，捞出药渣，将药油熬成膏，敷脐部，每日换药 1 次，10 次为 1 疗程。

【主治】赤白尿浊。

处方 ②

【组成】牡蛎（童便制）适量，大蒜头 1 个（去皮），人工麝香 0.15 克。

【用法】先将牡蛎研为细末，加入大蒜共捣入泥，制成药饼。取人工麝香填入脐内，再用药饼敷上，纱布覆盖，胶布固定。每天换药 1 次，贴至病愈为度。

【主治】小便混浊，尿白如乳状。

处方 ③

【组成】龙骨、虎骨、蛇骨、熟附子、广木香、丁香、五灵脂、沉香、乳香、没药、雄黄、朱砂、胡椒、小茴香、夜明砂、两头尖、青盐各等份，人工麝香少许，艾炷不拘壮数。

【用法】除人工麝香另研外，余药混合共研细末，过筛密封储藏。用时先取人工麝香0.2克填入脐内，再用药末15克填满脐中，上以槐树皮覆盖，并在脐周围用面粉和成面团围一圈，艾炷放在槐皮上灸之，待灸至热气入腹，自觉温热感时，停止。每天如法用药1次，直至病愈。

【主治】男子小便白浊，尿意不畅，色浑如乳，四肢倦怠，精神萎缩，腰膝酸软。

第二十五节 小便失禁

一、概述

小便失禁，是指小便不能控制自行排出，或小便频数，滴沥失禁为主要证候的一种疾病。中医认为，本病的发生多因下元衰惫，肾气不足，膀胱虚寒，失却固摄之权，或脾肺虚弱，中气不足，摄纳功能失司，以致膀胱气化功能失常，失却应有的约束作用，从而形成小便失禁。

本病以身体虚弱的老年人、久病体虚者，以及禀赋不足，身体稚弱的小儿为多见。小便失禁是一种病，患者千万不要觉得难堪，而不去看医生，讳疾忌医只会让病情更加严重，经常小便失禁的患者，可以锻炼盆底肌肉，经常收缩会阴、肛门。病情严重者，建议去医院接受治疗。

二、辨证

● 肾气虚寒

小便不禁，随时自遗，小便频而清长，畏寒背冷，四肢不温，面色㿠白，倦怠乏力，膝腰酸软，两足无力，或滑精早泄，阳痿，舌淡伴有齿痕，苔薄白、脉象沉细无力。

● 肺脾气虚

小便不禁，次数较频，咳嗽气喘，肺脾气怯，四肢乏力，纳减便溏，小腹时有坠胀，舌质淡红，苔薄白，脉细软无力。

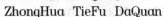

● 肝肾阴虚

小便不禁，尿少短、涩黄，头晕耳鸣，腰酸腿软，形体瘦弱，或两颧潮红，五心烦热，夜寐欠佳，大便干结，舌红少苔，脉弦细数。

● 湿热下注

小便不禁，尿短黄涩，滴沥不畅，尿道灼热，刺痛，少腹重坠，腰酸低热，口苦口干，舌红、苔黄腻，脉细滑数。

● 下焦蓄血

小便不禁，滴沥不畅，小腹胀满隐痛，或触及块物。苔薄，舌质淡黯，或有紫斑、脉涩或细数。

三、处方

处方①

【组成】附子、肉桂、丁香、赤石脂各等份，黄酒适量。

【用法】上药混合共研细末，过筛密封保存。取药末适量，加黄酒调制成膏，制成蚕豆大药丸，填入脐中，纱布覆盖，胶布固定。每天换药 1 次，10 天为 1 个疗程。

【主治】老人小便不禁，或夜尿频数，滴沥失禁，头晕、膝软、四肢欠温，脉沉迟。

处方②

【组成】洋葱头 30 克，硫黄 15 克。

【用法】先将硫黄研为细末，加洋葱共捣如膏。取药膏适量，敷于脐上，纱布覆盖，胶布固定。每天换药 1 次，敷至病愈为度。

【主治】小便失禁，老人尿崩、小儿遗尿。

处方③

【组成】益智仁、官桂各 15 克，人工麝香 3 克，黄酒适量。

【用法】上药共研细末，过筛密封保存。取药末适量，用黄酒调制成膏，制饼，贴于脐上压紧，用胶布密封贴严。每天换药 1 次，10 次为 1 个疗程。

【主治】老人小便失禁。

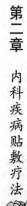

处方 ④

【组成】麻黄、益智仁、肉桂按2∶1∶1比例配制。

【用法】共研细末，以瓷瓶或玻璃器皿盛贮，密封。每次3克，用醋调成饼状，敷脐，外用胶布固定，36小时后取下，间隔6～12小时再用1次，连敷3次，然后每隔两周填脐1次，连续两次巩固疗效。

【主治】脾肾阳虚型遗尿。

处方 ⑤

【组成】甘草、硫黄各50克，白芍、白术各20克，白矾10克。

【用法】前3味药水煎2次，每次1小时，两次药液混合在一起浓缩成膏状，再加入后两味药，烘干研细备用。用时取药粉0.2克敷脐，上盖一小块薄纸片，胶布固定，3～7天换药1次。

【主治】遗尿、小便失禁。

第二十六节 汗 证

一、概述

汗证，不因外界环境因素的影响而白天自然出汗过多的一种病症。稍活动则大汗淋漓者，称为自汗；夜间睡觉时出汗如洗，醒来汗止者，称为盗汗。二者都属于病态，宜于以医治。自汗与盗汗，都是由于人体阴阳偏盛、偏衰、腠理不固，毛窍疏松，致汗液外泄失常所致。中医认为，自汗证多属阳气虚衰，卫外不固；盗汗证多属阴虚内热，蒸汗外泄所致。本病在某些慢性病过程中往往也会发生，如中风、昏厥、虚脱等病出现的自汗或盗汗，应当针对其病因病机进行治疗。

二、辨证

一般来说，汗证属虚者多。自汗多属气虚不固，盗汗多属阴虚内热。但因肝火、湿热等邪热郁蒸所致者，则属实证。病程较久或病重者，会出现阴阳虚实错杂的情况。自汗久则可以伤阴，盗汗久则可以伤阳，出现气阴两虚或阴阳两虚之证。

三、处方

处方 ①

【组成】首乌30～60克。

【用法】将首乌研为细末备用。取药粉15～20克，用唾液调成糊状，敷于脐上，纱布覆盖，胶布固定。每天换药1次，直至病愈。

【主治】气虚或阳虚自汗。

【附注】唾液中含有溶菌酶，具有杀菌能力和提高刺激感觉经的功能，还有抗癌作用。

处方 ②

【组成】五倍子、枯矾、黄柏各等份。

【用法】将上药共研细末，过筛储存。取药末15～20克，用醋调制成糊，敷于脐上，纱布覆盖，胶布固定。每天换药1次，10次为1个疗程。

【主治】自汗，盗汗。

处方 ③

【组成】五倍子、煅牡蛎各等份。

【用法】二味混合共研细末，过筛密封保存。取药末15克，用醋调制成糊，敷于脐中，纱布覆盖，胶布固定。每天换药1次，10次为1个疗程。

【主治】阳虚，或气虚自汗。

处方 ④

【组成】郁金30克，五倍子9克。

【用法】研成细末。取10克细末，用适量蜂蜜调成两块药饼，置于两乳头上，外用纱布覆盖，胶布固定，每日1次。

【主治】自汗。

处方 ⑤

【组成】五倍子、公丁香、肉桂、细辛、吴茱萸各等份。

【用法】研末备用。取中药粉末20克，用食醋调湿，以能成形为度。做成3枚贰分硬币大小，分别贴在肚脐和左右涌泉穴，外用麝香止痛膏盖在上面固定。每日1

次，连续使用 1 周。为防止夜晚睡觉脱落，故需穿袜子睡觉，贴药后若局部皮肤出现水疱、破损等，应暂停，结痂后可继续贴敷。

【主治】小儿汗证。

处方 ⑥

【组成】黄柏 10 克。

【用法】研成细末，用冷开水调成两块药饼，置于两乳头上，外用纱布固定，每日 1 次。

【主治】盗汗。

处方 ⑦

【组成】等量五倍子、煅龙骨粉。

【用法】用冷开水调成糊状，敷脐部，外用纱布固定，每日 1 次。

【主治】盗汗。

处方 ⑧

【组成】五倍子 5 克。

【用法】研末，加水调成糊状，敷脐，外用胶布固定。

【主治】自汗、盗汗。

处方 ⑨

【组成】郁金 20 克。

【用法】研为细末，睡时用蜂蜜调涂于两乳头上。

【主治】自汗、盗汗。

处方 ⑩

【组成】五味子、五倍子各 100 克。

【用法】共研细末，过筛，加白酒适量调匀，敷于脐中，用热水袋加温，每 24 小时换药 1 次。汗止药停。

【主治】盗汗。

处方 ⑪

【组成】黄芪 15 克，白术、防风、白芷各 10 克，麻黄根、艾叶各 20 克。

【用法】上药加水 600 毫升，煎至 300 毫升，去渣，将两块干净的口罩浸泡其中，温度适中后，将口罩覆盖在肚脐、关元穴 15 分钟左右，然后重新将口罩浸泡药汁，再敷于肺俞、大椎穴 15 分钟，每日 1 次。

【主治】气虚自汗。

处方 ⑫

【组成】乌梅、生地各 10 克，浮小麦 15 克，大枣 5 枚，白芷 9 克，黄芪、透骨草各 12 克。

【用法】加水 600 毫升，煎至 300 毫升，去渣，将两块干净的口罩浸泡其中，温度适中后，将口罩敷在肚脐、关元穴 15 分钟左右，然后重新将口罩浸泡药汁，再敷于肺俞、大椎穴 15 分钟，每日 1 次。

【主治】阴虚自汗。

处方 ⑬

【组成】五倍子、煅龙骨各等份。

【用法】共研成细末，每次 10 克，用温开水或醋调成糊状，敷于脐部，外用胶布固定，每晚睡前敷，次晨取下，第二天再敷，连续两晚。

【主治】小儿体虚出汗。

处方 ⑭

【组成】五倍子、枯矾各等份，人乳适量。

【用法】将 2 药研成末，加入人乳调成膏。每穴取药膏 15 克，选取肚脐、气海、肾俞贴敷。1 日 1 换，一般 10～15 天见效。

【主治】盗汗。

第二十七节　呃　逆

一、概述

呃逆即打嗝，指气从胃中上逆，喉间频频作声，声音急而短促。是一个生理上常见的现象，由横膈膜痉挛收缩引起的。健康人也可发生一过性呃逆，多与饮食有关，特别是饮食过快、过饱，摄入很热或冷的食物饮料、饮酒等，外界温度变化和过度吸烟亦可引起。呃逆轻者，多偶发作，常可自行消失。重证为呃逆日久，持续不断，如果在急慢性疾病的严重阶段发生呃逆不止时，则为危笃的预兆，预后多不良。

二、辨证

● **胃中寒滞型**

呃声沉缓，连续不已，胃脘不舒，得热则减，舌苔白，脉迟缓。

● 胃火上逆型

呃声洪亮，烦渴便难，口臭喜冷饮，舌红苔黄，脉滑数。

● 气逆痰阻型

痰涎壅盛，呃有痰声，胸胁胀闷，或恶心纳呆，舌苔腻，脉弦滑。

● 脾胃阳虚型

呃声低沉，气不接续，面白肢冷，舌淡脉细弱。

● 胃阴不足型

呃声短促而不连续，舌干烦渴，纳少便干，舌红少苔，脉细数。

三、处方

处方 ①

【组成】丁香、附子、干姜、木香、羌活、茴香各60克，食盐250克。

【用法】药物共研细末，食盐炒热，用布包裹。取药末30克撒于8厘米×8厘米的胶布中间，敷肚脐，外铺薄布一块，将食盐袋放在肚脐上反复熨烫。每日1~2次。

【主治】温中驱寒，降逆和胃，适用于胃寒之呃逆。

处方 ②

【组成】芒硝、胡椒、朱砂各30克。

【用法】共研细末，取适量敷肚脐内，纱布胶布固定。每日1次，3次为1个疗程。

【主治】泄热通腑、和胃降逆。适用于胃火上逆之呃逆。

处方 ③

【组成】丁香、柿蒂、韭菜子、枳壳各等量。

【用法】上药共研末，取药末10克，以醋调为膏涂脐部。

【主治】胃寒呃逆。

处方 ④

【组成】公丁香、母丁香、刀豆壳、柿蒂、油官桂各10克，面粉、黄酒各适量。

【用法】药物研成细末，过筛后加入面粉拌匀，再加入黄酒调和，使软硬适度，制成小圆形药饼

2 个备用。取药饼 2 个，分别贴于肚脐和肾俞穴上，胶布固定。每日换药 1 次，10 日为 1 个疗程。

【主治】和胃降逆，适用于呃逆久发不愈者。

处方 ⑤

【组成】肉桂、沉香、母丁香、食盐各 30 克，麦麸 90 克。

【用法】前 4 味药共研细末。取 15 克，撒于 5 厘米×5 厘米的胶布中间，敷于肚脐，盖纱布，用布包炒热的麦麸，熨烫肚脐。麦麸包冷后，再炒热，再熨烫。

【主治】温补脾肾，和胃降逆。适用于脾肾阳虚之呃逆。

处方 ⑥

【组成】丁香 10 克，姜汁、蜂蜜各适量。

【用法】混合捣烂成膏贴于脐孔上，盖以纱布，胶布固定。每日换药 1 次，10 日为 1 个疗程。

【主治】呃逆久发不愈。

处方 ⑦

【组成】丁香、沉香、吴茱萸各 15 克，姜汁、蜂蜜各 15 毫升。

【用法】药物研成细末，加入姜汁和蜂蜜调成糊状。取药糊敷于肚脐，纱布胶布固定。每日换药 1 次。

【主治】适用于呃逆日久，或病后呃逆不休，呃声短而频繁者。

处方 ⑧

【组成】乌附子、小茴香、广木香、羌活、干姜、母丁香、食盐各等量。

【用法】取上药混合粉碎为末，过筛，敷灸时取药粉 15 克，撒于 5 平方厘米胶布中间，照制三张，分别贴于中脘、阴都、胃俞穴位，上盖净布，用麦麸炒热，布包，轮换熨敷三穴。

【主治】虚寒性呃逆。

处方 ⑨

【组成】龟版、熟地各 120 克，知母 70 克，黄柏 60 克，植物油 500 毫升，黄丹 250 克。

【用法】上四味药浸入油内，3～4 天后倒入锅内，炸枯去渣，过滤沉淀，再熬至滴水成珠时，徐徐下黄丹收膏，然后倒入水中出火毒，制成膏药。用时取膏药适量，烘热，摊于 4 平方厘米的牛皮纸上，分别贴气海、关元、阴都穴。每日 1 换，呃止即停。

【主治】胃阴不足之呃逆。

处方 ⑩

【组成】羌活、附子各 15 克，茴香、木香、干姜各 10 克，食盐 250 克。

【用法】将上药炒热，用布包裹，频熨天枢穴处，冷后即换。每日 1 次，呃止即停。

【主治】寒呃。

第二十八节 黄 疸

一、概述

黄疸是以面目、全身发黄，小便黄赤为主症的病证。中医认为，本病主要是湿邪所致。由于饮食不节嗜食肥甘厚味，多吃炙烤、酒类，或外感湿热邪毒，导致脾胃功能受损，从而使脾运失职，湿热蕴聚，脾胃升降失常，影响肝胆疏泄功能，致使胆汁不循常道，渗入血液，溢出皮肤，而发生黄疸。此外，胆道结石，虫体阻滞胆管，或乙型肝炎病毒感染等，可影响肝胆疏泄功能，以致胆汁外溢皮肤发黄。黄疸与现代医学传染性黄疸型肝炎颇为相似，具有传染性，应当预防为主，防止人群中间交叉感染。

本病临床辨证有阳黄和阴黄两类。阳黄起病急速，病程短，黄色鲜艳，以湿热为患；阴黄病程长，起病缓慢，黄色晦暗，多为寒湿而病。

二、辨证

◉ 阳黄

1. 湿热蕴蒸：分为热重于湿及湿重于热两类。热重于湿者，身目黄色鲜明，发热口渴，心中懊恼，恶心呕吐，小便短少，色黄赤，大便秘结，或腹部胀满，舌苔黄腻，脉象弦数；湿重于热者，发热不高，黄疸不如热重之鲜明，兼有头重身困，胸脘痞满，口淡不渴，舌苔厚腻微黄，脉象濡缓。

2. 热毒炽盛。发病迅速，身如黄金，高热烦渴，胸腹胀满，神昏谵语，衄血便血或肌肤出现班疹，舌质绛，苔黄而燥，脉象弦数或细数。

⊙ 阴黄

寒湿阻遏，黄色晦暗，纳少脘闷，或见腹胀，大便不实，神疲畏寒，舌质淡苔腻，脉象濡缓。

三、处方

处方 ①

【组成】鲜百部 50 克，糯米饭 1 小碗，米酒、温开水各 100 毫升。

【用法】先将百部捣烂如泥状，再取糯米饭同水、米酒掺和拌匀。取百部泥敷肚脐，将糯酒饭盖到百部泥上，纱布胶布固定。每日换药 1 次，7 日为 1 个疗程。

【主治】热重于湿之阳黄。

处方 ②

【组成】茵陈、栀子、大黄、芒硝各 30 克，杏仁 18 克，常山、鳖甲、巴豆霜各 12 克，淡豆豉 60 克。

【用法】共研细末，用时取 30 克，以水调成糊状，敷肚脐，固定。每日换药 1 ～ 2 次，10 次为 1 个疗程。

【主治】热度炽盛之黄疸（急黄）。

处方 ③

【组成】醋大黄 60 克，茵陈 30 克，黄连、黄芩各 12 克，陈皮、厚朴、苍术、甘草各 18 克。

【用法】共研细末，以姜汁调和如糊状，敷肚脐，固定。每日换药 1 次。

【主治】湿重于热之阳黄。

处方 ④

【组成】陈皮、厚朴各 15 克，苍术 24 克，甘草 9 克，茵陈、附子、干姜各 30 克，白术、枳实、半夏、橘红、云苓、泽泻、草寇仁、赤小豆、吴茱萸、当归、木通各 15 克，姜汁适量。

【用法】共研细末，用时取 15 克，以姜汁调成糊状。敷肚脐，固定。每日 1 次。

【主治】寒湿阻遏之阴黄。

处方 ⑤

【组成】茵陈 60 克，附片、干姜各 20 克。

【用法】共研细末，在锅内炒热。取适量填满肚脐，绷带固定，剩余用布包裹，趁热敷肚脐。每日换药 1 次。

【主治】气血两虚之阴黄。

处方 ⑥

【组成】茵陈 30 克，明矾 15 克，滑石、大麦芽各 10 克。

【用法】诸药共研细末备用。用时取药末 30 克纳入脐中，纱布覆盖，胶布固定。每天换药 1 次，10 天为 1 个疗程。

【主治】黄疸。

处方 ⑦

【组成】青背鲫鱼 1 条，砂仁、白糖各 30 克，硝石、矾石各 10 克，蚌壳 1 个（另用）。

【用法】以上诸药混合共捣如如膏。取药膏填满蚌壳，覆于脐上，用纱带束紧固定。每天换药 1 次，5 天为 1 个疗程。

【主治】阳黄。

【附注】该方曾治愈病人颇多，通常用药 3～5 天疗效显著，退黄快，颇验。

第二十九节　中　暑

一、概述

中暑，是人们夏季长时间受烈日曝晒，或高温作业引起的常见急证，多因体质虚弱，暑热或暑湿秽浊之气乘虚侵入人体所致。轻者头痛、头晕、恶心、呕吐；重者可突然晕倒，面色苍白，呼吸不匀，血压降低，甚至高热昏迷。本病应以预防为主，如果发现中暑，应设法迅速进行抢救。

二、辨证

● 暑入阳明

头痛头晕，恶热心烦，面红气粗，口燥渴饮，汗多，舌红少津，脉洪大而空。

● 暑犯心包

猝然昏倒，不省人事，身热肢厥，气粗如喘，牙关微紧或口开，脉洪大或滑数。

● 阴阳离决

头晕心慌，四肢无力，汗出肢冷，昏倒，脉细数而微。

三、处方

处方 ①

【组成】清凉油一盒。

【用法】将清凉油半盒填入脐中，用手轻轻按之。另用清凉油涂双侧太阳穴，并轻轻按穴位。一般敷药后半小时症状逐渐消失而病愈。

【主治】中暑。

处方 ②

【组成】硫黄、硝石各 15 克，明矾、雄黄、滑石各 8 克。

【用法】将上药混合粉碎为末，过筛，以白面 50 克，加水掺药末调如糊状。治疗时，取药糊分别涂布神阙、天枢（脐旁 2 寸）、气海（脐下 1.5 寸）、关元（脐下 3 寸）穴位，干后另换，每日不间断。

【主治】中暑轻症。

处方 ③

【组成】路旁热土适量。

【用法】取路旁晒热细土面，趁热用之。将患者移至通风阴凉处平躺，将热土敷在患者脐上，同时用手指按压人中穴 10 分钟。

【主治】中暑。

处方 ④

【组成】活蛤蟆 1 个。

【用法】将活蛤蟆剖开腹皮，将剖开的蛤蟆直接敷在患者的肚脐

上，外用纱布带束之，2 小时换药
1 次。

【主治】中暑。

处方 ⑤

【组成】冰 1 块。

【用法】将冰敷置于腹上，使
体温降至基本正常为止。畏风恶寒
者忌用。

【主治】暑入阳明型。

处方 ⑥

【组成】地龙、吴茱萸各适量。

【用法】将上药研细末，与适
量的面粉混合，调醋成饼，贴于涌
泉穴，外用纱布包裹。每日 1 次，
7 日 1 个疗程。

【主治】暑入阳明型。

处方 ⑦

【组成】温热水，或热土，或
盐，或热水袋。

【用法】布蘸温热水，或布包热
土，或将盐炒热布包，或用热水
袋，敷于腹部的气海、关元、神阙
等穴位，冷之则易，使其阳回厥复。

【主治】中暑神昏。

处方 ⑧

【组成】滑石 18 克，甘草 3 克。

【用法】上药 2 味，煎水熨，
并敷脐腹。

【主治】中暑。

处方 ⑨

【组成】北细辛、猪牙皂各 9 克。

【用法】上药共研极细面，瓶
装密封备用。用时先取药末适量，
用唾液调如糊状，涂于脐上及脐
周。另用药粉少量吹入患者鼻孔
内，待打喷嚏时即可苏醒。

【主治】中暑昏倒。

处方 ⑩

【组成】银花、菊花各 30 克，
冰块适量。

【用法】水煎，滤液冷却，先
浸透毛巾，再用毛巾包好冰块，放
置患者头部、颈部、腋部、腹股沟
等大血管分布区，每日冷敷 30 分
钟，5 分钟更换 1 次，直至体温降
至 39℃，再去冰块，单用冷敷药
液湿敷。

【主治】中暑高热。

第三十节 虚劳

一、概述

虚劳是一种慢性虚弱性的疾患,它与后世所称的狭义的肺劳不同。凡见有长时间的咳嗽、吐血、气急、潮热、肌肤消瘦、惊悸、盗汗、失眠、遗精、腰膝疼痛或面色苍白、恶寒倦怠、少气懒言、食少便溏、肢末常冷等症者,皆属虚劳的范畴。虚劳的成因有由于先天不足禀赋薄弱,有由于劳倦过度、气血内伤、后天失养、久病体虚、积劳内伤、久虚不复。其他如饮食起居不节、七情六欲所伤及疾病失治误治等均可导致本病的发生。虚劳证候虽多,但总以五脏六腑虚损,气血阴阳不足为主要的辨证依据。

二、辨证

● 气虚虚劳

面色萎黄,气短懒言,语声低微,体倦乏力,动则汗出,易感冒,腹胀,纳差,便溏。舌质淡胖、苔薄白,脉虚大无力。

● 血虚虚劳

面色唇甲淡白,头晕眼花,心悸心慌,形体消瘦,肌肤粗糙,月经量少或闭经。舌质淡,脉细弱。

● 阴虚虚劳

两颧潮红,唇红口干,午后低热,手足烦热,失眠遗精,盗汗。舌质红苔少,脉细数。

● 阳虚虚劳

面色苍白,畏寒肢冷,自汗,喜卧懒动,口淡吐清涎。舌质淡胖嫩,苔白润,脉沉细。

三、处方

处方 ①

【组成】龙骨、虎骨、蛇骨、南木香、雄黄、朱砂、乳香、没药、丁香、胡椒、夜明砂、五灵脂、小茴香、两头尖、附子、青盐各等量，人工麝香 0.5 克。

【用法】除人工麝香外，其余药物混合共研细末，过筛密封储存备用。先取人工麝香三分，纳入脐中，再取药末 15～20 克填入脐内，上盖槐树皮，用艾炷灸之，灸至腹中作声，大便泻下涎物为止，如法 2～3 天灸 1 次。灸后令服米汤或温黄酒，以助药力，病愈为止。

【主治】各种虚损，阴虚、血虚、阳衰、气弱等，并有益寿延年之功效。

处方 ②

【组成】川乌、乳香、没药、川断、朱砂各 15 克，明雄 10 克，人工麝香 0.5 克。

【用法】除人工麝香外，诸药混合共研细末过筛保存备用。先用 0.15 克人工麝香填入脐内，再取药末 15～20 克纳入脐中，上盖槐树皮，上用艾炷灸之。灸至腹内作响，大便泻下涎物为止。如法 2 天灸 1 次，灸后饮米汤或少量温黄酒，以助药力，直至病愈。

【主治】虚劳。

处方 ③

【组成】五灵脂、乳香、没药、夜明砂、小茴香、白芷、木香、胡椒、丁香、吴茱萸、肉桂、干葱头、附子各 20 克。

【用法】共研细末。加 10 克艾绒混匀塞进直径为 10 厘米布袋中备用。取药末适量用黄酒将药末调成膏状敷肚脐，并施以温和灸，每次灸 20～30 分钟，隔日 1 次，其余时间令病人将布袋系于腹部，药袋对准肚脐。

【主治】虚劳。

处方 ④

【组成】牛肚 1 个，黄芪 250 克，党参、白术、当归各 187 克，熟地黄、半夏、香附、麦门冬各 125 克，云苓、五味子、白芍、益智仁、补骨脂、胡桃肉、陈皮、肉桂、甘草各 62 克，砂仁、木香各 22 克，干姜 15 克，大枣 10 枚，芝麻油、黄丹各适量。

【用法】用芝麻油先熬牛肚，去渣，除黄丹外，再入其余药物，至枯黄色后，过滤去渣，再熬油至滴水成珠时离火，徐徐加入黄丹，并搅拌，收膏。倒入冷水中浸泡 3～5 日去火毒，每日换水 1 次。取膏药置水浴上溶化，摊涂纸上或布上，每贴重 20～30 克，贴敷于脐部及膻中。每 3 日更换 1 次。

【主治】肺气虚之虚劳。

处方 ⑤

【组成】白人参、丹参、苦参、黄芪、紫草、败酱草各 30 克，当归、生地黄、熟地黄、郁金、茯苓、白术各 15 克，陈皮 10 克。

【用法】将上药烦躁，粉碎。过 100 目筛。洗净肚脐，再以 75% 酒精棉球擦拭，取药 0.3～0.5 克，用 2% 氮酮 3～5 毫升调成糊状，填满肚脐，外用麝香膏固封 24 小时。隔日治疗 1 次，10 次为 1 个疗程，每疗程间隔 7 日，共治疗 3 个疗程。

【主治】适用于长期疲乏无力和劳动后症状加重，兼头晕、失眠、气短、低热、食欲不振和关节疼痛等症状。

处方 ⑥

【组成】丹参、远志、石菖蒲、硫黄各 20 克。

【用法】共研细末。用时加白酒适量，调成膏状，敷肚脐，再以棉花填至与肚脐平齐，胶布固定。每晚换药 1 次。

【主治】虚劳。

第三十一节 面肌痉挛

一、概述

面肌痉挛，又称面肌抽搐症。症状表现是单侧面部表情肌不自主的阵发性不规则抽搐。轻者表现为一侧眼睑不自主跳动，重者可引起半边面肌强烈抽搐。每天可发作数十次、上百次，极个别的可在睡眠中发作，或两侧同时发生。久病患者，可伴有头晕、头痛、失眠、多梦、记忆力减退等症状。中医认为，本病的致病因素，常与情志刺激，精神紧张，劳累伤脾，气血亏虚或肝阴不足，筋脉失养，以致肝风内动，而引起肌肉抽搐痉挛。

二、处方

处方 ①

【组成】威灵仙、白芍、川芎、炙甘草各20克。

【用法】将上药研为细末，用纱布包裹，蒸30分钟备用，取布包好，趁热敷于地仓、颊车、下关、阿是穴，每次敷20分钟。每日2次，10～15日为1个疗程。

【主治】面肌痉挛。

处方 ②

【组成】全虫10克，蜈蚣6克，安定12片，卡马西平16片，地巴唑10片。

【用法】上药共研极细末，密贮备用。用时每次取药粉0.3克，填于脐内。外用伤湿止痛膏贴固，每日换药1次，15次为1个疗程。

【主治】面肌痉挛。

处方 ③

【组成】天麻、全蝎、僵蚕、防风、羌活、芥穗各等份。

【用法】将上药混合共研细末，过筛密封保存。用时先用75%酒精脐部消毒，趁湿取药末适量填入脐中，外用胶布贴严。每2天换药1次，10次为1个疗程。

【主治】面肌痉挛。面肌不自主抽动，不时频发。

【附注】本法来源于清代宫廷的外治法。据《清代宫廷医话》，此方治本证有疗效。

处方 ④

【组成】全蝎、僵蚕、防风、白芷、羌活、荆芥穗、天麻各15克。

【用法】将上述药物混合共研成细末，瓶贮密封备用。临用前先用75%医用乙醇或温开水洗净患者脐孔皮肤，趁湿取药末填满脐孔，外用胶布封贴。每2日换药1次，病愈停药。

【主治】面肌痉挛。

第二章 内科疾病贴敷疗法

外科疾病贴敷疗法 第三章

第一节 风湿性关节炎

一、概述

　　风湿性关节炎是一种常见的急性或慢性结缔组织炎症，可反复发作并累及心脏。临床以关节和肌肉游走性酸楚、重著、疼痛为特征，属变态反应性疾病，是风湿热的主要表现之一。寒冷、潮湿等因素可诱发本病。下肢大关节如膝关节、踝关节最常受累。中医将类风湿性关节炎统归于"痹病"范畴，"痹"即闭阻不通之意。

二、辨证

● 行痹

　　属风气盛者；肢体关节疼痛，游走不定，多见于腕、肘、踝、膝等关节，屈伸不利，或伴有恶、寒、发热等表现，舌苔薄白，脉浮。

● 痛痹

　　属寒气盛者；肢节关节疼痛较剧，疼有定处痛如椎刺，得热则减，遇寒则剧，关节屈伸不利，局部有冷感，苔白脉弦紧。

● 着痹

　　属湿气盛者；肢体关节疼痛以重者麻木为主，病有定处，甚则关节肿胀，手足笨重，活动不便，舌苔白腻，脉象濡缓。

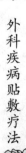

145

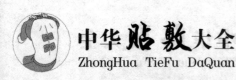
◉ 热痹

关节红肿热痛，甚则痛不可近，得冷则舒，活动受限并多兼有发热口渴，多汗、烦躁、舌苔黄躁，脉滑数。

三、处方

处方 ①

【组成】当归、川芎、白芷、陈皮、苍术、厚朴、半夏、麻黄、枳壳、桔梗各 3 克，干姜、桂枝、吴茱萸各 1.5 克，羌活、独活各 6 克。

【用法】药物共碾成细末，储瓶备用。用时将药末搅匀，摊涂于布上，每贴重 20 ~ 30 克，贴于神阙及命门穴。每 3 日更换 1 次。

【主治】痛痹。

处方 ②

【组成】青艾、当归、川芎、血竭花、穿山甲、地龙、海马、没药、乳香、杜仲、防风、麻黄、木瓜、牛膝、木香、川椒各 9 克，马钱子 15 克，麻油 500 毫升，樟丹 250 克。

【用法】上药用麻油炸枯去渣，入黄丹熬搅收膏，收瓷器中保存。

用时贴患处。每日 1 次。

【主治】风寒湿痹。

处方 ③

【组成】川乌、防风、白芷各 30 克。

【用法】共研细末，略加开水，趁热调敷痛处。

【主治】风湿性关节炎，老人关节疼痛。

处方 ④

【组成】紫荆皮 30 克，赤芍、独活各 18 克，葱白 7 寸。

【用法】共研细末，每次取 15 克，加葱搅捣如泥状，烘热摊纱布上，贴敷患处。

【主治】风湿性关节炎。

处方 ⑤

【组成】秦艽、桂枝、羌活、独活各 30 克，桑枝 50 克，乳香、没药各 20 克。

【用法】共研粗末，干炒热拌适量白酒，装入布袋，敷患处。敷时不限，凉后再加热敷。每日 2 ~ 3 次，均加酒。每副药可用 2 天。

【主治】关节炎（风寒湿痹证）。

处方 6

【组成】生半夏 30 克，生栀仁 60 克，生大黄、黄柏各 15 克，桃仁、红花各 10 克。

【用法】上药研细末后，装瓶备用。用时用醋调敷患处，干则再加醋调敷。每日 1 次，7 ~ 10 日为 1 个疗程，每疗程间隔 3 ~ 5 日。

【主治】热痹。

处方 7

【组成】附片、木香、炒吴茱萸、马兰子、蛇床子、肉桂各 12 克，生姜汁适量。

【用法】将前 6 味药共碾成细末，装瓶备用。用时取药末 6 克，以生姜汁调如膏状，敷于脐内，外盖以纱布，胶布固定。每日换药 1 次，10 次为 1 个疗程。

【主治】行痹（风湿性关节炎）。

处方 8

【组成】人参 3 克，附子、白术、茯苓、炒白芍各 10 克，麝香膏 1 贴。

【用法】上药前 5 味，煎汤，将汤药抹心腹及四肢，并炒熨之，麝香膏贴脐部及对脐处。

【主治】寒痹。

处方 9

【组成】当归、桂枝各 10 克，木通、细辛、芍药、甘草各 3 克，大枣 25 枚，麝香膏 1 贴。

【用法】前药 7 味煎汤，汤抹心腹及四肢，并炒熨之。麝香膏贴脐部及对脐处。

【主治】四肢痹痛。

处方 10

【组成】肉桂、干姜各 120 克，白胡椒、细辛各 60 克，公丁香、生川乌、生草乌、甘松各 30 克，蜂蜜 680 克。

【用法】蜂蜜炼成膏，同时将余药共研细末，入蜂蜜膏内，拌匀即成，取上药膏摊在白布上，贴患

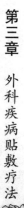

第三章 外科疾病贴敷疗法

处，再以绷带包扎固定。不可中途解开，敷后患处有灼热感和奇痒，属正常现象，经过这个阶段，病情即将好转。

【主治】风湿性关节炎。

处方 ⑪

【组成】生姜、花椒各 60 克，葱 500 克。

【用法】将各味共煎水。放盆中，边熏边洗，使患处出汗为度。

【主治】风湿性腰腿痛。

处方 ⑫

【组成】草乌、川乌、牛膝、当归、香附、独活、鸡血藤、郁金香各 10 克，木瓜、川芎各 12 克，细辛 3 克，鲜生姜 250 克，70% 酒精适量。

【用法】先将前 11 味药磨成粗粉，加入生姜和酒精，捣烂拌匀，敷于患处，每日 1 换，7 日为 1 个疗程。

【主治】痛痹。

处方 ⑬

【组成】鲜透骨草 60 克。

【用法】将透骨草捣烂如泥，敷于患处，外盖纱布，胶布固定，每日 1 换，7 日为 1 个疗程。

【主治】热痹。

处方 ⑭

【组成】仙人掌适量。

【用法】捣成泥状，涂敷患处。

【主治】风湿性关节炎。

处方 ⑮

【组成】新鲜小蓟 2 份，蓖麻子 1 份（去皮）。

【用法】捣成膏，均匀敷于关节上，厚度约五分硬币厚，外用塑料薄膜包扎，上盖毛巾，4 小时后关节处发热，可见米粒及豆粒大小红色斑疹，微痒。敷药时间一般为夏季 4~6 小时，春秋季节 6~8 小时，注意不可敷药时间过长，以免起水疱。

【主治】风湿性关节炎。

处方 ⑯

【组成】嫩苍耳子适量。

【用法】将其捣烂，成泥状（可加适量白酒或黄酒），敷于患处，再用纱布或布条扎紧。敷30～60分钟即可（如病情重也可敷时间长些）。拔的水疱越大，效果越好。

【主治】风湿性关节炎。

【注意】若一次用药没有治愈，请等15天后再依法用药。

处方 ⑰

【组成】桃仁、白芥子各6克。

【用法】上药研细末，用适量蛋清调成糊状，外敷关节痛处，3～4小时可止痛。注意不可久敷。

【主治】风湿性关节炎。

处方 ⑱

【组成】马钱子、乳香、甘草各9克，麻黄12克，透骨草30克，细辛10克。

【用法】上药研粉，装瓶备用。临用时将药粉用香油调成糊状，敷于患处，然后用纱布或塑料布等物覆盖，以纱布固定。每次敷药约24小时，3次为1个疗程。

【主治】风湿性关节炎。

处方 ⑲

【组成】鲜紫花地丁适量。

【用法】上药捣烂敷患处。

【主治】风湿性关节炎。

处方 ⑳

【组成】蒲公英120克。

【用法】上药加水煮成药液，用毛巾浸透，湿敷患处。

【主治】关节酸痛。

处方 ㉑

【组成】山栀子、飞罗面各等份。

【用法】上药用开水或醋、黄酒、蛋清调成糊状，敷痛处。敷处现青色，无碍，数日可退。

【主治】风湿性关节炎。

处方 ㉒

【组成】菖蒲、小茴香各60克，食盐500克。

【用法】上药同炒热，布包，烫患处。

【主治】肢体关节冷痛，遇寒痛增，得热痛减者。

处方 ㉓

【组成】独活300克，威灵仙、伸筋草、五加皮、川乌、山川柳各

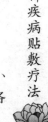

150 克，鸡血藤 200 克。

【用法】研为细末。用时取适量，用白酒调为糊状。敷脐，用电吹风吹药，药吹干后即可除去。每日 1 次，10 次为 1 个疗程。

【主治】关节疼痛。

处方 ㉔

【组成】石蒜、生姜、葱各适量。

【用法】上药捣烂，外敷患处。

【主治】关节疼痛，怕风畏寒者。

处方 ㉕

【组成】当归、川芎、赤芍、桃仁、红花、丹参、川牛膝、秦艽、防风、鹿衔草、桑寄生、川续断、仙灵脾、补骨脂各 10 克，生甘草 5 克。

【用法】共研细末。用时取适量，用米酒调成糊状。敷脐，固定。每日换药 1 次，4 周为 1 个疗程。

【主治】关节疼痛。

第二节　肩关节周围炎

一、概述

肩关节周围炎又称肩周炎，俗称凝肩、五十肩。以肩部逐渐产生疼痛，夜间为甚，逐渐加重，肩关节活动功能受限而且日益加重，达到某种程度后逐渐缓解，直至最后完全复原为主要表现的肩关节囊及其周围韧带、肌腱和滑囊的慢性特异性炎症。肩周炎是以肩关节疼痛和活动不便为主要症状的常见病症。本病的好发年龄在 50 岁左右，女性发病率略高于男性，多见于体力劳动者。如得不到有效的治疗，有可能严重影响肩关节的功能活动。肩关节可有广泛压痛，并向颈部及肘部放射，还可出现不同程度的三角肌萎缩。

二、辨证

● 风寒湿痹型

可见肩周重滞疼痛、酸胀不舒，夜间尤其明显，肩关节屈伸不利，苔薄白或白腻，脉弦滑或沉细。

● 气血两虚型

可见面色无华、气短乏力，肩关节疼痛，劳累痛更加重，休息则减轻，舌淡苔薄白，脉沉细乏力。

● 肝肾亏损型

可见头晕、目眩、耳鸣、步履无力，肩关节功能障碍明显，举动无力，但疼痛不甚明显，舌偏红、脉细弱。

● 筋骨损伤型

可见骨折以及上肢其他部位筋骨损伤，长期固定或日久的累积性损伤，使瘀血凝滞，风寒湿痹。

三、处方

处方 ①

【组成】葱汁、蒜汁、姜汁、米醋各300毫升，凤仙花汁100毫升，飞箩面（即灰面）60克，牛皮胶120克。

【用法】先将葱、蒜、姜汁与醋混合，放锅内加热，熬至极浓时，加入牛皮胶融化，再入灰面搅匀，略熬成膏。选肩髃、肩髎、曲池穴。取8平方厘米胶布数块，用膏摊贴中间，分别贴于穴位，换药1日1次，止痛甚速。

【主治】用于肩关节受侵袭，形成酸楚疼痛，臂不能举，活动困难。

处方 ②

【组成】络石藤1000克，全蝎、地鳖虫、独活、肉桂、乌附片各20克，桑寄生200克，当归40克，干姜10克，乳香、没药各30克，冰片6克，桑枝1握。

【用法】上药除络石藤、当归、桑枝外，其余诸药混合略炒（冰片不炒），粉碎为末，过筛取末，再取络石藤、当归、桑枝加水煎取头汁和二汁，去渣浓熬，离火，加入诸药末调和成膏。取胶布5~8平方厘米数块，将药膏摊中间，分别贴于肩髃、曲池、天宗等穴位上。每日换药1次。

【主治】肩臂疼痛。

第三章　外科疾病贴敷疗法

处方 ③

【组成】生川乌、生草乌、樟脑、白芥子各等份。

【用法】上药捣细末，食醋调成糊状，敷肩部，上盖热水袋热敷，每次 30 分钟，早晚各 1 次。

【主治】肩关节周围炎。

处方 ④

【组成】芒硝 50 克，马钱子、黑老虎各 100 克。

【用法】水煎熏洗患处，每次 20 分钟。每日 2 次。

【主治】各型肩周炎。

处方 ⑤

【组成】生半夏、生南星、白芷、生川乌、生草乌、细辛、红花、没药、乳香、生葱、白酒各适量。

【用法】上药共研细末，再加生姜、生葱捣烂，兑适量白酒，一齐入锅内炒热，敷于患肩部，外包固定，隔日换药 1 次。如有皮肤对药过敏者，可用纱布蘸清油隔在皮肤上，再敷药。

【主治】肩周炎各期。

处方 ⑥

【组成】生川乌、生草乌、刘寄奴、伸筋草、红花、乳香、没药、白芷、羌活、独活、赤芍、骨碎补、细辛、桂枝、干姜各等份。

【用法】研为粗末，白酒 200 毫升拌匀，装入布袋内，每袋重约 150 克，放锅上蒸 10 ~ 15 分钟，取出，稍晾一下，趁热熨患处（注意不要烫伤），早晚各 1 次。

【主治】肩周炎。

处方 ⑦

【组成】草川乌、天南星、姜黄、羌活、苍术、半夏各 20 克，白芷、乳没药各 15 克，红花、细辛各 10 克。

【用法】上药共研细末，加白醋、蜂蜜、白酒、葱白（捣烂）、鲜生姜末各适量，再加白胡椒 30 粒（研末），以上药物共炒热后，用旧布袋装，热敷患肩 30 分钟，1 日 2 次，连用 7 天。

【主治】肩周炎。

处方 ⑧

【组成】吴茱萸、薏苡仁、莱

菔子、菟丝子、紫苏子、生食盐各30克。

【用法】诸药研为粗末，先将生食盐放锅中炒黄，再加入中药末拌炒至微变色，然后倒布袋内，外敷患肩，边熨敷边活动肩关节直至药温已低为止。隔时复炒再敷，每日3次。

【主治】肩关节周围炎。

处方 ⑨

【组成】川乌、草乌、樟脑各90克。

【用法】上药研末，根据疼痛部位大小，取药末适量，用食醋将药末调成糊状，均匀敷于患处及压痛点，厚约0.5厘米，外裹纱布，用热水袋压在局部热敷约30分钟，每日1次。

【主治】肩周炎。

处方 ⑩

【组成】吴茱萸、薏苡仁、莱菔子、菟丝子、紫苏子各30克。

【用法】先将30克食盐放在铁锅里炒黄，再加入上药拌炒，将药炒至微变色为度，然后倒在一块布上，包缠好后热熨患肩。一边熨，一边作肩关节上举、后伸、内收、外展、内旋等活动，直至熨药温度降低为止。3小时复炒以上药物，再熨烫1次，每天3次，同法连续治疗两天，第3天将以上药物水煎熏洗患肩2次。

【主治】肩周炎属风寒湿、瘀滞型。

第三节 腰椎间盘突出症

一、概述

腰椎间盘突出症主要是因为腰椎间盘各部分（髓核、纤维环及软骨板），尤其是髓核，有不同程度的退行性改变后，在外力因素的作用下，椎间盘的纤维环破裂，髓核组织从破裂之处突出（或脱出）于后方或椎管内，导致相邻脊神经根遭受刺激或压迫，从而产生腰部疼痛，一侧下肢或双下肢麻木、疼痛等一系列临床症状。

二、辨证

● 气滞血瘀型

多数因腰部扭伤引起。腰痛症状明显，脊柱侧弯，腰4～5间有明显压痛点，向下肢放射，患者在咳嗽、大笑时症状加重，疾病晚期可见患者肌肉萎缩，直腿抬高试验阳性，强迫体位，脉弦数或细涩，舌质暗紫。

● 风寒阻络型

无明显外伤史，天气湿潮加重病情。患者腰腿疼痛有沉重感，自觉四肢湿冷，症状随天气变化，脊柱侧弯、椎旁压痛或放射痛，患者喜暖恶寒，脉沉迟，舌苔白腻。

● 湿热下阻型

无明显诱因，遇热症状加重。腰腿疼痛，肢体无力，疼痛处有热感，遇热或者雨天疼痛加重，患者恶热口渴，小便短赤，脉弦数或濡数，舌苔黄腻。

● 肝肾两虚型

患病时间长而不愈。腰腿疼痛久治不愈，症状反复发作，患者筋骨萎软，按压疼痛处症状有所缓解，劳累后症状明显加重，侧卧时症状减轻，有时腿部发麻时伴有耳鸣耳聋，脉弦细尺脉弱，舌淡苔白。

三、处方

处方 ①

【组成】制川乌、赤芍、续断、泽兰、白芷、生南星各200克。

【用法】上药共研细末过筛，用蜂蜜调匀，将药贴敷于患侧环跳、殷门、委中、承山穴。5天换药1次。连治5～10次。

【主治】坐骨神经痛。

处方 ②

【组成】乳香12克，自然铜6

克，大黄 10 克，黄连 20 克。

【用法】上药共研细末，调拌凡士林，外贴敷患处。隔日 1 次，连敷 10～30 次。

【主治】腰椎间盘突出症（热痹）。

处方 ③

【组成】藁本、续断、苏木各 30 克，防风、白芷、附子、川乌、草乌各 20 克，金毛狗脊、独活各 45 克。

【用法】上药共研细末，用稀棉布制成棉布兜，将药粉铺在其中，日夜穿戴在腰部。

【主治】腰椎间盘突出症（肾虚型及风寒痹证）。

处方 ④

【组成】川乌、草乌各 50 克，羌活、白芷各 40 克，麻黄、肉桂各 30 克，干姜 36 克，细辛 18 克，白酒 1000 毫升。

【用法】将上药装入盛白酒的坛内密封浸泡 15 天即成，用医用棉签蘸药酊涂擦患处。每日 2 或 3 次，5 天为 1 个疗程。

【主治】腰椎病。

处方 ⑤

【组成】乳香、杜仲、没药各 12 克，马钱子、生川乌、生草乌各 6 克，骨碎补 20 克，麻黄、自然铜各 10 克。

【用法】上药炼制成膏备用。取药膏适量，外敷患处。每日 1 次，10 日为 1 个疗程。

【主治】各型腰椎间盘突出症。

处方 ⑥

【组成】千年健、葛根、羌活、独活、川乌、草乌、透骨草、五加皮、川芎、刘寄奴各 10 克，马钱子 2 克。

【用法】上药共研细末，装入布袋中备用。先用正骨水涂患处，按摩至皮肤发红，再将药袋置于患处，用热水袋加热外敷。每次 2 小时，每日 2 或 3 次，5 天换药 1 次，10 天为 1 个疗程。

【主治】腰椎病。

处方 ⑦

【组成】威灵仙、熟地黄、乌梢蛇、独活、羌活、牛膝、穿山甲、当归、红花、延胡索、全蝎各10克,冰片3克,人工麝香1克。

【用法】将上药按传统油性黑膏药的制法制备而成,贮瓶备用。用时以本膏药贴敷于椎体突出部位,治疗期间不需卧床休息,还可适量做些力所能及的体力劳动。每7天更换1次,10贴为1个疗程。

【主治】腰椎间盘突出症。

处方 8

【组成】牡丹皮、马钱子、两面针、秦艽、洋金花,按3:0.5:3:3:0.5配药。

【用法】研粉,用水、蜜调制糊状热敷穴位,用时每穴每次5~10克,纱布覆盖,胶布固定。隔日1次,每次6~8小时,15次为1个疗程。

【主治】腰椎间盘突出症。

处方 9

【组成】当归、狗脊各120克,石楠藤150克,木瓜、牛膝、伸筋草、骨碎补、丹参、苍术、桂枝、桑寄生、透骨草、五加皮各100克,

红花、羌活、独活、秦艽、防风、千年健、威灵仙、寻骨风各50克,制川乌、草乌各30克,米醋4000毫升。

【用法】上药(除米醋)研粗末,分2份用。取1份以米醋拌和以握成团,落地即散为度,入锅炒温度达到50℃~60℃,分别装2个30厘米×20厘米的布袋,轮换热敷腰突部位,凉后加醋加温。每日敷3~4次,4天1付,8天为1个疗程。

【主治】腰椎间盘突出。

处方 10

【组成】羌活、独活、桑枝、木瓜、京三棱各12克,川芎10克,桂枝6克,当归、海风藤、丹参各15克,乳香、没药各5克。

【用法】上药共研细末,用醋调匀,制成饼状,贴敷时根据患者病情分别选取足太阳膀胱经穴或足少阳胆经穴,如大肠俞、环跳、阳陵泉、委中、绝骨等,一般取患侧穴,用追风膏将药饼固定在穴位上。

【主治】腰椎间盘突出症。

第四节 颈椎病

一、概述

颈椎病是指因颈椎间盘变性、颈椎骨质增生所引起的，以颈肩痛，放射到头枕部或上肢，甚重者出现双下肢痉挛，行走困难，以致于四肢瘫痪为主要表现的综合征的病症。少数患者会有眩晕。

二、辨证

● 瘫痪型颈椎病

下肢麻力、无力，腿发软，易跌倒，行走不便，有踏棉花感，甚至可出现大小便障碍。患者常有头颈疼痛等表现。

● 痹痛型颈椎病

颈部疼痛、上肢放射痛、颈部活动受限。

● 眩晕型颈椎病

头晕目眩、头昏、头痛、耳鸣，颈部活动受限，尤不能旋转，甚至可出现猝倒。

三、处方

处方 ①

【组成】当归、羌活、藁本、制川乌、黑附片、川芎、赤芍、红花、地龙、血竭、石菖蒲、灯心草、细辛、桂枝、紫丹参、防风、莱菔子、威灵仙各300克，乳香、没药各200克，冰片20克。

【用法】上药除冰片外共研末，和入冰片，装入枕头。令患者枕垫于颈项下患处。每日使用6小时以上，3个月为1个疗程。一般用2~3个疗程可显效。

【主治】颈椎病。

处方 ②

【组成】生草乌、细辛各10克，洋金花6克，冰片16克，

50% 酒精 500 毫升。

【用法】先将前 3 味药研末，用酒精 300 毫升浸入，冰片另用酒精 200 毫升浸入。每日搅拌 1 次，约 1 周后全部溶化，滤净去渣，将二药液和匀，用有色玻璃瓶贮藏。每次用棉球蘸药液少许涂痛处或放痛处片刻，痛止取下。每日 2 ~ 3 次。一般用药 1 周可使疼痛缓解。

【主治】颈椎、腰椎及足跟骨质增生。

处方 ③

【组成】透骨草、伸筋草、千年健、威灵仙、路路通、荆芥、防风、防己、附子、桂枝、羌活、独活、麻黄、红花各 30 克。

【用法】上药共研为细末，分别装入长布袋中，每袋 150 克。水煎 20 ~ 30 分钟，取出稍凉后热敷颈肩疼痛处。每日 1 次，2 个月为 1 个疗程。一般用药 2 ~ 3 个疗程可显效。

【主治】各型颈椎病。

处方 ④

【组成】姜黄 15 克，天麻、杜仲、川芎、白芷各 12 克，乳香、

没药、血竭各 10 克，三七、川椒各 6 克，白酒或米醋 150 毫升，人工麝香或冰片少许。

【用法】将前 10 味药共研为细末，置白酒中微煎成糊，或用米醋拌成糊。摊在纱布上，并将人工麝香或冰片少许撒在药上，贴敷患处。干后可将药重新调成糊再用，每块药布之药可连用 3 ~ 5 次，15 次为 1 个疗程。一般用药 1 ~ 3 个疗程可好转。

【主治】各型颈椎病。

处方 ⑤

【组成】威灵仙、山橙各 100 克，羌活、苍术、川乌、大茴香、川芎、姜黄、白芷各 50 克，桂枝、吴茱萸各 30 克。

【用法】上药烘干，辗细粉，装药袋 30 厘米×20 厘米×5 厘米。将药袋置于枕后。每天 10 小时，10 天为 1 个疗程。

【主治】各型颈椎病。

处方 ⑥

【组成】葛根、桂枝、当归、赤芍各 12 克，威灵仙 18 克，鸡血藤、豨莶草各 30 克，肉苁蓉、骨

碎补各 20 克。

【用法】上药连续煎熬 2 次，得煎液适量，置火上保温。用厚布蘸汤液热敷患处 30 分钟。药液可连续用 3 天。

【主治】颈椎病。

处方 ⑦

【组成】吴茱萸、菟丝子、白芥子、莱菔子、苏子各 60 克。

【用法】将 5 药用布包裹，微波炉加热敷颈。1 日 2～3 次，每次 45 分钟。

【主治】神经根型颈椎病。

处方 ⑧

【组成】急性子 50 克，草乌、川乌各 10 克，白芷 25 克，马钱子、川椒各 15 克，三七、冰片各 20 克。

【用法】上药加 1000 毫升 80% 乙醇溶液，与药入净容器内混合制成药液。使用时直接在患处涂擦，保鲜膜遮盖，用药后局部有明显的烧灼感，持续时间数小时不等，这是药力通过毛孔逐渐渗透的物理反应，对皮肤无损害。每日涂擦 1～2

次，连续用药 7 天，休息 2～3 天，21 天为 1 个疗程。

【主治】颈椎病。

处方 ⑨

【组成】仙灵脾、威灵仙各 50 克，米醋 750 毫升，生姜 1 大块。

【用法】上药共煮数沸，离火浸渍备用。用时生姜切开，以剖面蘸药液自上而下擦颈椎两旁 1 寸许。颈部保持药液湿润，擦至皮肤发红为度，疼痛部位亦可擦。每日 1 次。

【主治】神经根型颈椎病。

处方 ⑩

【组成】三棱、透骨草、徐长卿、伸筋草各 15 克，当归、没药、乳香各 5 克。

【用法】上药共研细末过筛，用姜汁调成糊状备用。贴敷于大椎、大杼、天柱、肩颈部患处，外加纱布包扎。每 2～3 天换药 1 次。

【主治】颈椎病、颈肩部肌筋膜炎。

处方 ⑪

【组成】红花、桃仁、制川乌、

制草乌、生半夏各6克，全当归12克，羌活、独活各9克，制南星10克，白芥子、冰片、松香各3克，樟脑5克。

【用法】上药共研细末过筛，用酒适量调匀备用。敷风池、天柱、大椎、曲池、肾俞、合谷穴上述穴位。每日1次，连敷10~30次。

【主治】各型颈椎病。

处方 ⑫

【组成】葛根20克，羌活、桂枝、当归、土鳖虫、千年健、川椒、没药、大黄、血竭各15克，片姜黄、威灵仙各30克，儿茶、乳香各10克。

【用法】将上药装入一布袋内，扎紧口，放入清水中浸泡10分钟（水量宜少），再煎熬15分钟左右，取出药袋备用。用时将药袋放置颈部（阿是穴），加热水袋保温，每次热敷1~2小时。每日1或2次为宜。每袋药可连续使用3~5天后再更换1次药料。

【主治】颈椎综合征。

处方 ⑬

【组成】当归、川芎、五加皮、

桂枝、鸡血藤、三七各30克，地龙、全蝎、土鳖虫、红花、生川乌、生草乌各20克，蜈蚣10条。

【用法】上药共研细末，加入2000毫升酒精中，密封浸泡4周即成。取消毒纱布制成5厘米×5厘米大小的布块，浸透药液后，敷于项部正中，外敷塑料薄膜，面积略大于纱布块，再用温度适宜的热水袋热敷患处。每日2次，每次20分钟，7天为1个疗程。

【主治】颈椎病。

处方 ⑭

【组成】白芍30克，丹参、当归各20克，制乳香、制没药各15克，甘草10克，葱须3茎，米醋1000毫升。

【用法】将诸药择净，加入5厘米×5厘米纱布块若干，与醋同煎30分钟备用。待药液冷却至45℃左右，取出纱布块外敷于颈椎骨质增生处。冷则换之。每次热敷30分钟，每日2次，10天为1个疗程。

【主治】颈椎骨质增生。

处方 ⑮

【组成】当归、生茜草、威灵

仙、艾叶、透骨草各 15 克，川芎、赤芍、红花、雄黄、白矾、川乌、草乌、羌活各 10 克。

【用法】上药共研细末，加白醋适量拌匀，装入布袋中备用。取药袋放入蒸笼中蒸热后，敷于颈部或疼痛处。每次 1 小时，每日热敷 2 次。每剂药可用 5 天。10 天为 1 个疗程。疗程间休息 5 天，连续 2 或 3 个疗程。

【主治】颈椎病。

第五节　腰　痛

一、概述

腰痛是一个常见的症状，是以自觉腰部疼痛为主症的一类病症。腰部一侧或两侧疼痛为本病的基本临床特征。引起腰痛的原因很多，除运动系统疾病与外伤以外，其他器官的疾病也可引起腰痛。如泌尿系炎症或结石、肾小球肾炎、某些妇女疾病（盆腔炎、子宫后倾等）、妊娠、腰部神经根炎和某些腹部疾病皆可出现腰痛。

二、辨证

● 寒湿腰痛

腰部冷痛重着，转侧不利，逐渐加重，每遇阴雨天或腰部感寒后加剧，痛处喜温，得热则减，苔白腻而润，脉沉紧或沉迟。

● 湿热腰痛

腰髋弛痛，牵掣拘急，痛处伴有热感，每于夏季或腰部着热后痛剧，遇冷痛减，口渴不欲饮，尿色黄赤，或午后身热，微汗出，舌红苔黄腻，脉濡数或弦数。

● 瘀血腰痛

痛处固定，或胀痛不适，或痛如锥刺，日轻夜重，或持续不解，活动不利，甚则不能转侧，痛处拒按，面晦唇暗，舌质隐青或有瘀斑，脉

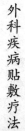

多弦涩或细数。病程迁延，常有外伤、劳损史。

● 肾虚腰痛

腰痛以酸软为主，喜按喜揉，腿膝无力，遇劳则甚，卧则减轻，常反复发作。偏阳虚者，则少腹拘急，面色㿠白，手足不温，少气乏力，舌淡脉沉细；偏阴虚者，则心烦失眠，口燥咽干，面色潮红，手足心热，舌红少苔，脉弦细数。

三、处方

处方 ①

【组成】韭子、蛇床子、附子、官桂各 30 克，独头蒜 500 克，川椒 90 克，硫黄、母丁香各 18 克，人工麝香 9 克。

【用法】前 6 味药用芝麻油 1 升浸 10 日，加黄丹熬膏。后 3 味药共研细末，与蒜捣为丸，如豆大。取药丸 1 粒填肚脐，外贴上药膏，3 日换药 1 次。孕妇忌用。

【主治】肾虚腰痛。

处方 ②

【组成】生姜自然汁 150 毫升，黄明胶 90 毫升，乳香末、没药末各 9 克，川椒末 12 克。

【用法】先将前两味药入锅加热熔化，再放入乳香、没药，熬二三沸取下，放在沸汤上炖，以柳条不停地搅动。成膏后，加入川椒末再搅匀，离汤取下锅，待温时，以牛皮纸摊贴，每张约 6 平方厘米。取摊成的膏药贴敷穴位，选肾俞、腰眼、脾俞穴。

【主治】腰痛。

处方 ③

【组成】生姜 500 克，水胶 30 克。

【用法】上药共煎熬膏，每次取 10 克膏药，贴肚脐。每日换药 1 次。

【主治】急性腰痛。

处方 ④

【组成】吴茱萸、乌附片、肉桂、干姜、川芎、苍术、独活、威灵仙、地鳖虫、全蝎、羌活、冰片各 10 克，细辛 6 克，红花 15 克，皂角刺 9 克，川椒 30 克。

【用法】诸药混合粉碎为末，过筛。每次取药粉10克，放于8平方厘米的胶布中间，贴敷穴位，根据疼痛部位，选腰眼、肾俞、脾俞穴。每日按1次，6天1个疗程。

【主治】用于风、寒、湿三气形成的腰痛，并治风、寒、湿三气所致的关节痛。

处方 ⑤

【组成】生川乌15克，食盐少许。

【用法】上药混合捣烂成膏，将药膏摊于肾俞、腰眼穴位上，覆以纱布、胶布固定，每日换药1次。

【主治】用于各种原因引起的腰痛，以寒痛最宜。

处方 ⑥

【组成】广木香、川椒、大茴

香（炒）、补骨脂、升麻、肉桂、川楝子各30克，附片15克，葱姜汁适量。

【用法】将诸药混合粉碎为末，过筛。取药粉20克/穴，加姜葱汁调膏，放于腰眼穴，上盖净布，以艾炷放膏上点燃灸之，见效迅速。

【主治】用于腰痛不能转侧，天冷增剧，腿膝酸软无力，少腹拘急，卧则减轻。

处方 ⑦

【组成】生大黄50克，当归尾、续断、延胡索各9克。

【用法】将上药研末，用适量姜汁调为软膏状贴敷患处，外以油纸，上盖纱布，胶布固定。2~3日换药1次，5次为1个疗程。

【主治】急性腰扭伤。

第六节 腰肌劳损

一、概述

腰肌劳损，又称功能性腰痛、慢性下腰损伤、腰臀肌筋膜炎等，实为腰部肌肉及其附着点筋膜或骨膜的慢性损伤性炎症，是腰痛的常见原因之一，主要症状是腰或腰骶部胀痛、酸痛，反复发作，疼痛可随气候变化或劳累程度而变化，如日间劳累加重，休息后可减轻，时轻时重，为临床常见病，多发病，发病因素较多。其日积月累，可使肌纤维变性，甚而少量撕裂，形成瘢痕、纤维索条或粘连，遗留长期慢性腰背痛。

二、辨证

● 寒湿型

腰部冷痛重者，转则不利，静卧不减，阴雨天加重。舌苔白腻，脉沉。

● 瘀血型

痛有定处，如锥如刺，俯仰不利，伴有血尿，日轻夜重。

● 湿热型

腰痛处伴有热感，热天或雨天疼痛加重，活动后可减轻，尿赤。舌苔黄腻，脉滑数。

● 肾虚型

腰痛而酸软，喜按喜揉，足膝无力，遇劳更甚，卧则减轻，面色苍白，心烦口干，喜暖怕冷，手足不温，常反复发作。脉沉细或细数。

三、处方

处方 ①

【组成】葱白30克，大黄6克。

【用法】将葱白和大黄捣碎之后炒热，趁热敷在腰肌劳损疼痛的地方，1天敷2次。

【主治】腰肌劳损。

处方 ②

【组成】生川乌15克，食盐少量。

【用法】先用生川乌捣乱之后，然后与食盐搅拌成膏状，将药膏放在腰部的疼痛处，然后用纱布包裹上，用胶布固定住，每天换药1次。

【主治】腰肌劳损。

处方 ③

【组成】鸡屎白、麦麸各250克，酒精适量。

【用法】鸡屎白、麦麸共入锅

内慢火炒热，加入适量酒精，混匀后用布包好，趁热敷患处，热散后取下。次日可再炒热后加酒精使用，连用 4～5 次后弃之。每日 1 次，7～10 天为 1 个疗程。

【主治】腰肌劳损、急性腰扭伤。

第七节　骨质增生

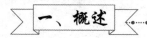

一、概述

　　骨质增生是指由于关节退行性变，以致关节软骨被破坏而引起的慢性关节病。又称增生性骨关节病、退化性关节炎、骨关节炎及肥大性关节炎等。本病起病缓慢，无全身症状，多为 50 岁以上的中老年。常为多关节发病，也有单关节发病者。受累关节可有持续性隐痛，活动增加时加重，休息后好转。疼痛常不严重，气压降低时加重，与气候变化有关。有时可有急性疼痛发作，同时有关节僵硬感，偶尔可发现关节内有磨擦音。久坐后关节僵硬加重，稍活动后好转，有人称之为"休息痛"。后期关节肿胀、增大及运动受限，很少完全强直，一般表现为骨阻滞征。原发性骨关节病的基本病因是，人体成熟后的逐渐老化及退行性变；继发性骨关节病是指因某种已知原因，例如外伤、手术或其他明显因素而导致的软骨破坏，或关节结构改变，由于关节面摩擦或压力不平衡等因素，造成关节面的退行性变。

二、辨证

　　● 外邪痹阻型

　　患者肩背、四肢疼痛，颈部僵硬，活动受限，喜热恶寒，后颈部可以触及条索状物和压痛点，上肢沉重无力，伴有头沉、胸闷等症状，舌质正常或发黯，脉沉迟或弦滑。

　　● 痰湿阻滞型

　　头颈部疼痛，肩部酸胀、疼痛，肢体沉重，伴有胸闷、疲乏症状，

第三章　外科疾病贴敷疗法

患者苔白腻，脉沉滑。

● 气滞血瘀型

头颈、肩背以及四肢麻木、刺痛，夜间加重，伴有头晕眼花，视物模糊，失眠健忘、胸闷、胸痛、烦躁。患者舌质紫黯，脉细涩涩。

● 气血虚弱型

头颈部酸痛不适、肩臂麻木、多梦、盗汗，伴有头昏目眩、心悸气短，患者舌淡苔薄白，脉细弱。

● 肝肾亏虚型

肩颈不适，头部胀痛，眩晕，伴乏力，健忘、腰膝酸软。患者舌体瘦、质红绛、少苔或无苔，脉弦细。

三、处方

处方 ①

【组成】生南星、生半夏、生川乌、生草乌各15克。

【用法】共研细末，用陈酒、蜜糖调和，擦敷患处。

【主治】鹤膝风（骨性关节炎）。

处方 ②

【组成】当归20克，川芎、乳香、没药、栀子各15克。

【用法】上药研细末，将药放在白纸上，药粉面积根据足跟大小，厚约0.5厘米，然后放在热水杯上加温加压后，使药粉呈片状，放置患足跟或装入布袋内置于患处，穿好袜子。

【主治】跟骨骨刺。

处方 ③

【组成】芙蓉叶、七叶一枝花、透骨草、川芎、威灵仙、鸡血藤、生南星、川续断、骨碎补各等份。

【用法】上药研末，温开水调糊状，加适量凡士林做成膏剂，敷患处。每两日更换1次。

【主治】增生性关节炎、膝关节变形、膝关节肥大等。

处方 ④

【组成】川牛膝、川芎、生牡蛎。

【用法】按 1：2：3 的比例配方研细末，过百目筛。混匀后用白酒调成糊状，加适量凡士林调匀，取麝香虎骨膏，将糊状药膏涂于中间大约 33 厘米的地方，然后贴于骨质增生处即可。3 日换药 1 次，1 个月为 1 个疗程。

【主治】骨质增生。

处方 ⑤

【组成】生乳香、生没药、生川乌、生草乌、当归各 30 克，红花、麻黄、独活、桂枝、秦艽、川芎各 15 克。

【用法】上药研为细末，用白酒或 75% 乙醇调成泥膏状。将调好的药糊敷于患处及相应穴位上，每日换药 1 次，15 次为 1 个疗程。

【主治】膝部骨质增生。

处方 ⑥

【组成】伸筋草、威灵仙、独活、海桐皮、鸡血藤、骨碎补、海风藤、木瓜、牛膝、杜仲、当归、乳香、没药、羌活各 50 克。

【用法】取芝麻油 3000 毫升，上药放油内浸泡 7 天后炸枯滤去渣，再熬致滴水成珠时，将樟丹 1300 克（严格掌握樟丹用量，记住量大容易变硬，量小很稀粘不住）慢慢倒入不断搅匀成膏，再将血竭 50 克碾为细末，加入膏中掺匀备用。治疗时将膏药花开，均匀摊于膏布上，贴与增生与突出部位，6 天换药 1 次，1 个月 1 个疗程，连续用两个疗程。一般情况下有效率在 95% 以上。

【主治】颈腰椎骨质增生椎间盘突出症。

处方 ⑦

【组成】独头大蒜 3 头，萝卜 1 片，葱白 1 段。

【用法】上药捣成糊状，摊在布上，敷患处，两小时去掉，每 2 天用药 1 次。或用生铁屑炒热加醋装布袋内敷患处。

【主治】骨质增生。

处方 ⑧

【组成】红花、栀子各等份。

【用法】上药研成极细末混匀，用黄酒调和外敷足跟下，绷带包扎，黄酒干继续加黄酒浸湿。1 次

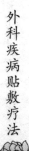

敷药可用两天。多数两天可痊愈。将它制成膏药贴敷更方便。

【主治】骨刺或椎间盘急性期疼痛、足跟不痛、椎管狭窄。

第八节　骨　折

一、概述

骨折是指由于外力或病理性因素，使骨结构的连续性完全或部分断裂。分为外伤性骨折和病理性骨折。多见于儿童及老年人，中青年人也时有发生。病人常于一个部位骨折，少数为多发性骨折。经及时恰当处理，多数病人能恢复原来的功能，少数病人可遗留有不同程度的后遗症。

二、处方

处方 ①

【组成】土鳖虫 18 克，生半夏、自然铜各 30 克。

【用法】上药醋炒捣研为末，酒调外敷。

【主治】骨折。

处方 ②

【组成】土鳖虫、血竭、龙骨各等份。

【用法】上药共研末，水调敷患处。

【主治】骨折。

处方 ③

【组成】鲜榆树皮、生菜子各30 克，甜瓜子 3 克，香油适量。

【用法】上药共捣烂为泥，敷患处。

【主治】骨折。

处方 ④

【组成】大黄、苎麻根各30克。

【用法】上药功能捣细末，以开水加酒 6 克，同拌敷于患处绑扎。

【主治】骨折及骨髓。

处方 ⑤

【组成】苏木、土鳖虫各 9 克，桃仁、生大黄各 21 克，广木香 12 克，当归 18 克。

【用法】上药共研细末，调蜂蜜或凡士林敷于纱布上，贴于骨折处。

【主治】骨折初期。

处方 ⑥

【组成】大黄 120，初出窑石灰 150 克。

【用法】大黄研末，石灰必须在锅内干炒成红色，再加上糯稻草灰 60 克，共调酒包，轻症 7 天见效。

【主治】骨折。

第九节 跌打损伤

一、概述

跌打损伤主要指因跌扑、击打等造成的软组织损伤、外伤肿胀疼痛、皮肉破损出血，也包括摔伤金刃伤等。其主要病理为瘀血壅滞，血闭气阻，故以疼痛、肿胀为主要表现。

二、处方

处方 ①

【组成】乳香、没药、三棱、莪术、木香、延胡索各 250 克，当归、羌活、丁香、甘松、山奈各 200 克，地鳖虫、生川乌、生草乌、红花各 300 克，血竭 400 克，煅自然铜 500 克，冰片 100 克。

【用法】上药除冰片外，全部晒（烘）燥后，碾成粉末，拌入冰片细末和匀。用适量液状石腊油（或凡士林、鸡蛋清均可），将药末调成糊状（不松散为度），装入药罐内备用。根据伤痛部位大小，将软膏均匀地摊在棉垫上，表面再放入适量的冰片粉末。纱布外层最好衬上一层塑料薄膜，以免药液渗出污染被服。一般 2 ~ 3 天换药 1

次，直至病愈。骨折、脱位患者，应先行复位固定，再使用软膏为妥。

【主治】软组织损伤。

处方②

【组成】生川乌、生栀子、赤芍各1000克，生南星、川续断、紫荆皮、白芷、泽兰各500克，或用诸药各等份。

【用法】上药共研细末、过45目筛，每300克药粉加凡士林150克，蜂蜜500克，混合调匀成膏（先将蜂蜜、凡士林加热熔化后逐渐下药搅拌调匀），贮罐备用。用时根据损伤部位大小，将膏药摊于棉垫（或牛皮纸）上，摊的药膏勿须过多。损伤处若有皮肤破损者，须先用敷料盖住，然后再敷药膏，以防感染。余则贴敷伤处，敷药后用绷带包扎固定。3~4日换药1次。换药前先洗净患处原敷的药膏。敷药后局部皮肤出现疹痒等反应，应停止用药。

【主治】跌打损伤。

处方③

【组成】红花、赤芍、白芷、栀子、桃仁、乳香、没药各15克，大黄30克。

【用法】上药共研细末，用酒调匀成糊状，外敷患处。为防止药物脱落，减少蒸发，外用塑料纸包扎，如干燥后，可取下再加酒调敷，连续敷用3~4天后去除。

【主治】软组织损伤。

处方④

【组成】栀子60克，大黄、乳香、没药、一支篙各30克，樟脑饼7克。

【用法】上药共研细末，入罐内，加白酒适量（以淹没药物为度），浸泡2周，密闭。取药外敷患处，以敷料盖上，胶布固定。敷药范围与疼痛面积大小相应。

【主治】软组织损伤。

处方⑤

【组成】生栀子10克，生石膏30克，桃仁9克，红花12克，土鳖虫6克。

【用法】将上药焙干，共研为细末，装入瓶内备用。用时，取药末用75%酒精浸湿1小时后，再加入蓖麻油适量，调成糊状。依患部范围大小，取药摊适量厚度于纱布上，直接贴敷患处，用绷带包扎固定，隔日换药 1 次。

【主治】软组织损伤。

处方 6

【组成】黄栀子 60 克，川乌、草乌、生姜、香附子（鲜品、捣烂）各 15 克，柑子树叶 30 克（鲜品、捣烂）。

【用法】将上药共研为细末，以酒、面粉适量调和敷于患处。一般仅敷用，忌内服。

【主治】跌打损伤。

处方 7

【组成】大黄、黄柏、栀子、土鳖虫、五灵脂、红花、泽兰、香附、赤小豆、白芷、蒲公英各等份。

【用法】将上药研细混合均匀。疼痛严重者用醋调，发热者用冷开水或冷茶水调，发凉者用白酒调，皮肤过敏者用蜂糖或凡士林调。根据受伤面积大小，摊于油纸或纱布上，贴敷伤处，每日换药 1 次，皮肤破裂出血者禁用。

【主治】关节扭挫伤。

处方 8

【组成】生大黄 100 克，丹参、红花各 60 克，延胡索 40 克，冰片 10 克。

【用法】将上药共研为细末，装入瓶内备用。用时，取药末适量，蜂蜜和 75% 酒精各半调成糊状，均匀地敷于患处，再用绷带包扎固定，每日换药 1 次。

【主治】软组织损伤。

第十节 踝关节扭伤

一、概述

踝关节扭伤，日常生活称"崴脚"，是一种最常见的运动损伤。是指踝关节过度内、外翻导致以踝部肿胀、剧痛及功能受限为特点的踝部软组织损伤。症状为伤后跛行，局部肿胀，疼痛，压痛明显，运动受限。

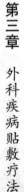

第三章 外科疾病贴敷疗法

第三章 外科疾病贴敷疗法

172

二、处方

处方 ①

【组成】三七全草适量。

【用法】洗净后放入75%酒精溶液中浸泡15分钟，取出捣烂备用。冲洗扭伤部位，按肿胀部位的范围取药适量外敷。36小时以内就诊者以食醋调敷，36小时以后就诊者以酒精或白酒调敷。有皮损破溃者按常规清创消毒后调敷上药，药厚1厘米，用塑料薄膜及绷带包扎固定，24小时换药1次。若药物干燥，可用原药重新调敷或用醋直接外滴，始终使之保持湿润。

【主治】急性关节扭伤。

处方 ②

【组成】栀子2份，乌药、桃树枝、樟树枝各1份，50%酒精适量。

【用法】将上药研末，以水和50%酒精各半调成糊状，再加适量面粉混合搅匀，摊在塑料布上，厚约0.3厘米，敷于患处，绷带包扎固定，以防药液外渗，冬季2~3天换药1次，夏季1~2天换药1次，以保持湿润为度。

【主治】踝关节扭伤。

处方 ③

【组成】大葱适量。

【用法】大葱适量捣烂，炒熟后贴敷患处，凉则换，每次20~40分钟，每日1~2次，3~5次为1个疗程。

【主治】踝关节扭伤。

处方 ④

【组成】生山栀、大黄各等份。

【用法】将上2味药共研细粉消毒后备用。将扭伤部位洗净后取药粉适量，24小时以内就诊者醋调外敷，24小时后就诊者以酒精调敷。敷药范围以直径大于肿区2厘米为度，约厚0.5厘米，用塑料及绷带包扎固定，一般2小时换药1次。主治关节扭伤，若药物干燥，可用酒精直接外滴，保持湿潮，亦可原药重新调敷。

【主治】踝关节扭伤。

处方 ⑤

【组成】五倍子 50 克，栀子、生草乌、大黄、生南星各 30 克，土鳖虫、乳香、没药各 20 克，细辛 10 克。

【用法】上药研细末，取适量醋调外敷患处，1 日 1~2 次，10 次为 1 个疗程。

【主治】踝关节扭伤之肿痛剧烈者。

处方 ⑥

【组成】鲜韭菜 250 克，食盐末 3 克，酒 30 毫升。

【用法】将新鲜韭菜切碎，放盐末拌匀，用小木锤将韭菜捣成菜泥，外敷于软组织损伤表面，以清洁纱布包住并固定，再将酒 30 毫升分次倒于纱布上，保持纱布湿润为度。敷 3~4 小时后去掉韭菜泥和纱布，第 2 日再敷 1 次。

【主治】足踝部软组织损伤。

处方 ⑦

【组成】红花、乳香、没药、

川芎各 250 克，附子、细辛、黄柏、白芍、甘草各 200 克，樟脑 100 克。

【用法】上述药物以 70% 酒精 5000 毫升浸泡 1 周，过滤取药液 1000 毫升备用。施治时取药液适量湿敷患处，也可配合红外线照射，每次 20~30 分钟，1 日 1 次，7 次为 1 个疗程。

【主治】踝关节扭伤。

处方 ⑧

【组成】大葱连根、叶 200 克。

【用法】将葱捣烂，炒热，趁热敷于患处。冷却后再更换数次可止痛。

【主治】踝关节扭伤。

处方 ⑨

【组成】糯稻杆灰、酒精（75%）各适量。

【用法】将全株干糯稻杆烧灰，用 75% 的酒精调成膏药状，敷于患处，数日即愈。

【主治】踝关节扭伤。

第十一节　落　枕

一、概述

　　落枕是以颈部疼痛、活动受限为主要症状的常见的颈部软组织损伤。本病主要由于颈部损伤，如夜间睡眠姿势不良，枕头过高、过硬等；或感受风寒，使颈部气血凝滞，筋络痹阻，经筋挛缩引起。

二、处方

处方①

【组成】麝香壮骨膏。

【用法】外贴痛处。

【主治】落枕。

处方②

【组成】木瓜、蒲公英、土鳖各60克，大黄150克，栀子30克，乳香、没药各15克。

【用法】上药研为末，取药末与凡士林调膏外敷患处。每日1次，3次为1个疗程。

【主治】落枕。

处方③

【组成】冰块适量。

【用法】隔毛巾用手握住冰块贴敷患处并推动按摩，每次10～15分钟，每日1～2次。

【主治】落枕。

处方④

【组成】葱白、生姜各适量。

【用法】上药捣烂，炒热，布包热敷患处，每次30分钟，每日1～2次。

【主治】落枕。

第十二节　脱　肛

一、概述

　　脱肛，又称直肠脱垂，是直肠黏膜、肛管、直肠全层和部分乙状结

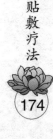

肠向下移位的一种疾病。多见于小儿和老年人。中医认为，脱肛的发病多为中气不足、气虚下陷所致。如小儿禀赋不足，气血未充；老年人气血双虚、中气不足，或妇女分娩努力耗气，气血亏损，以及长期便秘、慢性腹泻、痢疾，长期咳嗽，均可使气虚下陷，固摄失职而发生本病。本病的主要临床表现为，大便时肠壁脱出肛外，大便后如能自行回缩者为轻症；严重时，每因咳嗽、用力、行走、排尿等动作，都可使肛脱，不能自行回缩。随之发生充血、水肿、溃疡和磨损出血等症状。

根据脱出程度，脱肛可分为三度。

一度脱垂：为直肠黏膜脱出，脱出物呈淡红色，长3～5厘米，触之柔软，无弹性，不易出血，便后可自行回纳。

二度脱垂：为直肠全层脱出，脱出物长5～10厘米，呈圆锥状，淡红色，表面为环形而有层次的黏膜皱襞，触之较厚，有弹性，肛门松弛，便后有时需用手回复。

三度脱垂：直肠及部分乙状结肠脱出，长达10厘米以上，呈圆柱形，触之很厚，肛门松弛无力。

外治法对一度脱垂，尤其是儿童可收到较好的疗效。对二、三度脱垂能改善症状，但较难治愈。

二、辨证

● 中气不足型

直肠黏膜层脱出或全层脱出，轻重不一，有的便时脱出，有的增加腹压即脱出，黏膜色淡红，黏液不多，里急后重及肛门坠胀疼痛感不明显，伴食纳不佳。舌淡，苔薄白，脉沉细。

● 下焦湿热型

直肠黏膜层脱出或全层脱出，灼热肿痛，血性黏液较多，里急后重，排尿不畅，肛门坠胀，疼痛剧烈。舌红，苔黄腻，脉洪数。

三、处方

处方①

【组成】田螺肉 5 个，石吊蓝 10 克。

【用法】先将石吊兰研为细末，再加田螺肉共捣如膏。取药膏敷于脐上纱覆盖，胶布固定。每天换药 1 次，敷至病愈为止。

【主治】脱肛，老人、儿童、产妇脱肛皆治。

处方②

【组成】黄芪、升麻、枳壳、五倍子各等份，陈醋适量。

【用法】将上药混合共研细末，储存备用。取药末 30 克，用米醋适量调制成糊，敷于脐上，用纱布覆盖，胶布固定。药糊干后再敷。每日 3～5 次，贴至病愈。

【主治】肛脱不能回缩，日久不愈。

处方③

【组成】熟石灰适量。

【用法】炒热后用纱布包裹，每日 2 次趁热敷患处。

【主治】脱肛。

处方④

【组成】蚤休适量。

【用法】醋磨汁，外涂患处，用纱布压送复位，每日可涂 2～3 次。

【主治】脱肛。

处方⑤

【组成】白矾、五倍子各适量。

【用法】将上药研为末，先用木槿皮或叶煎汤熏洗，后以药末敷患处。

【主治】脱肛。

处方⑥

【组成】甲鱼头 1 只，麻油适量。

【用法】先将甲鱼头放在锅内烤干，磨成细粉，再加入麻油调成糊状，敷于患处，外盖纱布，胶布固定，每日 1 换，7 日为 1 个疗效。

【主治】脱肛。

处方⑦

【组成】蝉蜕适量。

【用法】将蝉蜕烘干研极细末，瓶装备用。用 1% 白矾水洗净脱肛

第三章 外科疾病贴敷疗法

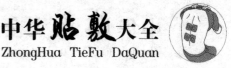

部分，涂以香油，再涂上蝉蜕粉，缓缓将脱肛还纳，每日1次。

【主治】小儿脱肛。

处方 8

【组成】赤石脂、伏龙肝各适量。

【用法】将上药研为末，敷患处。

【主治】痢后脱肛。

处方 9

【组成】铁粉、白及末适量。

【用法】研末和匀，敷患处，按入。

【主治】脱肛。

处方 10

【组成】生韭菜500克。

【用法】细切，以醋拌炒熟，分为2处，以软布包裹，交替热敷肛门，冷即再换，直至脱肛回复。

【主治】脱肛。

第十三节 痔 疮

一、概述

痔疮是肛门直肠底部及肛门黏膜的静脉丛发生曲张而形成的一个或多个柔软的静脉团的一种慢性疾病。痔疮为成年人多发病，有"十人九痔"之说。多因久坐久立、负重远行、饮食不节、妊娠多产、泄痢日久、长期便秘等所致。

二、辨证

● 热毒型

肛门剧痛肿胀，痔核紫暗坏死，腐肉不脱，脓血腥臭，排便不利，肛门脱出，伴壮热头痛，汗出口渴，舌质红、苔黄腻，脉洪数、弦数。

● 血虚型

便血血色淡，量较多，肛门坠胀或脱出，面色萎黄，头晕心悸，手足发麻，舌质淡白，少苔，脉细软而数。

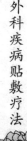

◉ 湿热型

症见便血血色晦暗，量较多，肛门肿胀，糜烂滋水，疼痛，可伴发热，头痛，大便黏滞，舌质红，苔黄腻，脉滑数。

◉ 气虚型

便血血色淡，肛门潮湿有黏液，便后肿物脱出，伴身困乏力，瘦弱，脉无力，舌淡少苔。

◉ 燥热型

便血鲜红，量较多，肛门肿痛，大便秘结，口干舌红，脉数有力。

◉ 瘀结型

便血或有或无，血色或红或暗，肛门坠胀，肿块紫暗或发黑，排便不利，舌质紫暗，脉有力见涩。

三、处方

处方 ①

【组成】白及、龙骨、血竭各12克，象皮、儿茶、熟石膏、漳丹、川白蜡、冰片各6克。

【用法】共研细末，以适量公猪板油炖去渣，再以净油蜡再煞成膏，将肛门洗干净，敷药。每日敷药2次。

【主治】痔疮，溃烂（肉芽生长、痔核、溃疡）。

处方 ②

【组成】青黛、赤石子各20克，五倍子、黄连各30克，樟脑

5克，冰片、薄荷脑、明矾各10克。

【用法】上药共研细末，储瓶备用。使用时将生理盐水调和适量药粉敷患处，覆盖纱布，胶布固定，每日换药1次至痔核还纳，痔核还纳后，每日取药粉5克加生理盐水20毫升调匀，用甘油注射器注入肛内。每日敷药1次。连注3～5日。

【主治】内痔嵌顿或环状外痔。

处方 ③

【组成】乌药、大黄、当归、血竭、地榆各150克，黄柏、石菖

蒲、红花各 75 克，黄连 15 克，冰片、白矾各 50 克。

【用法】上药共研极细末，过 120 目筛，加凡士林 1500 克调匀成膏，装瓶备用（高压消毒）。先用 1：5000 高锰酸钾溶液坐浴后，再将药膏涂敷患处。每日换药 2 次。

【主治】外痔。

处方 ④

【组成】生天南星、生半夏、紫荆皮、王不留行各 15 克，芒硝适量。

【用法】先将前 4 味药共研细末，用芒硝适量水化，与药末调匀成软膏状备用。用时取药膏适量贴敷患处。每日换药 1 次。

【主治】痔疮。

处方 ⑤

【组成】芒硝 30 克，冰片 10 克，猪胆汁适量。

【用法】先将前 2 味药共研细末，再用猪胆汁调匀成糊状（如痔疮表面有溃疡或分泌物多者加白矾 10 克）备用。外敷于痔疮处，再用

纱布棉垫覆盖，胶布固定。每日早、晚各敷 1 次。

【主治】痔疮发炎肿痛。

处方 ⑥

【组成】龙骨、仙鹤草、儿茶各 60 克，血竭 20 克，乳香、没药、冰片、黄连各 18 克。

【用法】上药共研细末备用。取药粉 50 克，用植物油或液状石蜡 50 毫升，凡士林 120 克，配置成药膏。用时将棉球蘸上药膏适量，塞入肛门（即塞入出血痔疮的表面），便后换药 1 次。每日早、晚各 1 次。

【主治】痔疮出血。

处方 ⑦

【组成】蜈蚣 4 条，五倍子末 9 克，香油适量。

【用法】将香油煮 1～2 沸，蜈蚣浸入，再入五倍子末，装入瓶内密封。如遇外痔痛不可忍，取药外敷。每日 1 次，一般用药 3～5 日即显效。

【主治】外痔。

处方 ⑧

【组成】冰片、樟脑各2克。

【用法】将上药放入尿罐或痰盂内，冲入适量沸水（约大半容器），患者趁热坐于容器上。每次30分钟，每日2～3次。

【主治】痔疮。

处方 ⑨

【组成】冰片3克，芒硝30克，白矾10克。

【用法】上药加开水1000毫升溶化，趁热以药棉适量醮药液敷患处。每次20～30分钟。

【主治】外痔。

处方 ⑩

【组成】生大黄、猪油、黄连、黄芩、栀子、槐花、苦参、地榆各60克，冰片40克。

【用法】将凡士林、熟猪油置大号铝锅中加热烊化，然后放入上药（除冰片外），用火煎熬；油沸后用竹棒经常翻动药物，防止沉底烧焦，煎药至渣成黑色（但不能成炭），药汁已出，煎毕离火。用纱布过滤到有盖容器内，待药液稍

凉后加入冰片，用竹棒搅拌油膏，使冰片均匀地熔化其中。待油膏完全冷却后加盖备用。患者可先用温水清洗肛门，将药背贴患处，也可将此膏注入肛门内约2厘米。每日1～2次。

【主治】内痔、外痔、肛裂、肛瘘、血栓痔等肛肠疾病。

处方 ⑪

【组成】五倍子、芒硝、桑寄生、莲房、荆芥各30克。

【用法】煎汤，先熏后洗，每日2～3次，每次20～30分钟。

【主治】适用于各型痔。

处方 ⑫

【组成】蝉蜕15克，冰片12克，麻油30毫升。

【用法】先将蝉蜕用文火烤焦，研末，入冰片共研末，用麻油调匀即成。每晚临睡前，先用金银花20克，木鳖子12克（捣碎），甘草12克，煎汤熏洗患处，然后用棉签蘸油膏涂敷于痔核上，连用5～7日。

【主治】混合痔。

第十四节　疝　气

一、概述

　　疝气，即人体内某个脏器或组织离开其正常解剖位置，通过先天或后天形成的薄弱点、缺损或孔隙进入另一部位，以少腹疼痛、气坠少腹，睾丸肿痛而偏坠，以及腹中攻撑作痛为主症的一种病证。俗称"小肠疝气"。中医对本病的分类，在临床上有：寒疝、水疝、筋疝、血疝、气疝、狐疝、㿉疝等名称，常称"七疝"。此外，还有小儿出生后罹患本证者，称"胎疝"。上述诸疝除血疝、筋疝属外科疾病外，其余五疝都有通引睾丸，或睾丸肿痛偏坠等特点。

二、辨证

　　主症为少腹前阴处肿大或内容物突出，少腹痛引起睾丸，或睾丸、阴囊肿大疼痛。兼见阴囊冷痛，睾丸坚硬拘急控引少腹，苔薄白，脉沉细者，为寒疝；阴囊肿热，睾丸肿痛，尿黄便秘，苔黄腻，脉濡数者，为湿热疝；疝块时起时消，立则下坠，阴囊肿大，卧则入腹，阴囊肿胀自消，或需以手推托方能复原回腹者，为狐疝。

三、处方

处方 ①

【组成】桂皮、白古月各30克，吴茱萸、花椒、艾叶、紫苏叶各30克。

【用法】先将桂皮、白古月研为细末，再将后四味混合加黄酒炒热，装成药包1个备用。用时先取桂皮古月药末15克，填入脐中，纱布覆盖，胶布固定。然后用炒热的药包熨脐及腹部，反复熨20分钟。每天如法用药1次，10次为1个疗程。

【主治】疝气。

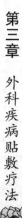

处方 ②

【组成】小茴香、吴茱萸、川楝子、橘核、黄皮核、白胡椒、桂皮各15克。

【用法】将上药混合共研细末，密封保存。取药末10～15克，用好米醋调膏填入脐中，纱布覆盖，胶布固定。每天换药1次，10次为1个疗程。

【主治】少腹痛引睾丸，或睾丸肿痛，或睾丸偏坠，形寒肢冷，舌淡苔白，脉弦迟。

处方 ③

【组成】吴茱萸30克，桂皮末10克。

【用法】吴茱萸炒熨小腹，桂皮末贴脐。

【主治】寒疝。

处方 ④

【组成】白附子1个，川楝子30克，吴茱萸20克，广木香、小茴香、桂皮各15克，黄酒适量。

【用法】以上诸药混合共研细末，过筛储存。用时取药末18克，用黄酒调制成膏，敷于脐中，纱布覆盖，胶布固定。每天换药1次，直至病愈。

【主治】少腹攻撑作痛，通引睾丸肿大，一边睾丸肿大偏坠，形寒肢冷，苔白，脉沉弦。

处方 ⑤

【组成】吴茱萸、肉桂、丁香各1克。

【用法】上药共研末，75%酒精或白酒调成膏状填脐内，外用胶布固定，2～3日换药1次。

【主治】寒疝。

处方 ⑥

【组成】橘核仁3克，木瓜、小茴香、桃仁各6克。

【用法】上药共研末，酒调为糊膏，敷脐部。每日换药1次。

【主治】寒疝腹痛。

处方 ⑦

【组成】丁香适量。

【用法】将丁香研为细末，过100目筛，瓶装密封，用时取丁香散填满脐中，用熟料覆盖，胶布固定。2日换药1次。

【主治】寒疝。

处方 ⑧

【组成】白附子1个。

【用法】将白附子研为细末，加口涎调，填脐。

【主治】疝气偏坠。

第十五节　脚　气

一、概述

　　脚气，是指两脚麻木、行动不便，脚肿，或无肿的一种疾病。因本病先从脚起，故称脚气。中医将本病分为干脚气和湿脚气两个证型。干脚气：多因热盛血燥，量足胫不湿，麻木不仁，足部挛痛，日渐干枯；湿脚气：为水湿偏盛，两足肿大、重着，行动不便，小便不利，少腹肿满。如果患者突然呼吸急促，呕吐不能进食，精神恍惚、语言错乱、鼻煽、唇紫、心悸不宁，面色晦暗，乃为脚气冲心，属脚气危笃证候。如果发现脚气患者胸腹胀闷时，则为脚气冲心征兆，宜先采取防治措施，以防范于未然。

二、辨证

● 干脚气

　　干脚气指脚气之足膝不肿者。因素体阴虚内热，湿热、风毒之邪从热化，伤及营血，筋脉失养。症见足胫无力，麻木酸痛，挛急，脚不肿而日见枯瘦，饮食减少，小便热赤，舌红，脉弦数等。

● 湿脚气

　　指脚膝浮肿之脚气病。水湿之邪感受于下，经络不得宣通而致病。

症见足胫肿、麻木而重，腿膝软弱，小便不利，脉濡缓，苔白腻；或有在胫前生臁疮者。

三、处方

处方 ①

【组成】活田螺4~6个，葱白（去泥带须）15根，食盐15克。

【用法】将上三味共捣如膏，取药膏贴于脐上和脐下气海穴，纱布覆盖，胶布固定。每天换药1次，10次为1个疗程。

【主治】干脚气，脚气上冲。

处方 ②

【组成】吴茱萸、木瓜、槟榔、大黄各10克，麝香膏1贴。

【用法】将前4味药研成细末，装瓶备用。用时取药10克，用水调成膏状，敷于患者脐孔内，外用麝香膏封贴。每2~3日更换1次。

【主治】湿脚气。

处方 ③

【组成】四季葱白（去泥带须）15~30根，人工麝香、轻粉各0.3

克，田螺3个。

【用法】上药除人工麝香外，余药共捣如膏。用时先取人工麝香0.15克填入脐内，再取药膏敷于脐上，纱布覆盖，胶布固定。2天换药1次，10次为1个疗程。

【主治】湿脚气，两足胫水肿，小便不利，双足重着，行走不便。

【附注】用药期间忌食食盐。

处方 ④

【组成】苍术、黄柏各30克，麝香膏适量。

【用法】将苍术和黄柏碾成细末，装瓶备用。用时将麝香膏药放置水浴上溶化。加入适量药末，搅匀，摊涂厚纸或布上，每贴重20~30克，贴于患者脐部及痛处。每2~3日更换1次。

【主治】脚气。

第十六节　烧伤、烫伤

一、概述

　　烧伤、烫伤常因火焰、烈火、沸水、滚油、电灼以及强酸强碱伤等对人体造成的急性损伤。轻度水火烫伤处理时，局部可先用冰冷的自来水或流水反复冲洗或浸洗。在最短时间内降低局部深处温度，并有止痛、清洁的作用。

二、处方

处方①

【组成】地龙60克，白糖适量。

【用法】将地龙捣烂，调拌白糖，外敷患处。

【主治】烧伤。

处方②

【组成】生大黄、黄柏、黄芩、生地榆各等份。

【用法】以上四味研细末和匀，加少许上冰片，混入白凡士林，搅至均匀为度，敷患处。

【主治】烧伤，止痛不留疤痕。

处方③

【组成】风油精一瓶。

【用法】风油精直接滴敷在烫伤部位上，每隔3～4小时滴敷1次。

【主治】小范围轻度烫伤。

处方④

【组成】黄连60克，黄芩、黄柏、大黄、生地榆、寒水石各150克，黄蜡120克，香油500克。

【用法】上药研末熬膏，涂患处。

【主治】一、二度烧烫伤。

处方⑤

【组成】生大黄末30克，鸡蛋黄适量。

【用法】取鸡蛋黄炼油后，调

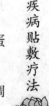

大黄末和匀，涂患处，1日1次。

【主治】烧伤。

处方 ⑥

【组成】羊脂、松脂、猪脂各0.9克，蜡15克。

【用法】取羊脂、猪脂同于锅中煎，令沸，次下松脂和蜡，令熔尽搅匀，倾于瓷盒内盛。每日涂2~3次。

【主治】烧伤、烫伤。

处方 ⑦

【组成】生山芋。

【用法】上一味，不拘多少，去皮，研烂成膏，涂于患处。

【主治】烫伤，烧伤。

处方 ⑧

【组成】栀子仁、白芷、黄连各0.3克，生地黄60克，葱白10根，黄蜡15克，清麻油20毫升。

【用法】上药细锉，于油锅中煎，以地黄焦黑为度，绵滤去滓，

澄清，再于锅中入蜡，慢火熬，候蜡消，倾于瓷盒内。每使用，用毛笔涂抹患处。

【主治】烫伤，烧伤。

处方 ⑨

【组成】大黄、栀子、黄柏、紫草、薄荷各15克，石膏50克。

【用法】将上药置入500毫升豆油中浸泡，24小时为宜。然后放入锅中，文火炸至焦黄去渣，离火趁热，加入蜂蜡150克，搅匀冷却成膏，装瓶密封备用。局部清创处理后，涂抹紫黄膏。

【主治】烧烫伤。

处方 ⑩

【组成】石灰60克。

【用法】用水500毫升，搅混澄清，取清汁125毫升，加香油60毫升，以筷子搅打千百下如糊，取面上稠者，涂擦伤处。

【主治】烫伤，烧伤。

第十七节 冻 伤

一、概述

　　冻伤是机体暴露于低温环境所致的全身性或局部性急性冻结性损伤，多见于寒冷地区，发生于末梢血循环较差的部位和暴露部位，如手足、鼻、耳廓、面颊等处。患部皮肤苍白、冰冷、疼痛和麻木，复温后局部表现和烧伤相似，但局部肿胀一般并不明显。冻伤时，首先应快速复温，将受冻部位浸泡在 38～42℃水中直至组织红润柔软为止，常需30～60分钟。当皮肤颜色和感觉恢复后，应立即擦干并换上温暖衣物，严禁火烤和雪擦。

二、处方

处方①

　　【组成】茄秧 1000 克，辣椒秧 500 克。

　　【用法】水煎 5 小时，取滤液浓缩成稿，涂患处。

　　【主治】冻伤。

处方②

　　【组成】大红辣椒 3～4 个。

　　【用法】放烧酒内浸泡 7 天即成，外擦患部，每日 3 次。

　　【主治】早期冻伤，局部发红肿胀、痛痒明显者。

处方③

　　【组成】蜂蜜、熟猪油各 15 克，樟脑 2 克。

　　【用法】调成软膏，涂擦患部。

　　【主治】冻伤。

处方④

　　【组成】生地榆、金银花、紫花地丁各 30 克，芫花、生甘草、五倍子各 15 克，茄秸一束。

　　【用法】煎汤趁热浸泡患处，1 日 2 次。

　　【主治】冻伤已破溃者。

处方 ⑤

【组成】冬青、透骨草、冬瓜皮各30克。

【用法】煎汤趁热浸泡患部，1日1次。

【主治】冻伤。

处方 ⑥

【组成】独头蒜适量。

【用法】在阴历六月份，捣烂如泥，于中脘晒热，贴易发冻伤处，并在阳光下晒干，忌水洗1天。连贴3天。

【主治】防冻伤复发。

处方 ⑦

【组成】山药少许。

【用法】于新瓦上磨成泥，涂疮口上。

【主治】冻伤。

处方 ⑧

【组成】干茄梗茎100克，芫花、生姜、当归、川椒各15克，冰片5克。

【用法】将上药置于75%酒精100毫升中浸泡1周，用纱布过滤，取药液装瓶备用。使用时将患处洗净擦干，用药棉蘸药液涂擦局部。每日4~5次，一般5~7天可愈。

【主治】冻疮红肿未破者。

处方 ⑨

【组成】杏仁、花粉各30克，红枣10个，猪胰3副。

【用法】共捣烂如泥，加好酒4杯，浸瓷罐内，早晚擦涂手足及面部。

【主治】预防冻伤发生。

第十八节 毒蛇咬伤

一、概述

毒蛇咬伤后引起发病的原因是毒蛇毒腺中所分泌的蛇毒，主要为蛋白质，系多肽和多种酶组成的。蛇毒可分为神经毒素和血液毒素，前者对中枢、周围神经、神经肌肉传导功能等产生损害作用，可引起惊厥、瘫痪和呼吸麻痹；后者对心血管和血液系统造成损害，引起心律失常，循环衰竭、溶血和出血。主要见于我国南方农村，山区，夏秋季节发病较多。

二、处方

处方 ①

【组成】新鲜泽兰叶60克。

【用法】将其捣烂，贴敷于伤口处，每日换药1次。

【主治】毒蛇咬伤。

处方 ②

【组成】五灵脂30克，雄黄15克。

【用法】共为细末，外敷伤处。

【主治】毒蛇咬伤。

处方 ③

【组成】半边莲30克。

【用法】用鲜叶捣汁涂于伤口。

【主治】毒蛇咬伤。

处方 ④

【组成】苦参15克，黄连、白茅根、白及各12克，大黄10克，甘草5克。

【用法】将以上药物切碎、清洗、沥干，装入瓶中，加入75%酒精50毫升，再加入蒸馏水350毫升，浸泡72小时，经过滤高温灭菌后备用。常规消毒皮肤，有脓液者用3%双氧水冲洗拭干，将消毒纱布4层浸药液外敷溃疡处，视伤口大小，纱布应大于伤口边缘2厘米，并用绷带包扎，每日换药1~2次。

【主治】毒蛇咬伤。

处方 ⑤

【组成】雄黄6克，大蒜3克。

【用法】共捣烂敷咬伤处。

【主治】毒蛇咬伤。

处方 ⑥

【组成】半边莲、独角莲、七叶一枝花各12克，白花蛇舌草30克。

【用法】上药捣烂，调鸡蛋清外敷患处，每日3~4次。

【主治】各型蛇伤。

处方 7

【组成】鲜凤尾草适量。

【用法】捣烂成泥，摊贴伤处。

【主治】毒蛇咬伤。

处方 8

【组成】万年青适量。

【用法】磨糊涂伤处。

【主治】毒蛇咬伤。

处方 9

【组成】鲜元宝草适量。

【用法】捣烂敷伤口。

【主治】毒蛇咬伤。

处方 10

【组成】鲜大叶蛇总管叶。

【用法】捣烂，敷伤口周围。

【主治】毒蛇咬伤。

第十九节 虫咬蜇伤

一、概述

虫咬蜇伤指蜂、蝎子、蜈蚣及毒蜘蛛等毒虫咬蜇人体后其毒素进入人体而引起的各种过敏反应和毒性反应。以局部肿痛、渗出及溶血等炎症为特点，少数患者的肿痛可蔓延至整个肢体，甚至危及生命。

二、处方

处方 1

【组成】活蜗牛1只。

【用法】蝎子蜇伤后，将1只活蜗牛研磨，敷在被蜇处，很快便止痛。

【主治】蝎子蜇伤。

处方 2

【组成】蚯蚓屎适量。

【用法】被马蜂蜇伤后，即以蚯蚓屎擦刺伤部位并将其敷上，疼痛立止。

【主治】马蜂蜇伤。

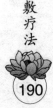

处方 3

【组成】独蒜头 1 头，鲜马齿苋适量。

【用法】用独头蒜擦摩蜇处，或将马齿苋洗净，挤压取汁，将其汁与药涂敷伤口。

【主治】蜈蚣咬伤。

处方 4

【组成】野菊花根适量。

【用法】研末或捣烂敷伤口周围。

【主治】蜈蚣咬伤。

处方 5

【组成】朱砂末适量。

【用法】水调涂伤处。

【主治】蜂蜇伤。

处方 6

【组成】鲜苦菜适量。

【用法】取汁涂患处。

【主治】蜂蜇伤。

处方 7

【组成】蜘蛛 1 只。

【用法】将蜘蛛研磨，外敷患处。

【主治】蝎子蜇伤。

处方 8

【组成】韭菜 20～50 克。

【用法】取韭菜研磨成泥，敷咬伤处。

【主治】臭虫咬伤。

第二十节 外伤出血

一、概述

外伤出血指血液从伤口流向体外，常见于刀割伤、刺伤、枪弹伤和辗压伤等。

二、处方

处方 1

【组成】八角枫叶适量。

【用法】上药为细末，撒于伤口。

【主治】外伤出血。

处方②

【组成】红紫珠叶适量。

【用法】研末，撒布伤口。

【主治】外伤出血。

处方③

【组成】降香6克，五倍子、血竭各12克，红花10克。

【用法】上药研细末，直接外贴敷患处。

【主治】外伤出血。

处方④

【组成】马勃粉适量。

【用法】直接压敷在伤口处。

【主治】外伤出血。

处方⑤

【组成】七叶莲适量。

【用法】捣烂敷患处。

【主治】外伤出血。

处方⑥

【组成】鲜茜草适量。

【用法】洗净捣烂，外敷。

【主治】外伤出血。

处方⑦

【组成】杨梅、盐各适量。

【用法】杨梅和盐共捣如泥，敷伤处。

【主治】外伤出血。

儿科疾病贴敷疗法 第四章

第一节 流行性腮腺炎

一、概述

流行性腮腺炎，中医称之为"痄腮"。痄腮是因感受风湿邪毒，壅阻少阳经脉而引起的一种时疫性疾病，临床以发热、恶寒、头痛、咽痛、一侧或两侧耳下腮部漫肿无边为特征。本病发病率高，每7~8年有周期性流行倾向，任何年龄均有易感性，尤其易在儿童中广泛流行。在群居的儿童中可相互传染，造成小范围内流行。患病后如治疗得当，预后一般良好，亦有少数男孩可并发偏坠（睾丸炎）。

二、辨证

● 温毒袭表证

发热轻，一侧或两侧耳下腮部肿大，压之疼痛，有弹性感。舌尖红，苔薄白，脉浮数。

● 热毒蕴结证

壮热，头痛，烦躁，腮部漫肿，疼痛拒按。舌红苔黄，脉数有力。

● 毒陷心肝证

腮腺肿胀，高热不退，嗜睡，颈强，呕吐，甚则昏迷，抽风。舌质红绛，苔黄糙，脉洪数。

第四章 儿科疾病贴敷疗法

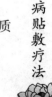

◉ 邪窜肝经证

腮部肿胀发热，男性睾丸肿痛，女性少腹痛。舌质偏红，苔黄，脉弦数。

三、处方

处方①

【组成】天竺黄、石膏、雄黄各6克，牙硝、甘草各3克。

【用法】研细合匀，敷患部。

【主治】小儿痄腮（腮腺炎）。

处方②

【组成】独角莲、大黄各15克，肉桂、白芷、赤芍、玄参、乳香、没药、当归各30克，生地45克，人工麝香1.5克，樟丹100克，连翘24克，轻粉6克。

【用法】除乳香、没药、人工麝香、轻粉研成细粉，其余群药用香油2000毫升炸枯，去净渣，加樟丹收膏，贴患处。

【主治】疮疡、痄腮（腮腺炎）。

处方③

【组成】青黛1份，大黄2份。

【用法】共研细末，醋调外敷

腮肿处。

【主治】小儿痄腮（腮腺炎）。

处方④

【组成】黄连、雄黄、大青叶、大黄各10克，凡士林适量。

【用法】将前4味药共研为细末，以凡士林调膏，涂敷患处（腮部）。保留12小时，次日换药，共涂3次。一般用药3日后肿胀即可消失。

【主治】流行性腮腺炎。

处方⑤

【组成】吴茱萸、栀子各9克，胡黄连6克，大黄4.5克，南星3克。

【用法】共研细末，装瓶备用。使用前先用温水洗净双足，然后将药末用陈醋调为糊状，摊于敷料上，贴于双侧涌泉穴，再用绷带包

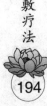

扎。3～5 岁小儿，每次用药 12 克；6～10 岁，每次用药 18 克；11～15 岁，每次用药 24 克；16 岁以上，每次用药 30 克。每 24 小时换药 1 次。敷药期间，如敷药干燥者，可陈醋滴在绷带以润之。

【主治】小儿痄腮（腮腺炎）。

处方 ⑥

【组成】鲜威灵仙根 50 克，米醋 250 毫升。

【用法】将威灵仙根浸入米醋中 3 日，用棉签蘸取药液涂患处（腮部）。2～3 小时涂敷 1 次，一般用药 3～5 日即愈。

【主治】腮腺炎。

处方 ⑦

【组成】生芋头、红糖各适量。

【用法】将生芋头去粗皮，切碎，与红糖一起捣烂如泥，敷于患处，每日服 1～2 次，5 日为 1 个疗程。

【主治】邪犯少阳型痄腮。

【附注】本方也可用于疔疮肿毒初起者。

处方 ⑧

【组成】大青叶粉 150 克。

【用法】大青叶粉加水适量调成糊，敷于患处（腮部）。每次 2 小时，每日 2 次。一般用药 3～5 日即痊愈。

【主治】小儿流行性腮腺炎。

处方 ⑨

【组成】生大黄 5 克，食醋适量。

【用法】将生大黄磨成细粉，加食醋调成糊状，涂于纱布上，范围略大于肿胀部位，贴患处。为防止药糊外渗，纱布外可加一层塑料薄膜，纱布固定。每日敷 1～2 次，7 日为 1 个疗程。

【主治】热毒蕴结型痄腮。

处方 ⑩

【组成】新鲜仙人掌 1 块。

【用法】仙人掌去刺，洗净后捣泥或切成薄片，贴敷患处。每日 2 次。

【主治】腮腺炎腮部肿痛。

第四章 儿科疾病贴敷疗法

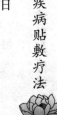

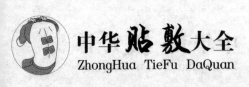

第二节 遗 尿

一、概述

遗尿是指3岁以上的小儿无神经系统或泌尿生殖系统器质性疾病，夜间睡眠无意识地排尿。婴儿不能控制排尿应视为正常现象。遗尿可分为夜间遗尿及白天遗尿，以夜间遗尿为多。

二、辨证

● 肾气不固

睡中经常遗尿，甚者一夜数次，尿清而长，醒后方觉，神疲乏力，面白肢冷，腰腿酸软，智力较差，舌质淡，苔薄白，脉沉细无力。

● 脾肺气虚

睡中遗尿，少气懒言，神倦乏力，面色少华，常自汗出，食欲不振，大便溏薄，舌淡，苔薄，脉细少力。

● 肝经湿热

睡中遗尿，尿黄量少，尿味臊臭，性情急躁易怒，或夜间梦语磨牙，舌红，苔黄或黄腻，脉弦数。

三、处方

处方 ①

【组成】五倍子、何首乌各3克。

【用法】上药研末，醋调敷脐。每晚1次，连用5次。

【主治】小儿遗尿。

处方 ②

【组成】覆盆子、金樱子、菟丝子、五味子、仙茅、补骨脂、山茱萸、桑螵蛸各60克，丁香、肉桂各30克。

【用法】上药研末装瓶用。每

次 1 克，填入脐中，滴 1～2 滴白酒后，外用暖脐膏固定，3 天换药 1 次。

【主治】小儿遗尿。

处方 ③

【组成】生姜 30 克，炮附子 6 克，补骨脂 12 克。

【用法】生姜捣成泥状，炮附子、补骨脂共研细末合为膏状，敷于脐上，外用纱布覆盖，胶布固定，5 天换药 1 次，2～9 次可愈。

【主治】小儿遗尿。

处方 ④

【组成】五倍子、肉桂各等分。

【用法】上药研细末，以葱汁调和均匀，敷于脐部，纱布固定，每 2 日换 1 次。

【主治】小儿遗尿。

处方 ⑤

【组成】麻黄 2 份，益智仁 1 份，肉桂 1 份。

【用法】上药共研细末，用瓷瓶或玻璃器皿贮存，勿令泄气。每次取 3 克，以少量食醋调成饼状，敷于足心，外用胶布固定，36 小时后取下，间隔 6～12 小时再以上药填脐。敷 3 次后改为每周填脐 1 次，连用 2 次，以巩固疗效。

【主治】小儿遗尿。

处方 ⑥

【组成】党参、茯苓各 20 克，甘草 5 克，川断、狗脊、女贞子各 30 克。

【用法】水煎足浴，先熏后洗，每次 15～30 分钟，每晚 1 次，可连用数晚。

【主治】小儿遗尿。

处方 ⑦

【组成】牡蛎、花椒各 6 克，百部 9 克，陈艾叶 15 克。

【用法】共研细末，装入布袋内即成，制成的药袋可系于患儿腹部，5～7 日换 1 个药袋，直至痊愈。

【主治】小儿遗尿。

处方 ⑧

【组成】丁香 3 粒，米饭适量。

【用法】丁香研末，同米饭捣成饼，贴患儿肚脐。

【主治】小儿遗尿。

处方 9

【组成】公丁香 10 粒，八角、桂圆核各 3 个，益智仁 10 克。

【用法】上药共研细末，用生姜汁适量调和药末，捏成一个小药饼，于每晚小儿上床睡觉时，将药饼烘热，温敷入患儿脐孔内，纱布盖之，胶布固定，翌晨去掉。

【主治】小儿遗尿。

第三节　积　滞

一、概述

积滞是指小儿乳食不节，停滞中脘，食积不化所致的一种脾胃病证。临床以不思乳食，食而不化，腹部胀满，大便不调等为特征。多因小儿乳食不知自节，或喂养不当，乳食无度，或过食肥腻生冷、不消化食物所致。本病属西医学慢性消化功能紊乱。

二、辨证

● 乳食积滞

不思乳食，脘腹胀满，时有疼痛，嗳腐吞酸，烦躁哭闹，夜卧不宁，手足心热，大便秽臭，舌苔薄、白腻，脉滑。

● 脾虚夹滞

面色苍黄，疲倦乏力，不思乳食，腹满喜按，大便溏薄，夜卧不安，舌质淡，苔白腻，脉细滑。

三、处方

处方 1

【组成】山楂、玄明粉、厚朴各 6 克，鸡内金 9 克，莱菔子 10 克。

【用法】上药共研末，每次取

药粉 3 克, 用温开水调为糊状, 敷于神阙穴, 外用纱布, 胶布固定。每日换药 1 次。

【主治】小儿食积停滞。

处方 ②

【组成】槟榔 9 克, 良姜 3 克。

【用法】上药共研末, 敷于脐部, 外用纱布、胶布固定。每日换药 1 次, 连用 3 次为 1 个疗程。

【主治】小儿食积腹胀。

处方 ③

【组成】紫苏、山楂 (研末)、生姜 (捣烂) 各 60 克。

【用法】将上药一起入锅炒热, 以布包裹。热熨于脐部, 并做顺时针摩运。每日 1 次, 连用 3 次为 1 个疗程。

【主治】小儿食积呕吐。

处方 ④

【组成】大黄粉 10 克, 白酒适量。

【用法】将大黄粉与适量白酒调和成糊状, 敷于神阙, 外覆纱布, 以热水袋熨之。每次 10 ~ 20

分钟, 每日 1 ~ 2 次。

【主治】小儿乳食积滞。

处方 ⑤

【组成】朴硝 6 克, 陈皮 3 克。

【用法】上药共研细末, 水调为稠糊敷脐部, 外用纱布、胶布固定。每日换药 1 次, 连用 3 次为 1 个疗程。

【主治】食积停滞, 腹痛。

处方 ⑥

【组成】生山楂 9 克, 陈皮、白术各 6 克。

【用法】将上药共研为细末, 填于患儿脐上。每日换药 2 次, 连续 3 ~ 5 日。

【主治】小儿脾虚厌食。

处方 ⑦

【组成】桃仁、杏仁、栀子各等份, 胡椒少许, 大葱 1 根, 白酒适量。

【用法】上药共研末, 每次 2 克, 用葱白、白酒数滴, 共捣烂拌匀, 敷两脚心, 每日 1 次。

【主治】积滞化热证。

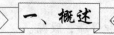

处方 8

【组成】生栀子 10 克，面粉、鸡蛋清各适量。

【用法】将生栀子研为极细粉末，加入面粉拌匀，然后放入鸡蛋清和匀做成饼膏，分别敷于患儿的脐部、两足底涌泉穴上，每天换药 1 次，连敷 3～5 次为 1 个疗程。

【主治】小儿食积，腹胀发热。

第四节　小儿咳喘

一、概述

小儿咳喘是小儿时期因外邪袭肺，肺气郁闭所致的一种慢性气道炎症疾病，是一种免疫性炎症。临床以气急、咳嗽、咯痰、呼吸困难、肺内可听到哮鸣音，尤其是呼气时哮鸣音更加明显为主要表现的肺系疾病。轻者仅有发热、咳嗽、咯痰等症状；重者则可见高热、剧烈咳嗽、喘促、鼻煽，甚至面色苍白、唇甲紫绀、烦躁不安、四肢厥冷，或壮热不已、神昏谵语、四肢抽搐。本病可以突然发病，也可以继发于感冒或其他热病的病程中。一年四季均可发生，以冬春两季最为常见。

二、辨证

● 风寒闭肺

发热无汗，呛咳气急，痰白而稀，恶寒，身痛，无汗，口不渴，脉浮紧，指纹青红，现于风关。

● 风热外袭

高热烦躁，咳嗽剧烈，痰多黏稠，气急鼻煽，涕泪俱无，口渴咽红，大便秘结，脉数大，指纹青紫，多在气关。

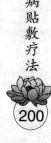

◉ **痰热壅盛**

壮热烦躁，喉间痰鸣，痰稠色黄，气促喘憋，鼻翼煽动，胸闷胀满，或口唇紫绀，脉滑数，指纹青紫。

◉ **热毒猖獗**

高热炽盛，咳嗽剧烈，气急鼻煽，涕泪俱无，鼻孔干燥如烟煤，面赤唇红，烦躁，口渴，溲赤便秘，脉浮数滑大，指纹青紫。

◉ **肺阴亏虚**

干咳无痰，低热盗汗，面色潮红，口唇樱红，脉细数。

◉ **肺脾气虚**

低热起伏不定，咳嗽乏力，或有轻微气喘，喉中痰鸣，面色苍白无华，动则汗出，精神疲倦，消瘦纳呆，大便溏薄，脉细弱，指纹色淡。

◉ **邪气内陷、阳气衰退**

面色苍白，口唇发紫，呼吸浅促，额汗不温，四肢厥冷，虚烦不安，脉虚数或微弱。

◉ **内陷厥阴**

壮热神昏，烦躁谵语，四肢抽搐，口噤项强。牙关紧闭，两目上视，指纹青紫，可达命关，甚至透关射甲。

三、处方

处方 ①

【组成】明矾 60 克，面粉适量，米醋 50 毫升，蜂蜜少许。

【用法】先将明矾研为细末，与面粉拌匀，调米醋，拌制成稠膏状。取 15 克贴敷于脐孔上，纱布盖之，胶布固定。每 2 日换药 1 次，连贴 10 日为 1 个疗程。

【主治】小儿痰多气促。

处方 ②

【组成】莱菔子、鸡内金、厚朴各 9 克，大黄、芒硝各 6 克。

【用法】上药共为细末，以温开水调成糊状，备用。用时取药糊

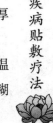

适量，贴于脐上，外盖纱布，胶布固定。每晚贴药 1 次，病愈为止。

【主治】咳嗽。

处方 ③

【组成】新鲜白毛夏枯草、新鲜青蒿各 30 克。

【用法】将上药洗净后捣烂如泥，敷脐。如无鲜品，用干品粉碎后醋调和，敷脐。

【主治】小儿肺炎，咳喘。

处方 ④

【组成】栀子、黄芩、桑白皮、大黄各 9 克，百部、天冬各 10 克。

【用法】上药共为细末，取适量，凉开水调成糊状，贴于脐上，外盖纱布，胶布固定。每日换药 1 次，至病愈。

【主治】肺热咳嗽。

处方 ⑤

【组成】紫苏、防风、法半夏、茯苓各 4 克，陈皮 3 克，甘草、杏仁各 2 克，白芥子 1 克。

【用法】上药共研细末，装瓶备用。用时取适量，用清水少许调

为糊状，外敷患儿肚脐处，上覆纱布，胶布固定。每日换药 1 次，5 次为 1 个疗程。

【主治】小儿咳嗽（风寒型）。

处方 ⑥

【组成】天竺黄、天南星各 10 克，雄黄、朱砂各 1 克，丁香 2 克。

【用法】诸药共研为末，取适量填入脐中，外以胶布固定。每日换药 1 次，10 日为 1 个疗程。

【主治】小儿痰喘。

处方 ⑦

【组成】吴茱萸 10 克，醋适量。

【用法】上药研成细末，用醋调成稠糊状。上药分 2 份，贴于双足涌泉穴（平摊至整个足心），外用纱布包好，胶布固定。48 小时除去。

【主治】婴儿喉喘鸣。

处方 ⑧

【组成】人工麝香 0.5 克，白芥子 0.6 克，延胡索 10 克。

【用法】诸药共研细末，过 100 目筛，配合等份的蜂蜜调和做成膏

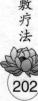

药。分别贴敷于肺俞、心俞、膈俞、定喘、天突、膻中等穴，根据病情辨证加减穴位。每5～10天贴敷1次，每次贴6～24小时，连续贴3～4次为1个疗程，间隔3～6个月可进行第2疗程。

【主治】儿童哮喘。高热患儿忌用。

处方 ⑨

【组成】白芥子1份，细辛、当归各半份。

【用法】诸药共研细末，过100目筛，配合等份的蜂蜜调和做成膏药。用时分敷肺俞、陶道穴，纱布、胶布固定。每次敷药1个小时，早晚各敷1次，5天为1个疗程，疗程之间间隔2天，连续治疗4个疗程。

【主治】小儿哮喘。

处方 ⑩

【组成】鸭梨3个，大米50克。

【用法】将鸭梨洗净，加水适量煎煮半小时，捞去梨渣不用，再加入米粥，趁热食用。

【主治】小儿肺热咳嗽。

处方 ⑪

【组成】：大蒜适量。

【用法】先将大蒜捣烂，将双足底薄涂一层猪油或凡士林，大蒜泥敷在涌泉穴，用纱布包扎，胶布固定。临睡时敷上，次日清晨去除。

【主治】百日咳。

处方 ⑫

【组成】生石膏6克，枳实10克，栝楼12克，胆矾、冰片各3克。

【用法】将上药研为细末，用凡士林调拌成糊膏状，均匀敷于患儿双足心涌泉穴上，用纱布覆盖，外用胶布固定。或同时加敷大椎穴。每日换药1次，连用5～7天。

【主治】小儿咳嗽。

处方 ⑬

【组成】细辛、五味子、白芥子各10克，干姜、半夏、麻黄各5克，杏仁、百部各15克，米醋少许。

【用法】上药共研细末，装瓶

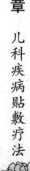

第四章 儿科疾病贴敷疗法

备用。用时取适量药末，用米醋少许调为糊状。3 岁以下患儿敷于双足心涌泉穴，4 岁以上患儿外敷肺俞或定喘、天突或膻中穴，两组穴位交替用药，并上覆纱布，胶布固定。每日换药 1 次，5 次为 1 个疗程。

【主治】小儿咳嗽（风寒型）。

处方 ⑭

【组成】桃仁、杏仁、细辛、麻黄。

【用法】将上药分别烘干，研末备用，使用时取上药各等份混合后，用醋调成直径约 1 厘米大小圆饼状，贴敷于膻中、双肺俞穴，外用麝香追风膏固定，每日 1 次，3 天为 1 个疗程。

【主治】风寒型小儿咳嗽。

处方 ⑮

【组成】川贝母、鹿茸血末各10 克，冰糖 50 克，雪梨 1 枚。

【用法】将梨去皮切片，川贝母、鹿茸血末面撒布中间，文火炖熟后，人冰糖待溶化，每日分 3 次将汁饮下，并食梨片。

【主治】小儿咳嗽。

第五节 小儿高热

一、概述

发热是多种疾病的常见症状。小儿正常体温常以肛温 36.5～37.5℃，腋温 36～37℃衡量。通常情况下，腋温比口温（舌下）低 0.2～0.5℃，肛温比腋温约高 0.5℃左右。若腋温超过 37.4℃，且一日间体温波动超过 1℃以上，可认为是发热。高热则是体温（口腔）为 39.1～40℃，超高热则为 41℃以上。发热时间超过两周为长期发热。小儿高热为儿科常见的症状之一。由于小儿质薄娇柔，既不堪时邪之稽留，又难耐高热的燔灼，故每易因高热炽盛，伤津耗液，而引动肝风，导致发痉抽搐；或热深厥深，病情剧变，而危及生命。因此，临床必须详审病机，及时给予治疗。

二、辨证

● 表证发热

1. 风热发热。发热有汗，头痛、鼻流脓涕，咳嗽，咽喉肿痛，口干唇红，舌红苔薄黄，脉浮数或指纹浮露、色红赤。

2. 风寒发热。发热无汗，恶寒头痛，鼻流清涕，唇舌淡红，苔薄白，脉浮紧或指纹浮露色淡红。

3. 暑热发热。壮热心烦，蒸蒸有汗，口渴引饮，小便短赤，面赤唇红，舌红苔白，脉浮洪数。

4. 湿热发热。日晡发热，身热不扬，流涕咳嗽，胸闷不饥，小便短赤，唇舌色红，苔黄厚腻，脉濡数。

● 里证发热

1. 食积发热。发热，以夜间为甚，脘腹胀满，疼痛拒按，嗳腐吞酸，厌食纳差，或呕吐食物残渣，或下泻秽臭大便，苔黄厚，脉滑数。

2. 阳明腑实证发热。潮热自汗，狂躁谵妄，大便秘结，唇舌色红，苔黄燥，脉沉数。

3. 气血二燔发热。壮热有汗，烦渴喜冷饮，面赤唇红，舌红苔黄燥，脉洪数。

4. 热入营血发热。发热有汗，心烦口渴，时有谵语，甚至两眼直视，舌红绛，光苔，脉虚数。

● 表里同病发热

1. 三阳合病发热。微恶风寒，一身大热，头身疼痛，鼻干心烦，眼眶疼痛，口苦口渴，唇红，舌质红，苔黄，脉象洪数。

2. 表寒里热发热。恶寒发热，鼻塞流涕，口干口苦，咳嗽胸闷，大便秘结，小便短赤，舌质红绛，苔黄，脉浮紧数。

三、处方

处方 ①

【组成】青蒿、生石膏、燕子泥各50克，滑石粉30克，茶叶、冰片各20克。

【用法】共研细末，加甘油和鸡蛋清适量，敷肚脐，上盖纱布，胶布固定。干则滴甘油适量以保持湿度。

【主治】小儿高热。

处方 ②

【组成】生栀子、生石膏、绿豆各30克。

【用法】共研为细末，鸡蛋清调成稠膏，制成药饼5个，分别敷于两手心（劳宫穴），两脚心（涌泉穴），及胸前区剑突下。外盖纱布，胶布固定，热退去药。

【主治】小儿高热。

处方 ③

【组成】燕子窝泥适量，地龙3～5条，田螺肉7个，雄黄5克。

【用法】共捣烂，加麻油适量，鸡蛋清2个，拌匀，做饼2个，分别敷前额与心窝部，热退去药。

【主治】小儿高热。

处方 ④

【组成】燕子窝泥100～200克，活田螺7～9个，活地龙10～30条，香葱头10～30克，鸡蛋清1～3个。

【用法】共捣如泥，捏成饼状，放在皮纸或塑料薄膜上，中间留一小孔，贴敷肚脐周围，30～60分钟后取下。

【主治】小儿高热。

处方 ⑤

【组成】雄鸡血10滴，生石膏5克。

【用法】共捣如泥，敷肚脐，外盖塑料薄膜，胶布固定。

【主治】小儿高热。

处方 ⑥

【组成】绿豆125克（研粉），鲜鸡蛋1个。

【用法】将绿豆粉炒热，用蛋

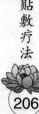

清调和，作小饼贴胸部，3 岁左右患儿贴 30 分钟，不满 1 岁敷 15 分钟取下。

【主治】小儿高热不退，又方小儿热性呕吐。

处方 ⑦

【组成】芭蕉根 500 克，食盐 30 克。

【用法】把盐加入芭蕉根内一

起捣烂外敷中庭、鸠尾、巨阙三穴。干时可多次更换。

【主治】感冒高热。

处方 ⑧

【组成】大黄 6 克，芒硝 3 克。

【用法】上药功能研细末，用井底泥适量，入药末调匀，加少量水做成饼状，贴敷太阳穴。

【主治】小儿高热。

第六节　小儿惊风

一、概述

惊风是小儿时期常见的一种急重病证，以临床出现抽搐、昏迷为主要特征，又称"惊厥"，俗名"抽风"，西医学称小儿惊厥。任何季节均可发生，一般以 1～5 岁的小儿为多见，年龄越小，发病率越高。其证情往往比较凶险，变化迅速，威胁小儿生命。其中伴有发热者，多为感染性疾病所致，不伴有发热者，多为非感染性疾病所致，除常见的癫痫外，还有水及电解质紊乱、低血糖、药物中毒、食物中毒、遗传代谢性疾病、脑外伤、脑瘤等。

二、辨证

● 风热动风证

起病急骤，发热，头痛，咳嗽，鼻塞，流涕咽痛，随即出现烦躁、神昏、抽搐，舌苔薄白或薄黄，脉浮数。

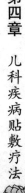

● 气营两燔证

多见于盛夏之季，起病较急，壮热多汗，头痛项强，恶心呕吐，烦躁嗜睡，抽搐，口渴便秘，舌红，苔黄，脉弦数。

● 邪陷心肝证

起病急骤，高热不退，烦躁口渴，谵语，神志昏迷，反复抽搐，两目上视，舌质红，苔黄腻，脉数。

● 湿热疫毒证

持续高热，频繁抽风，神志昏迷，谵语，腹痛呕吐，大便黏腻或夹脓血，舌质红，苔黄腻，脉滑数。

● 惊恐惊风证

暴受惊恐后惊惕不安，身体战栗，喜投母怀，夜间惊啼，甚则惊厥、抽风，神志不清，大便色青，脉律不整，指纹紫滞。

三、处方

处方①

【组成】白头颈蚯蚓（韭菜地的好）7 条，冰片 1.5 克。

【用法】将蚯蚓捣烂，入冰片调和贴患儿脑门约半小时。

【主治】小儿慢惊风。

处方②

【组成】生吴萸 2.1 克，白芥子 0.9 克。

【用法】共研末，调醋敷足底。

【主治】小儿惊风。

处方③

【组成】猪牙皂角、生半夏各 3 克，北细辛 0.9 克。

【用法】共研细末，用灯心蘸药末入鼻孔，得喷嚏为验，否则难疗，用姜汤调少许服之，亦效。

【主治】小儿急、慢惊风，昏迷不醒。

处方④

【组成】桃树二层皮 120 克，葱白 20 个，灯芯 3 根。

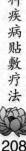

【用法】共捣烂，敷两手足心处。

【主治】急惊风。

处方 5

【组成】黄栀子、鸡蛋清、飞罗面、连须葱白各适量。

【用法】共捣烂，敷脐下及手足心。

【主治】急惊风。

处方 6

【组成】杏仁、桃仁、糯米、胡椒各7粒，栀子7个。

【用法】共捣烂，用鸡蛋清，面粉调敷脚心。过一夜，次日足心发黑为度。

【主治】急惊风。

处方 7

【组成】燕子巢1个，鸭蛋清适量。

【用法】燕子巢捣烂，加鸭蛋清捣如泥糊，敷于肚脐上，绷带固定，干则再换新料，连续2～3次。亦可敷心窝处。

【主治】急惊风。

处方 8

【组成】活蝎1条。

【用法】捣烂如泥，入酒少许调匀，贴囟门处。

【主治】小儿惊风。

处方 9

【组成】丁香、葱白、艾蓬头各7个。

【用法】打匀，敷于脐孔，用布裹。

【主治】小儿惊风。

处方 10

【组成】栀子、桃仁各7个。

【用法】共为细末，再加麦面30克，烧酒、鸡蛋清调作2饼，包手、足心。病势重者，宜用2份包两手足心。

【主治】急惊风。

处方 11

【组成】栀子、面粉各30克，鸡蛋1个，连须葱白3个。

【用法】共捣烂，敷脐上。

【主治】小儿慢惊风，属阴虚者。

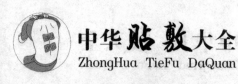

处方 ⑫

【组成】芙蓉花嫩叶 6 片，鸡蛋 1 个。

【用法】芙蓉花嫩叶切碎，和鸡蛋打匀，煎作薄饼，趁热敷患儿脐部，冷却后再换。

【主治】急惊风。

处方 ⑬

【组成】桃仁、郁李仁各 14 粒，黄栀子 6 克。

【用法】共研末，以鸡蛋清调匀，摊布上敷两手腕脉搏处，24 小时后解下，以敷处呈现青黑色为度。

【主治】急惊风。

处方 ⑭

【组成】全蝎 5 个，蜈蚣 1 条，僵蚕 5 条，蝉蜕头 7 个。

【用法】研末放脐中，外盖煎熟鸡蛋 1 个。

【主治】急惊风。

处方 ⑮

【组成】胡椒 7 粒，生栀子 7 个，葱白 1 个，飞面 1 撮。

【用法】共研末，以蛋清调匀，摊青布贴小儿心窝 1 日夜，有青黑色为度。

【主治】急惊风。

第七节　小儿汗证

一、概述

　　宝宝出汗本是正常状态，可是只要稍微一动，身上就大汗淋漓，或是一觉睡醒，身上的衣服被褥就成了湿淋淋一片，这便是"小儿汗证"，需要引起重视。汗证是指不正常出汗的一种病证，即在安静状态下，全身或局部出汗过多，甚则大汗淋漓。小儿体秉腠理疏薄，在日常生活中，若因天气炎热，或衣着过厚，或喂奶过急，或活动剧烈，都可引起出汗，如无其他疾苦，不属病态。小儿汗证，有自汗、盗汗之分。

睡中汗出，醒时汗止者称"盗汗"；不分时间，无故出汗者称"自汗"。平时常说的"小儿虚汗"，往往是自汗与盗汗两者兼而有之。诊断小儿汗证并不难，关键是查明病因，审因论治。

二、辨证

● 卫表不固

多见于先天不足或后天失调或病后，表现为自汗，出汗部位以头部、肩、背部明显，面色无华，精神不佳，不爱说话，动则汗多，胃口不佳，舌淡苔薄白，脉细弱。

● 营卫不和

多见于宝宝病后体虚，表现为自汗微有恶风或轻咳、流涕或微热、精神不佳、面有倦色、舌苔薄白、脉浮。

● 气阴两虚

多见于热性病后期，表现为盗汗，兼有低热、手足心热，消瘦、食欲不振、尿黄、舌红苔少或舌津无苔，脉细数。

● 脾胃湿热

表现为自汗或盗汗，以头部或四肢汗多，汗渍色黄。口臭、口渴但不想喝水，大便干结，小便黄短，舌红苔腻，脉滑数。

三、处方

处方 ①

【组成】五倍子、煅龙骨各等份。

【用法】将上药共研细末，装瓶备用。临用时取上药药末5克，用醋调成一药饼，置脐部，用胶布封贴，每晚睡前用，日间除去，连用3日。

【主治】小儿汗证。

处方 ②

【组成】五倍子、赤石脂、没

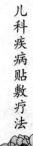

食子、煅龙骨、煅牡蛎各100克，辰砂5克。

【用法】前5味共研细末，加辰砂和匀备用。6个月至1岁者每次用10克；1～5岁用15克；6岁以上用20克。以凉水、醋各半调药成稀糊状，每晚临睡前敷肚脐，以纱布绷带固定，翌晨揭去，3～5夜为1个疗程。

【主治】小儿顽固性盗汗。

处方 ③

【组成】五倍子1个，醋适量。

【用法】将五倍子研细末，调醋和做1小饼，贴肚脐。

【主治】小儿汗证。

处方 ④

【组成】五倍子、枯矾各30克，人乳汁适量。

【用法】先将前2味药捣碎，研成细末，过筛备用。临证每次取10克用适量母乳调和成膏，在小儿临睡时敷脐，每晚1次，5～6次可奏效。

【主治】小儿盗汗。

处方 ⑤

【组成】五倍子2份，五味子1份。

【用法】上2味研细末，用时取药末适量与唾液调涂脐中，消毒纱布覆盖，胶布固定。

【主治】盗汗。

处方 ⑥

【组成】党参、五味子各10克，糯稻根15克，冰片5克。

【用法】上药研细末，用酒调成饼，选百会、肝俞、后溪、关元穴，每次选2～3穴。每次各穴敷24小时，每1～2日敷1次，敷2～3个月。

【主治】小儿汗证。

第八节　鹅口疮

一、概述

鹅口疮又名雪口病、白念菌病，由真菌感染，是儿童口腔的一种常

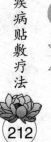

见疾病。在口腔黏膜表面形成白色斑膜，多见于婴幼儿。本病是白色念珠菌感染所引起。这种真菌有时也可在口腔中发现，当婴儿营养不良或身体衰弱时可以发病。

二、辨证

● 心脾积热型

口生白屑，逐渐蔓延，布满口舌，面赤唇红，烦躁不安，吮乳啼哭，大便干结，小便短黄，舌质红，苔薄白腻，脉数。

● 虚火上炎型

口内白屑散在，周围红晕不显，形瘦颧红，手足心热，口干不渴，舌质红少苔。

三、处方

处方 ①

【组成】煅硼砂 5 克，梅片、青黛粉、朱砂各 1 克。

【用法】上药研末，少许搽小儿口舌，每天 2～3 次。

【主治】鹅口疮。

处方 ②

【组成】山豆根、大黄、人中白、青黛、儿茶各 30 克，朱砂 10 克，冰片 3 克。

【用法】共研为极细末，过筛，混均，储瓶高压消毒，备用。用

时，以 3% 硼酸溶液清洁口腔，取 2% 甲苯溶液调上药呈糊状，每天 3～5 次涂搽患处。均于 3～5 天治愈。

【主治】口疮。

处方 ③

【组成】黄连、甘草各 3 克。

【用法】水煎浓升，涂口腔。

【主治】小儿鹅口疮。

处方 ④

【组成】白及粉 15 克，黄连粉 9 克，冰片 2 克。

【用法】共研细来收贮，用时取药粉2克，分撒口舌疮面，每日2次。

【主治】小儿口腔炎，小儿鹅口疮。

处方 5

【组成】竹笋衣。

【用法】竹笋衣晒干，烧灰，过筛后搽口内溃疡处，1日3次。

【主治】鹅口疮。

处方 6

【组成】食盐适量，芝麻油。

【用法】食盐适量，用凉开水汤匙将盐熔化，滴入芝麻油10滴，搅匀，在吃奶、喂水、临睡前，滴入患儿口内数滴，每日7~10次。

【主治】鹅口疮。

处方 7

【组成】霜打茄子。

【用法】放干、研末，涂患处。

【主治】小儿口疮。

处方 8

【组成】五倍子、明矾各等份，冰片少许。

【用法】五倍子、明矾分捣如米粒，置锅内文火炒，待二物释放水份如枯矾，离火冷固取出，研极细末加冰片研拌匀，用时取少许涂患处，每日1~3次。

【主治】小儿鹅口疮。

处方 9

【组成】吴茱萸、附子各10克。

【用法】共研细末，米醋调稀糊状，分摊两块塑料膜上，每日晚敷两脚（涌泉穴），外盖纱布，胶布固定，次晨去掉，连用2晚。或单用吴萸粉，醋调敷足心，连用3晚。

【主治】小儿鹅口疮，心脾郁热证。

处方 10

【组成】米棕箬100克，甘草10克，冰片2克。

【用法】将棕箬用稻草杆灰汤浸煮后烧成炭，和甘草、冰片共研细末，瓶贮备用。用时吹或涂于口腔内，每日5~6次。

【主治】心火上炎，热毒熏蒸之小儿鹅口疮。

处方 ⑪

【组成】细辛 3 克。

【用法】研细末，用温开水调为糊状，置肚脐内（以平肚脐为度），然后外盖纱布，胶布固定，2 日后去掉，一般用 1 次可愈，若不愈可再用 1 次。

【主治】小儿鹅口疮，心脾郁热证。

处方 ⑫

【组成】冰片、硼砂各 1.8 克，朱砂、玄明粉各 1.5 克。

【用法】上药共研细末，徐徐兑入蜂蜜适量，边兑边搅，成糊状后，装瓶备用。同时先洗净口腔，然后以棉棒涂之。每日 3～4 次或 5～6 次。

【主治】心脾积热而致鹅口疮。

处方 ⑬

【组成】百倍子、明矾（又名白矾）各等份，冰片少许。

【用法】将五倍子、明矾分别捣如米粒，和匀放入砂锅内文火炙炒，待其熔解释放出水份如枯矾状，离火冷固取出，研极细末，另研冰片少许加入拌匀，贮瓶备用。用时以药棉棒蘸水粘药粉少许涂患处，每日 1～3 次。如用 1 日后无显效者，可加细辛散外敷脐周。

【主治】热毒熏蒸而致鹅口疮。

处方 ⑭

【组成】吴茱萸 8 克，胆南星、细辛各 2 克，黄连 3 克。

【用法】上药研为细末，混合均匀，加陈醋适量调成糊状，涂敷于双足，用纱布包扎，12 小时后除去。

【主治】小儿鹅口疮。

处方 ⑮

【组成】冰片、半夏、南星各 9 克，巴豆 2 粒。

【用法】上药共研细末，开水调成糊状，摊于清洁布上，贴敷足心涌泉穴，于外包扎固定，卧床休息 24 小时后取下。用药不宜时间过长，以免发红起疱。一般一次可愈，最多不超过 3 天。

【主治】鹅口疮、口疮、口糜。

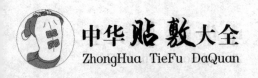

第九节 白 喉

一、概述

白喉是白喉杆菌引起的急性传染病，其临床特征是咽、喉、鼻等处假膜形成，和全身中毒症状如发热、乏力、恶心呕吐、头痛等，严重者可并发心肌炎和神经瘫痪。人群对白喉普遍易感，儿童尤易感染。传染源为病人及带菌者，病人在潜伏期末至抗菌治疗前均有传染性。本病以飞沫传播为主，多于密切接触时受染。近年来发病年龄推迟，以学龄儿童最为多见。

二、辨证

● 疫毒犯肺型

发热恶寒，头痛咽痛，咽喉出现伪膜，舌红、苔薄白略干，脉浮数。

● 疫毒化火型

壮热心烦，咽干疼痛，咽喉伪膜迅速蔓延，色黑，颈肿显著（"牛颈"），舌红、苔黄、脉滑数。

● 肺气阻遏型

伪膜迅速增大，咽干喉紧，犬吠样咳嗽，喉间有痰，呼吸急迫，舌红、苔黄腻，脉滑数。

● 阴虚肺燥型

咽干口燥，伪膜干黄，大便燥结，舌红、苔薄黄，脉细数。

● 心肾亏损型

面色苍白，精神麻木，心悸胸闷，舌淡苔白，脉结代或数急。

三、处方

处方 ①

【组成】香油、白矾、蜂蜜各30克，冰片适量。

【用法】此方前2味合，蒸笼蒸至溶解后，加蜂蜜调匀，冷后加入细研之冰片搅匀，用棉棒蘸药涂喉。

【主治】白喉。

处方 ②

【组成】牛黄、银珠、水银各1克，巴豆5个，大枣10枚。

【用法】巴豆去壳去油，大枣去核，水银炒透，共捣如膏，做10丸。每次1丸，用棉花包裹，蘸酒精少许，塞入鼻孔内，半小时后再换1丸，塞另一鼻孔，时间相同。将药取出后，用苏叶、薄荷煎水频饮即愈。

【主治】白喉，喉中白膜疼痛。

处方 ③

【组成】寒水石、人中白各30克，白矾15克，西月石10克，川连、西牛黄、青黛、冰片各6克，蜒蚰数条。

【用法】前6味共研末，与蜒蚰拌和，捶捣如泥，置日暴晒干透，研细过筛，再入乳钵与青黛、冰片共研，至无声为度，贮备。用取少许，吹入咽部。

【主治】白喉，喉痛等。

处方 ④

【组成】玄明粉、硼砂各15克，朱砂1.8克，冰片1.2克。

【用法】各研极细，和匀，密贮。用时吹药患处，每日数次。咽下无妨。

【主治】白喉、咽喉肿痛。

处方 ⑤

【组成】生巴豆、朱砂各0.3～0.5克。

【用法】先将巴豆仁，布包压碎去油，与朱砂等量研和匀。放在小膏药或胶布中心，贴敷两眉间稍上处（即印堂穴），8～10小时后将膏药揭去。去药2～4小时可见贴处有水疱，可用3%龙胆紫药水涂抹。如未起疱再贴。

【主治】白喉。

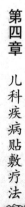

第四章 儿科疾病贴敷疗法

处方 6

【组成】藏青果、薄荷叶、凤凰衣（蛋壳内白皮）各 6 克，黄柏、川贝、儿茶各 3 克，冰片 1.5 克。

【用法】上药共研末，小量吹喉，每日 3 次。

【主治】白喉中期，喉中溃疡，腐肉不脱之症。

第十节　小儿厌食症

一、概述

厌食症是指较长期的食欲减退或消失、食量减少为主要症状，是现今小儿中常见的病症。严重者可造成营养不良及多种维生素与微量元素缺乏，影响小儿生长发育，造成小儿"面黄肌瘦、个子矮小"，是当今家长十分关注的问题。

二、辨证

● 脾胃气虚型

不思进食，面色少华，神疲少气懒言，舌淡苔薄，两脉细软，或指纹淡红，食少便多，大便稀软，或挟有不消化食物。

● 胃阴不足型

食少饮多，大便偏干艰行，面色萎黄，形体偏瘦，皮肤不润，舌红少苔，或苔花剥，脉细小数，或指纹色红者。

● 营卫不和型

食欲不振，自汗盗汗，汗出肢凉，面㿠少华，易感外邪，腹软便调，或睡时露睛，舌淡红，苔薄润，两脉细和。

● 肝胃不和型

不思饮食，嗳气恶心，烦躁易怒，夜寐不宁，面色青黄，面部或山根青筋显露，舌质偏红，苔多薄黄，脉弦或指纹青紫滞涩。

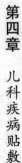

三、处方

处方 ①

【组成】肉桂、干姜、丁香、白术各等份。

【用法】研末，调膏，敷脐。

【主治】小儿厌食症。

处方 ②

【组成】穿山甲、鸡内金、槟榔等份。

【用法】上药研极细末，醋调糊状敷神阙穴，每敷48小时，连敷3次为1个疗程，2～3个疗程统计结果。

【主治】小儿厌食症。

处方 ③

【组成】党参、白术、山药、炒神曲、炒麦芽各等份。

【用法】上药研细末加甘油、醋调膏，隔日交替贴中脘、神阙穴。

【主治】小儿厌食症。

处方 ④

【组成】桃仁、大黄、鸡内金、莱菔子各等份，冰片少许。

【用法】研末，每用15～25克，水调糊状，敷双侧内关，包扎固定，24小时后去之，隔3天1次，连续3次为1个疗程。

【主治】小儿厌食症。

处方 ⑤

【组成】木香、茱萸、砂仁、焦山楂各等份。

【用法】共研细末，以米醋调至糊状，敷脐，固定。24小时换药1次。3次为1个疗程。

【主治】小儿厌食症。

处方 ⑥

【组成】高良姜、草拨、荜澄茄、青皮、广木香、薄荷、蜀椒各等份。

【用法】共研制成香袋，佩戴1个月。

【主治】小儿厌食症。

处方 ⑦

【组成】砂仁、苍术、吴萸、二丑各10克，炒莱菔子6克，大黄、白胡椒、丁香各5克。

【用法】上药共制为水浸膏，每贴5克，将药膏贴敷神阙、下脘等穴。每天1次，7天为1个疗程，2个疗程统计疗效。

【主治】小儿厌食症。

处方 ⑧

【组成】白术、枳实、山楂、砂仁、莱菔子、肉桂、冰片各等份。

【用法】上方共制成贴剂，贴敷肚脐，每日1次，每次贴12小时。

【主治】小儿厌食症。

处方 ⑨

【组成】磁片。

【用法】贴敷神阙穴。

【主治】小儿厌食症。

皮肤科疾病贴敷疗法 第五章

第一节 面部色斑

一、概述

面部色斑，是指和周围颜色不同的斑点，包括雀斑、黑斑、黄褐斑和老年斑等。面部色斑是由于皮肤黑色素的增加而形成的一种常见面部呈褐色或黑色素沉着性、损容性的皮肤疾病，多发于面颊和前额部位，日晒后加重，多见于女性，与妊娠，长期口服避孕药的月经紊乱有关，属于中医的黛黑斑、肝斑。

二、处方

处方 ①

【组成】白茄子适量。

【用法】切成薄片，贴敷雀斑处，隔夜贴 1 次，次日早晨去掉。

【主治】面部雀斑。

处方 ②

【组成】白附子、白及、白蔹、白芷、白僵蚕、白茯苓、白术各等份。

【用法】上药为末，以蛋清调之涂面。

【主治】雀斑。

处方 ③

【组成】白附子、冬瓜子、白及、石榴皮等份。

【用法】上药为末，酒浸 3 日，洗面后涂之，久则令面莹如玉。

【主治】面黑不白或面部黑褐斑。

处方 ④

【组成】白附子、密陀僧、牡蛎、白茯苓、川芎各60克。

【用法】以上药物，研为细末，用牛奶调和涂面，并反复按摩，早晨用温水洗去。

【主治】面黑、面部色斑。

处方 ⑤

【组成】白附子、白及、白蔹、白茯苓、密陀僧、白石脂、淀粉各等份。

【用法】以上药物，共研细末，用牛奶调成丸，阴干备用。每晚用温水研磨成浓汁敷面，15分钟后洗去。

【主治】脸上的雀斑。

处方 ⑥

【组成】白芷、白茯苓、当归、红花、白蒺藜、夜明砂各适量。

【用法】上药共研细末，取适量，加蜂蜜调成糊状，外敷患处。每周1~2次，4次为1个疗程。

【主治】黄褐斑。

处方 ⑦

【组成】当归、川芎、沙参、柴胡、防风、天花粉各20克，冬瓜仁、白芷、白及、绿豆各10克。

【用法】上药混合研末，配成糊剂敷于面部，温热棉垫覆盖，30分钟后清除。配合地仓、迎香、太阳、印堂等穴位按摩。每周1次，10次为1个疗程。

【主治】黄褐斑。

处方 ⑧

【组成】党参、白及、白僵蚕、大黄各100克。

【用法】共研极细末，瓶装备用。取细粉50克，加蒸馏水调糊，敷于面部30分钟后去除，每周3次，30天为1个疗程，连用3个疗程。

【主治】女性黄褐斑。

处方 ⑨

【组成】当归、川芎、桃仁、白扁豆、茯苓、白附子各100克。

【用法】各研极细粉，过120目筛，无菌干燥处理后备用。用时洁面后用蛋清将以上药末调糊状，晚间临睡前敷于面部，30分钟后洗去。每周4~5次，疗程为3个月。

【主治】黄褐斑。

处方 ⑩

【组成】桃花 250 克，白芷 30 克，白酒 1000 毫升。

【用法】桃花与白芷同浸于酒中，容器密封，1 个月后即可使用。每日早晚或晚上倒少许酒于掌中，双手对擦，待手发热后，来回擦面部患处，一般使用 30～60 天后，面部黑斑可消失，面色变红润光泽。

【主治】面色晦黯、黑斑或因妊娠产后面黯等症。

处方 ⑪

【组成】白芷、白附子各 10 克。

【用法】将 2 味中药共研细末，加水和蜂蜜适量调和，将其敷面，20 分钟后洗净。

【主治】有祛斑、消斑、增白作用，适用于面部色素沉着或有黄褐斑的女性。

处方 ⑫

【组成】食盐 2 克，白芷 12 克，菊花粉 6 克，白醋 6 毫升。

【用法】白芷、菊花研成细粉末。在食盐、白芷和菊花粉中加白醋（食用醋）和清水，调成糊状即成。晚上敷在脸部，30 分钟后洗干净。

【主治】面部色素斑。

处方 ⑬

【组成】白芷粉、白茯苓粉各 5 克，银耳汤（取干银耳加水熬煮即可）适量。

【用法】将白芷粉和白茯苓粉用银耳汤调成糊状即成。晚睡时敷脸，次日清晨洗去。连用 1 个月以上。

【主治】一切黑斑和疤痕。本方有营养皮肤，淡化色素斑的功效。

处方 ⑭

【组成】白芷粉、橄榄油各适量。

【用法】取适量白芷粉用橄榄油调匀，洗脸后涂于面部即可。

【主治】祛风润肤、增白，治疗面部色素斑。

处方 ⑮

【组成】白芷粉、玉竹、川芎、防风各等份，食醋（白醋）适量。

【用法】把上述药研粉混合均

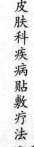

第五章 皮肤科疾病贴敷疗法

223

匀，用食醋调成稀膏，点涂于面部斑点处。

【主治】黄褐斑、雀斑等。

处方 ⑯

【组成】白芷粉1茶匙，白茯苓2茶匙，白及1茶匙，蜂蜜或牛奶适量。

【用法】将以上3种粉混和，冬天加蜂蜜适量调和，敷面。如果感觉黏就加几滴牛奶，夏天或是超油皮肤就只加牛奶适量调和。每次20～30分种。

【主治】柔嫩肌肤、美白润泽，治疗面部色斑。

处方 ⑰

【组成】杏仁30克，鸡蛋1个。

【用法】将杏仁放入搅拌机中搅打成粉末，与蛋清混合调匀即可。洁面后敷脸，20分钟后清洗干净即可。

【主治】色斑。

处方 ⑱

【组成】僵蚕20克，清水30毫升。

【用法】将白僵蚕晒干，研成粉末，用清水将白僵蚕粉调成糊状，直接敷面，第二天早晨清洗干净即可。建议此方每周使用1次。

【主治】色斑、斑痕。

处方 ⑲

【组成】苹果1个，酸奶、面粉各2大匙。

【用法】将苹果去皮、切块、捣烂，与酸奶、面粉搅匀即可，洁面后敷于脸部，15～20分钟后洗干净即可。建议隔一天使用1次。

【主治】雀斑。

第二节　粉　刺

一、概述

粉刺，俗称"青春痘"，现代医学称"寻常痤疮"，是一种毛囊、皮脂腺的慢性炎症，主要发生在颜面及胸背等多脂区。有自限性，皮损多形，如粉刺、丘疹、脓疱、结节。常伴有皮脂溢出，青春期后，大多

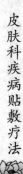

痊愈或减轻。以往痤疮被认为是皮脂腺疾病，实质上损害包括毛囊、皮脂腺及表皮，属于中医"肺风粉刺"范畴。平时应注意清洁皮肤，劳逸结合，少吃辛辣刺激及油腻的食物，多吃新鲜蔬菜和水果。

二、处方

处方①

【组成】轻粉、白芷、白附子、防风各5克。

【用法】上药研为细末，以蜂蜜调匀后敷于痤疮患处，效果极佳。

【主治】粉刺痤疮。

处方②

【组成】紫草适量。

【用法】煎油，用药油涂患处。

【主治】粉刺。

处方③

【组成】浮萍150克，蜂蜜150毫升。

【用法】浮萍洗净晒干，研为极细末。用蜂蜜调为软膏，入瓷罐中贮存备用。每晚睡前取20毫升，次日清晨温水洗去。此方对痤疮有很好的疗效。

【主治】粉刺痤疮。

处方④

【组成】重楼15克，丹参30克，蜂蜜10毫克，清水适量。

【用法】将重楼、丹参洗净，切片同入砂锅，加水大火煮沸后小火再煮20分钟，滤出药液。剩余药渣加水再煮，取药液，合并两次滤液，调入蜂蜜和匀即可。每日用此药液涂脸，15分钟后用清水洗去。

【主治】青春痘、痤疮。

处方⑤

【组成】鱼腥草30克，清水600毫升。

【用法】将鲜鱼腥草洗净后放入砂锅，加入600毫升清水，煮沸后，小火煮20分钟。用汁液涂脸，30分钟后用清水洗去。每天1~2次。

【主治】青春痘。

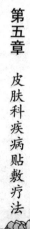

第五章 皮肤科疾病贴敷疗法

225

处方 ⑥

【组成】新鲜芦荟30克。

【用法】将新鲜芦荟去皮，切一小块果肉。用透气胶布贴在痘痘上即可。

【主治】皮肤炎症、粉刺、雀斑、痤疮以及烫伤、刀伤、虫咬。

处方 ⑦

【组成】山慈菇50克，白醋100毫升。

【用法】将山慈菇洗净后晒干，研成极细末，放入白醋中，调成糊状，涂抹患处，30分钟后用清水清洗。每日上、下午各涂1次。

【主治】脓性、囊肿性青春痘。

处方 ⑧

【组成】鲜奶100克，土豆、鸡蛋各1个。

【用法】将土豆洗净、去皮，磨碎后放入玻璃器皿中。鸡蛋分离蛋清与蛋黄，取蛋黄和土豆泥混合，加入鲜奶，将土豆、蛋黄、鲜奶搅拌成糊状。稍微加热后继续搅拌均匀，轻轻涂敷在脸上，15分钟后用温水洗净。适用于干性肤质。

【主治】青春痘。

处方 ⑨

【组成】红糖4小匙，茶水100毫升，琼脂1/4小匙。

【用法】将茶水煮开，加入琼脂及红糖融化后放凉，敷脸10分钟。

【主治】青春痘。

处方 ⑩

【组成】苦瓜1个，面粉2小匙。

【用法】将苦瓜冷藏15分钟后取出，切成薄片，榨成汁，与面粉和在一起调成糊状，均匀涂在脸上，为防止汁液下滑，可贴上面膜纸。15～20分钟后，揭去纸巾，将面部清洗干净即可，最后冷水敷面，收缩毛孔。

【主治】青春痘、痘印。

处方 ⑪

【组成】杏仁1大匙，清水适量。

【用法】将杏仁洗净后，放入搅拌机中，再加入适量的水搅拌，搅拌均匀后，用无菌布将水滤出，留取杏仁渣。用温水洁面后，取适量杏仁渣作为磨砂洗面奶在脸部轻轻地大圈按摩，约 5 分钟后，用清水洗净。

【主治】痘印、疤痕。

处方 ⑫

【组成】茄子 1 个，蜂蜜适量。

【用法】将茄子去皮、切块，放入榨汁机中搅打成汁，加入蜂蜜均匀搅拌即可，均匀敷面，待 10 ~ 15 分钟后，洗净即可。建议每周使用 1 次。

【主治】痘印、疤痕。

处方 ⑬

【组成】金银花、野菊花、腊梅花、月季花、白芷、丹参、大黄各 9 克。

【用法】将以上药物放入锅内，加水适量，煎煮 20 分钟，去渣取汁，趁热熏洗患处，1 日 2 ~ 3 次，

7 日为 1 个疗程。

【主治】痤疮。

处方 ⑭

【组成】苍耳子 20 克，王不留行 15 克，白矾 5 克。

【用法】先将苍耳子、王不留行放入锅内，加水适量，煎煮 20 分钟，去渣取汁，再加入白矾溶化，趁热熏洗患处，1 日 2 ~ 3 次，7 日为 1 个疗程。

【主治】痤疮。

处方 ⑮

【组成】大黄、硫黄各 15 克，硼砂 6 克。

【用法】将大黄、硫黄、硼砂磨成细粉和匀，用茶水调成糊状，涂敷患处每日 1 换，7 日为 1 个疗程。

【主治】痤疮。

第三节　酒渣鼻

一、概述

酒渣鼻也叫玫瑰痤疮，是一种以鼻部发红，上起丘疹、脓疱及毛细血管扩张，形似草莓或熟透的西红柿为特征的皮肤病。由于本病皮损常呈玫瑰红色，且形类痤疮，故有玫瑰痤疮之名。多见于成年人，常见于

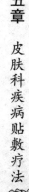

面部油脂分泌较多的人。好发于面部中央，特别是鼻头及两侧，两颊、两眉间及颏部，常呈五点分布（即鼻尖、两眉间、两颊部、下颌部、鼻唇沟等）。皮损可在春季及情绪紧张和疲劳时加重。

二、处方

处方 ①

【组成】百部适量。

【用法】将百部用水洗净，泡于95%乙醇中，比例为1克百部用2毫升乙醇，一般泡5~7天即可擦用。每日擦2~3次，1个月为1个疗程。

【主治】酒渣鼻。

处方 ②

【组成】轻粉6克，杏仁、硫黄各12克。

【用法】先将轻粉研细，加杏仁同研，最后加硫黄研和。把手指洗净，蘸药磨擦患处。

【主治】酒渣鼻、粉刺（痤疮）。

处方 ③

【组成】桃仁9克，珍珠1~1.5克，麻仁8~9克，轻粉、红粉各0.15克。

【用法】上药共研细末，加入熬好冷却凝固之猪板油适量，搅拌调匀，贮瓶备用。用时先以温热水将鼻子洗净擦干，后用药膏涂于患处，每日1~2次，10次为1个疗程。

【主治】酒渣鼻。

处方 ④

【组成】生大黄、生百部各100克。

【用法】将生大黄、生百部浸于95%酒精200毫升中，一周后取药液涂擦患处，每日3次，1月为1个疗程，疗效卓著。

【主治】酒渣鼻。

处方 ⑤

【组成】百部、苦参、雷丸各适量。

【用法】将百部、苦参、雷丸各研成极细末，然后以5：2：2的比例混合，搅匀后取药粉 15～20 克，与雪花膏 80～85 克混合，制成 15%～20% 的药物雪花膏。每晚睡前，用硫黄皂清洗面部，然后外搽，翌晨洗去。20 天为 1 个疗程，可连用 2～3 个疗程。

【主治】酒渣鼻。

处方 6

【组成】大黄、硫黄各等份。

【用法】研细末，用水调匀，每天晚上涂于患处。

【主治】酒渣鼻。

处方 7

【组成】硫黄 30 克，轻粉、白矾各 1 克。

【用法】上药共粉碎为末，用凡士林调和为膏状涂抹患处。

【主治】酒渣鼻。

处方 8

【组成】大枫子、木鳖子、樟脑粉、核桃仁、蓖麻子、水银各等份。

【用法】诸药研成细末，加水银调成糊状。局部清洗后，将调好的药膏薄薄涂上一层。晚上用药，

翌晨洗去，隔日 1 次，连用 2 周为 1 个疗程。

【主治】酒渣鼻。

处方 9

【组成】仙人掌适量。

【用法】捣烂外敷。

【主治】酒渣鼻红斑期。

处方 10

【组成】白石脂、白蔹、苦杏仁各 30 克。

【用法】共为细末，用鸡蛋清调药外用。慎勿人目。

【主治】酒渣鼻、粉刺。

处方 11

【组成】大黄、硫黄、杏仁、白果、密陀僧各 10 克。

【用法】共研极细末，温开水调匀，睡前外敷于患处。每日 1 次，7 天为 1 个疗程。一般用药 2～3 个疗程可愈。

【主治】酒渣鼻。

处方 12

【组成】硫黄、槟榔各等量，冰片少许。

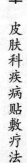

第五章 皮肤科疾病贴敷疗法

【用法】共研为细末，用纱布包搽患处。

【主治】酒糟鼻。

处方 ⑬

【组成】生石膏、生大黄各等份。

【用法】将上药研细末过筛，研匀贮瓶备用，用时先用清水洗净鼻子，擦干，取药粉适量加白酒调成泥糊状，每晚敷患处1次。

【主治】酒渣鼻。

第四节 湿 疹

一、概述

湿疹是由多种内外因素引起的瘙痒剧烈的一种皮肤炎症反应。分为急性、亚急性、慢性三期。急性期具渗出倾向，慢性期则浸润、肥厚。有些病人直接表现为慢性湿疹。皮损具有多形性、对称性、瘙痒和易反复发作等特点。

二、处方

处方 ①

【组成】蜈蚣3条。

【用法】将蜈蚣烘干压末，用猪胆汁调敷患处，每日1次，连用7~10日。

【主治】湿疹。

处方 ②

【组成】硫黄5~20克。

【用法】将硫黄与乙醇混合，加凡士林至100克，调成软膏，局部外涂，每日1次。

【主治】慢性湿疹。

处方 ③

【组成】苦参、蛇床子、白矾各30克，川椒10克。

【用法】水煎取汁蘸洗患处。

【主治】湿疹。

处方 ④

【组成】蛇床子、陈小粉、苦

参、滑石粉、丝瓜叶、熟石膏、大青叶各两份，枯矾、硫黄各1份。

【用法】共研细末，湿性者以干粉直接贴敷，慢性及干性者用凡士林或植物油调敷患处，每日2次。

【主治】急慢性湿疹。

处方 5

【组成】煅石膏、轻粉各30克，青黛、黄柏各9克。

【用法】将上药共研细末，取适量撒敷于患处，每日1次。

【主治】急性湿疹。

处方 6

【组成】铅丹、黄柏各30克。

【用法】将药物混合均匀研成细末，渗出液多者将丹黄散撒敷于疮面，渗出液少者用香油与药末调和敷于疮面。

【主治】急慢性湿疹。

处方 7

【组成】马齿苋60克，黄柏20克，地榆、苍术各15克，苦参10克。

【用法】上药共加水1200毫升，煎3遍混合备用，用4~8层的纱布或口罩垫于患处湿敷，每日2次，每次15分钟。

【主治】急性湿疹。

处方 8

【组成】马铃薯100克。

【用法】将马铃薯洗净，去皮，磨成泥状，贴敷患处0.5厘米厚，纱布包扎，每日换3次。敷药7天，治愈率达100%。

【主治】渗透性湿疹。

处方 9

【组成】五倍子6克。

【用法】将其炒黄研细末，撒于患处。

【主治】湿疹。

处方 10

【组成】大黄9克，清油适量。

【用法】将大黄研细末，用清油调擦患处。

【主治】湿疹水泡期。

处方 11

【组成】密佗僧、黄柏、甘草各10克，冰片2克。

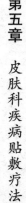

第五章 皮肤科疾病贴敷疗法

【用法】上药研细末，外敷患处。

【主治】湿疹。

处方 ⑫

【组成】生黄柏、大枣炭各等份。

【用法】将大枣炒成炭同生黄柏共研成细粉，用香油调匀涂局部。如渗出液多亦可撒干粉，每日2～3次。

【主治】湿疹。

处方 ⑬

【组成】黄柏6克，丹皮炭、陈皮炭各3克，冰片1.5克，蛋黄

油适量。

【用法】前4味药研细末，用蛋黄油调成糊状，涂患处，每日3次。

【主治】湿疹。

处方 ⑭

【组成】吴茱萸30克，海螵蛸24克，硫黄9克，冰片3克。

【用法】上药共为细末，湿重流水者用药面撒患处，湿轻流水不重者，用麻油和药抹患处，每日2次。

【主治】湿疹。

第五节 疖

一、概述

疖是一种化脓性毛囊及毛囊深部周围组织的感染，相邻近的多个毛囊感染、炎症融合形成的叫痈。中医学认为本病属于"疖""热疖""暑疖""疮疖"等范畴。

二、辨证

● 热毒蕴结

多见于气实火盛患者。轻者疖肿只有1～2个，也可散发全身，或簇集一处，或此愈彼起；伴发热，口渴，溲赤，便秘；舌红，苔黄，脉数。

● 暑湿蕴结

发于夏秋季节，好发于头面、颈、背、臀部，单个或多个成片，疖肿红、热、胀、痛，抓破流脓水；伴心烦，胸闷，口苦咽干，便秘，溲赤等；舌红，苔黄而腻，脉滑数。

三、处方

处方 ①

【组成】大黄、黄连、黄芩各100克。

【用法】研细面，以米醋适量渍1宿，加猪膏1000克，微火煎3沸，去渣取汁即成。每次适量外搽，每日3次，连续5天。

【主治】疖，热疮。

处方 ②

【组成】鲜马齿苋。

【用法】捣烂外敷患处，固定，每日1换。

【主治】疖肿，口疮。

处方 ③

【组成】仙人掌20克，生姜3片。

【用法】将仙人掌洗净去刺，

同生姜捣烂成泥糊样，外敷患处，固定，每日换药1次，连续5天。

【主治】疖肿疼痛。

处方 ④

【组成】有壳蜗牛2只。

【用法】将蜗牛去壳，洗净，捣烂后覆盖在疖上，外盖纱布，胶布固定，每日1换，3日为1个疗程。

【主治】热疖。

处方 ⑤

【组成】新鲜苦菜500克。

【用法】将新鲜苦菜梗折断，取断面流出的白汁，涂敷疖上，每日2~3次，7日为1个疗程。

【主治】暑疖。

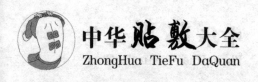
第六节 痈

一、概述

本病是由金黄色葡萄球菌感染引起的多个临近毛囊的深部感染。常发生于抵抗力低下者，如糖尿病、肥胖、不良卫生习惯以及免疫缺陷状态等。好发于颈部、背部、肩部，临床表现为大片浸润性紫红斑，可见化脓、组织坏死。本病伴有发热、畏寒、头痛、食欲不振等全身症状，严重者可继发毒血症、败血症导致死亡。

二、处方

处方 ①

【组成】生大黄15克，鸡蛋1只。

【用法】先将大黄磨成细粉，再加入鸡蛋清调成糊状，涂敷患处，外盖纱布，胶布固定，每日1换，7日为1个疗程。

【主治】痈。

处方 ②

【组成】新鲜仙人掌1块，米酒糟适量。

【用法】先将新鲜仙人掌去刺洗净，切碎捣烂加入米酒糟调匀，贴敷患处，外用胶布固定，每日1换，7日为1个疗程。

【主治】痈。

处方 ③

【组成】白胡椒30克，盐3克。

【用法】先将白胡椒磨成细粉，盐加水融化，再取盐水调和胡椒粉成糊状，涂敷患处，外盖纱布，胶布固定，每日1换，7日为1个疗程。

【主治】痈。

处方 ④

【组成】制草乌、象贝母、天花粉、制南星各30克，新鲜芙蓉叶120克，陈醋适量。

【用法】先将制草乌、象贝母、

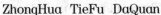

天花粉、制南星和匀，磨成细粉，加入鲜芙蓉叶捣烂，再加陈醋调成糊状，涂敷在痈的四周，留疮头出毒。干则可用芙蓉叶汁或醋湿润，每日1换，7日为1个疗程。

【主治】痈。

第七节　皲　裂

一、概述

皲裂是由于皮肤干燥开裂而致。多于寒冷、干燥季节，发生于手、足，又称手足皲裂。多见于掌面、十指尖、手侧、足侧、足跟等处，可见长短不一、深浅不等的裂隙，轻者仅为干燥、龟裂；重者裂口深达真皮，易出血、疼痛，治宜滋养肌肤润燥。

二、处方

处方 ①

【组成】地骨皮、蛇床子、苦参、当归各20克，枯矾研细，大枫子、防风各15克，米醋500毫升。

【用法】将上药浸泡在米醋中24小时，滤药取液，温热后泡患处，每次30分钟，早、中、晚各1次。

【主治】皲裂。

处方 ②

【组成】当归、桃仁、红花各30克，青木香60克，米醋1000克。

【用法】上药浸泡于米醋中1天，温热后泡患处，每次30分钟，早、午、晚各1次。

【主治】皲裂、角质化型手足癣。

处方 ③

【组成】大枫子适量。

【用法】捣烂如泥，外涂。

【主治】皲裂。

处方 ④

【组成】大泡通叶1张。

【用法】火上烤软后包患处，每夜1次。

【主治】皲裂。

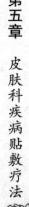

处方 ⑤

【组成】鸡蛋4枚。

【用法】煮熟后，取出蛋黄，置铁锅中小火熬出油，冷却后将油涂在皲裂皮肤表面，每日1次。

【主治】手足、乳头皲裂。

处方 ⑥

【组成】沙拐枣全草适量。

【用法】研末，调油膏，外涂或煎水外洗。

【主治】皲裂。

处方 ⑦

【组成】五倍子末、牛骨髓各适量。

【用法】调和成膏，涂抹缝中。

【主治】皲裂。

第八节　疥　疮

一、概述

疥疮是由疥螨引起的接触传染性皮肤病。特点是皮损夜间奇痒，白天轻微瘙痒，皮损处有隧道，可找到疥虫。发病多从手指间开始，好发于手腕屈侧、腋前缘、乳晕、脐周、阴部及大腿内侧。幼儿和婴儿疥疮常继发湿疹样变化，分布部位不典型，可累及头、颈、掌及趾。皮损损害初发为米粒大红色丘疹、水疱、脓疱和疥虫隧道。严重者偶可伴发急性肾炎。局部治疗原则为杀虫，止痒，处理并发症。

二、处方

处方 ①

【组成】大枫子、胡桃肉、轻粉各90克，斑蝥15克，升华硫黄、麻黄、川椒、白芷、蛇床子、煅枯矾、明雄、樟脑、黄蜡各30克。

【用法】先取麻黄、川椒、白芷、蛇床子、大枫子、斑蝥等药，用麻油500毫升炸枯去渣，加猪油

500 克，黄蜡 30 克，再将轻粉、枯矾、明雄、樟脑等细粉兑入搅匀，成膏。涂擦患处，视疮大小酌用。切勿入口，头面部及阴部禁用。

【主治】疥疮。

处方 ②

【组成】白胡椒 30 克，人工麝香、小珍珠各 1.5 克，硫黄、五倍子、花椒各 30 克。

【用法】上药研成细末，用适量的麻油或凡士林调成膏，涂擦患处，每日 2 次。

【主治】疥疮。

处方 ③

【组成】皂荚、雄黄各 30 克。

【用法】上药研捣筛为末，以醋 140 毫升熬成膏，涂之，每日 2 ~ 3 次。

【主治】疥疮。

处方 ④

【组成】核桃仁 30 克（连皮），大枫子仁 15 克，水银 9 克。

【用法】上药共槌烂，先用此药 3 ~ 6 克，放在手心中擦匀，将左手心在肚脐眼上顺着摩擦，至手心发热即止。再用此药 3 ~ 6 克，放右手心中擦匀，在肚脐眼上照前摩擦，擦至肚腹滚热即止。每日 1 次。

【主治】一切湿热疮疾。

处方 ⑤

【组成】乌头 1 枚，松脂、猪脂各 100 克，雄黄、雌黄各 30 克。

【用法】上 5 味药共煎之，乌头呈黄黑，去渣膏成，涂敷之。

【主治】小儿疥疮。

处方 ⑥

【组成】硫黄适量。

【用法】与麻油调成糊状，涂患处。

【主治】疥疮。

处方 ⑦

【组成】枫杨皮、黎辣根、羊蹄根各适量。

【用法】放入白酒中浸泡，药酒涂擦患处。

【主治】疥疮。

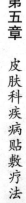

第五章 皮肤科疾病贴敷疗法

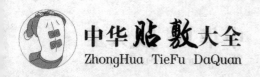

第九节　痱　子

一、概述

痱子是夏季最常见的一种皮肤病。是由于气候潮湿，且天气闷热，皮肤上的汗水不易蒸发填塞汗腺而致。小儿尤多见。初起时皮肤上可见针尖大小红色斑疹，很快出现成群红色小丘疹或小水疱，有刺痒和烧灼感，小儿常用手搔抓、哭闹不安。本病好发于前额、颈部、肘窝、躯干及妇女双乳下等处。

二、处方

处方 ①

【组成】绿豆粉 60 克，滑石 30 克。

【用法】和匀，扑患处。

【主治】痱子。

处方 ②

【组成】马齿苋适量。

【用法】煎水，冷后湿敷患处。

【主治】痱子。

处方 ③

【组成】车前草、鲜马齿苋、蒲公英、败酱草各适量。

【用法】任选一种，取 60 克洗净加食盐少许，捣烂外敷患处，每日 2~4 次，至愈为止。

【主治】痱子。

处方 ④

【组成】花椒 1 把，食盐少许。

【用法】水煎，趁热熏洗，再用布蘸液，湿敷。

【主治】痱子。

处方 ⑤

【组成】葛粉、石灰（微炒）各 30 克，生甘草末 60 克。

【用法】上药混合研末，用棉布蘸药粉扑身体。

【主治】痱子。

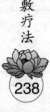

处方 ⑥

【组成】藿香正气水 30 毫升。

【用法】倒入温水中，泡洗患处。

【主治】痱子。

第十节　带状疱疹

一、概述

带状疱疹是由水痘—带状疱疹病毒引起的急性感染性皮肤病。对此病毒无免疫力的儿童被感染后，发生水痘。部分患者被感染后成为带病毒者而不发生症状。由于病毒具有亲神经性，感染后可长期潜伏于脊髓神经后根神经节的神经元内，当抵抗力低下或劳累、感染、感冒时，病毒可再次生长繁殖，并沿神经纤维移至皮肤，使受侵犯的神经和皮肤产生强烈的炎症。皮疹一般有单侧性和按神经节段分布的特点，由集簇性的疱疹组成，并伴有疼痛；年龄愈大，神经痛愈重。本病好发于成人，春秋季节多见。发病率随年龄增大而呈显著上升。

二、辨证

● 风热袭表型

多见于单纯疱疹，皮疹发于口鼻及生殖器周围，皮肤灼热刺痒，红疹，水疱，疱液透明或混浊，数日后干燥结痂。

● 肝胆湿热型

多见于带状疱疹。疱疹好发于颜面及胸胁，皮肤红斑，水疱累累如串珠，局部灼热疼痛。

三、处方

处方 ①

【组成】成药六神丸 100～200 粒（视皮损大小而定）。

【用法】用碗足研成极细末，再用凉开水或食醋调成糊状，直接

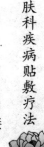

敷于病灶上。若疱疹溃烂流水，也可用药末直接撒在疱疹创面之上，每日1次。

【主治】带状疱疹。

处方 ②

【组成】中药饮片桑螵蛸20克。

【用法】将上药慢火炙干至八分熟，存性，细研成末，加少量香油拌匀，每日外敷患处2次。

【主治】带状疱疹。

处方 ③

【组成】新鲜荷花瓣10张。

【用法】将荷花瓣贴于患处，外用胶布固定，每日换4~5次，3日为1个疗程。

【主治】风热袭表型带状疱疹。

处方 ④

【组成】新鲜柿子5只，冰片1克。

【用法】将鲜柿子榨汁去渣，加入冰片溶化，取药汁涂于患处，1日4~5次，3日为1个疗程。

【主治】肝胆湿热型带状疱疹。

处方 ⑤

【组成】生蒲黄6克，黄连3克，冰片0.5克，麻油适量。

【用法】先将黄连、冰片磨成细粉，再和入蒲黄，加入麻油调成糊状，涂敷患处，1日2~3次，3日为1个疗程。

【主治】风热袭表型带状疱疹。

处方 ⑥

【组成】雄黄6克，白矾3克，冰片1克。

【用法】将雄黄、白矾、冰片和匀，磨成细粉，加入凉开水调成糊状，涂敷患处，1日2次，3日为1个疗程。

【主治】肝胆湿热型带状疱疹。

处方 ⑦

【组成】云南白药、白酒或麻油各适量。

【用法】根据皮肤破损大小，取适量云南白药粉，用白酒或麻油调成糊状，涂敷患处，每日3~5次。

【主治】带状疱疹。

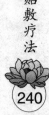

处方 ⑧

【组成】鲜马齿苋100克。

【用法】用醋或茶水调涂患处。

【主治】带状疱疹。

处方 ⑨

【组成】活蚯蚓50条，白糖100克。

【用法】制成糊状，擦敷患处。

【主治】带状疱疹。

处方 ⑩

【组成】青黛、生大黄各等份。

【用法】研为细末，水调敷患处。

【主治】带状疱疹。

第十一节　荨麻疹

一、概述

荨麻疹是由多种病因引起的皮肤、黏膜小血管扩张及渗透性增强而出现的一种局限性水肿反应。临床以红色或白色风团为主要皮损特征，主要表现为大小不等风团样损害，常骤然发生，瘙痒剧烈，迅速消退，不留痕迹。中医学认为本病属于"瘾疹"范畴，多由风邪外袭，营卫不和，或脾胃湿热，郁于皮毛所致。

二、辨证

● 风热外袭型

症见皮肤风团色红，此起彼落，搔痒剧烈，遇热或汗出易发，遇冷则减等。

● 脾胃湿热型

症见皮肤风团鲜红，状如云片，搔痒不已，伴有身重纳呆，脘腹胀痛，大便秘结或泄泻等。

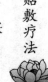

第五章　皮肤科疾病贴敷疗法

三、处方

处方 ①

【组成】新鲜芝麻杆 100 克。

【用法】将芝麻杆放入锅内，加水适量，煎煮 30 分钟，去渣取汁，洗擦患处，1 日 3～4 次，3 日为 1 个疗程。

【主治】风热外袭型荨麻疹。

处方 ②

【组成】豨莶草 60 克，地肤子 15 克，白矾 9 克。

【用法】将豨莶草、地肤子、白矾放入锅内，加水适量，煎煮 30 分钟，去渣取汁，趁热熏洗患处，1 日 3～4 次，3 日为 1 个疗程。

【主治】风热外袭型荨麻疹。

处方 ③

【组成】苦参、马齿苋、白鲜皮、地肤子各 30 克，明矾 9 克。

【用法】将苦参、马齿苋、白鲜皮、地肤子、明矾放入锅内，加水适量，煎煮 30 分钟，去渣取汁，趁热熏洗患处，1 日 3～4 次，3 日

为 1 个疗程。

【主治】脾胃湿热型荨麻疹。

【附注】如风团遍及全身，可用上方药液沐浴全身，1 日 2 次。

处方 ④

【组成】新鲜青蒿叶 60 克。

【用法】将青蒿叶放入锅内，加水适量，煎煮 30 分钟，去渣取汁，趁热熏洗患处，1 日 3～4 次，3 日为 1 个疗程。

【主治】脾胃湿热型荨麻疹。

处方 ⑤

【组成】川芎 20 克，羌活 10 克，肉桂 6 克，地龙 5 克。

【用法】上药烘干粉碎，过 80 目筛，用时取药面 12 克，加陈醋、凡士林调膏，平摊于 6 块 3 厘米 × 4 厘米无毒塑料薄膜纸上，贴于血海、风市、曲池穴（均双侧），胶布固定。冬季加悬灸 5 分钟。每日贴 12 小时，3 日 1 次，连贴 4 次为 1 个疗程。

【主治】荨麻疹。

第十二节 脱 发

一、概述

脱发的种类颇多，常见的有斑秃、脂溢性脱发等，其发病原因有内分泌失调，精神创伤，血管机能紊乱，神经营养障碍，免疫功能异常及遗传因素等。临床表现以头发脱落为主。中医学认为本病属于"油风"范畴，多由肝郁血瘀或阴血虚弱，血不养发所致。

二、辨证

● 斑秃

症见突然脱发，脱发区可呈圆形或椭圆形，甚至全部头发脱落，脱发处皮肤光滑。

● 脂溢性脱发

症见脱发于前发际及两端，逐渐稀疏，脱发处有细软毛发，头发皮脂溢出，伴有瘙痒。

三、处方

处方①

【组成】新鲜毛姜30克。

【用法】将毛姜切片，拭擦患处，1日3~4次，7日为1个疗程。

【主治】斑秃。

处方②

【组成】斑蝥1克，红花、川芎各10克，酒精500毫升。

【用法】将斑蝥、红花、川芎放入酒精内浸泡7日后，拭擦患处，1日3~4次，7日为1个疗程。

【主治】斑秃。

处方③

【组成】艾叶、菊花、薄荷、防风、蒿本、藿香、甘松、蔓荆子、荆芥各6克。

【用法】将上药放入锅内，加水适量，煎煮20分钟，去渣取汁，趁热熏洗患处，1日2～3次，7日为1个疗程。

【主治】斑秃。

处方 ④

【组成】鲜柏枝30克。

【用法】水煎，浓缩至20毫升，先用鲜生姜涂擦患处，后用柏枝水反复涂擦。每日数次，两个月左右可生新发。

【主治】脱发。

处方 ⑤

【组成】黑芝麻50克，何首乌150克，桑葚子100克。

【用法】用95%的酒精浸泡20天，外擦患处。

【主治】脱发。

处方 ⑥

【组成】新鲜侧柏叶500克。

【用法】将侧柏叶捣烂取汁，拭擦患处，1日3～4次，7日为1个疗程。

【主治】脂溢性脱发。

处方 ⑦

【组成】新鲜覆盆子500克。

【用法】将覆盆子捣烂取汁，拭擦患处，1日3～4次，7日为1个疗程。

【主治】脂溢性脱发。

处方 ⑧

【组成】麻子仁100克，白桐叶30克。

【用法】洗米水煮沸五六次，去渣，洗浸头发。

【主治】须发脱落不生。

第十三节　狐　臭

一、概述

狐臭是指分泌的汗液有特殊的臭味或汗液经分解后产生臭味。臭汗多见于多汗、汗液不易蒸发和大汗腺所在的部位，如腋窝、腹股沟、足部、肛周、外阴、脐窝及女性乳房下方等，以足部和腋窝臭汗最为常见。

二、处方

处方 ①

【组成】白芷 10 克，丁香 20 克，密陀僧 15 克。

【用法】研成细末，调匀，用纱布包药粉扑患处，每日 1 次。

【主治】狐臭。

处方 ②

【组成】桃叶、南瓜叶各 50 克。

【用法】捣烂后敷患处，每日 2～4 次。

【主治】狐臭。

处方 ③

【组成】鲜生姜适量洗净。

【用法】捣碎，用纱布压取汁液，涂于腋下，每日数次。也可用生姜 30 克，浸泡在 50% 酒精中，一周后过滤，每日 2 次，涂液窝。

【主治】狐臭。

处方 ④

【组成】茴香粉 50 克，米醋适量。

【用法】调匀，涂腋下，每日 1 次。

【主治】狐臭。

处方 ⑤

【组成】密陀僧、樟脑各 60 克，枯矾 30 克，轻粉 4 克。

【用法】混合研成粉，搽腋窝，每日 1 次。

【主治】狐臭。

处方 ⑥

【组成】胡椒 50 粒，桂圆核 12 个。

【用法】共研成细末，调匀后敷于腋下，每日 1 次。

【主治】狐臭。

第五章 皮肤科疾病贴敷疗法

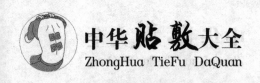
第十四节 体 癣

一、概述

　　体癣是指发生于平滑皮肤上的浅部真菌病。当致病性真菌侵犯人体表面的角质层后，可引起很轻的炎反应，发生红斑、丘疹、水疱等损害，继之脱屑，常呈环状，故俗称圆癣或钱癣。症见面、颈、躯干及四肢有成群的针头大小的红色丘疹或丘疱疹，继而扩展为古钱币形红斑，边缘清楚，自觉瘙痒。

二、处方

处方 ①

　　【组成】生地榆、苦楝子各50克，川槿皮100克，斑蝥1.5克，白酒1000毫升。

　　【用法】将地榆、苦楝子、川槿皮、斑蝥放入白酒内，密封30天备用。用时取药酒涂擦患处，1日3次，7日为1个疗程。

　　【主治】体癣。

处方 ②

　　【组成】新鲜蛇含草60克，明矾15克。

　　【用法】将蛇含草、明矾和匀，捣烂如泥，敷于患处，1日1换，7日为1个疗程。

　　【主治】体癣。

处方 ③

　　【组成】明矾6克，白凤仙花12克，食醋适量。

　　【用法】上2味药共研细末，用食醋调成糊状，外敷患处。每日2~3次。

　　【主治】体癣。

第十五节 手 癣

一、概述

手癣主要由红色毛癣菌（约占55.6%）、须癣（石膏样）、毛癣菌（约占22.7%）等感染引起。因传染所致，多单侧发生，亦可双侧，发于手心及手指掌面，初起为小水泡，破溃或吸收后出现脱屑，或伴有潮红，以后扩大融合成不规则或环形病灶，边缘清楚；发于指缝间者，常为潮红湿润，脱皮，自觉瘙痒，症状夏重冬轻。本病主要通过接触传染，手癣感染的重要诱因有双手长期浸水、摩擦受伤、接触洗涤剂和溶剂等，故手癣在某些行业中发病率可相当高。患者以青年和中年妇女为多，其中许多人有戴戒指史。

二、处方

处方①

【组成】臭香椿叶250克。

【用法】捣烂，敷患处。

【主治】癣湿痒难忍者。

处方②

【组成】土大黄、黄精、蛇床子、苦参各500克。

【用法】加醋3000毫升，密闭浸泡7天。用时将患处浸入药液泡30~60分钟，连续7天为1个疗程。

【主治】手癣。

处方③

【组成】小青杨叶，桃叶12克。

【用法】阴干共研细末，加入猪肝120克，捣烂敷患处，每日换药1次。

【主治】手癣。

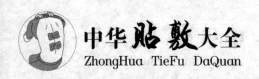
第十六节 足 癣

一、概述

足癣，俗称"脚气"，由于真菌侵入足部表皮而致。一般发生于两侧足底及脚趾之间，中医称本病为"脚湿气"。古典医著《医宗金鉴外科心诀》对其症状有形象的描述："此证由胃经湿热下注而生，脚丫破烂，其患甚小，其痒搓之不能解，必搓至皮烂，津腥臭水溃疡时，其痒方止，次日仍痒，经年不愈，极其缠绵。"患过脚气的人可能都有过这样的体会。足癣的发病率较高，尤其在我国的南方患病率高达80%以上。虽然算不上什么严重疾患，但痒起来的滋味也确实难受。有些患者由于用不洁的手抠脚趾，还会引起脚气感染，引发丹毒，也会影响患者在常的工作和学习。足癣的发生，与密切接触患者的用品如拖鞋、浴盆、拭脚布、搓脚石等有关，另一个重要因素是久居潮湿之地，适合真菌繁殖，当人体抵抗力下降时，引起本病。其次与遗传因素也有很大的关系。

二、处方

处方 ①

【组成】川黄连（碎）、升麻各30克，五倍子（碎）45克，75%酒精500毫升。

【用法】上药放入酒精浸泡4~6日，滤出药渣；药渣可再用75%酒精浸泡（以浸没药渣为准），1周后即可将药渣滤除。先用消毒棉抹干患处，敷上浸有药液的纱布，每隔2~4小时换药1次。

【主治】足癣。

处方 ②

【组成】土大黄、黄精、蛇床子、苦参各500克。

【用法】入食醋3000毫升密闭浸1周，每日以药液浸泡患处

30 ~ 60 分钟。

【主治】足癣。

处方 ③

【组成】荆芥叶适量。

【用法】洗净后捣烂，局部敷，每日 2 ~ 3 次，一般用药 3 ~ 7 日见效。

【主治】足癣。

处方 ④

【组成】黄丹、五倍子（锻）各等份。

【用法】将黄丹研为细末，再将五倍子微火烤干研为细末，然后装瓶备用。用时将脚洗净擦干，立

即贴此药。

【主治】足癣。

处方 ⑤

【组成】密陀僧 30 克，轻粉 3 克，熟石膏、枯矾各 6 克。

【用法】上药共研细末，脚湿烂则干敷，干则桐油调敷。

【主治】足癣。

处方 ⑥

【组成】五倍子 15 克，枯矾 10 克，冰片 9 克。

【用法】上药为末，香油调糊状，涂于患处。

【主治】足癣。

第十七节 甲 癣

一、概述

甲癣，俗称"灰指（趾）甲"，是指皮癣菌侵犯甲板或甲下所引起的疾病。症见指（趾）甲的远端或侧缘失去光泽，粗糙，甲板增厚，高低不平，呈灰褐色或污秽色等。

二、处方

处方 ①

【组成】白凤仙花适量。

【用法】和蜜捣烂，先将病区趾或指甲用温热盐水浸泡 20 ~ 30 分钟，使其发软，再用小刀将萎缩

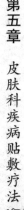

松软部分去掉，将药泥外敷。

【主治】甲癣。

处方 ②

【组成】川楝子10枚。

【用法】川楝子去皮浸泡至软，捣成糊状后加凡士林适量包敷患指（趾），2天后取下。一般连用2次见效。

【主治】甲癣。

处方 ③

【组成】鸦胆子适量。

【用法】将鸦胆子去壳，先将病区趾或指甲用温热盐水浸泡20~30分钟，使其发软，再用小刀将萎缩松软部分去掉。并用另一拇指、食指隔以塑料薄膜捏住

鸦胆子挤压，用压出之油涂病区，每甲1~2粒，每日1次。或凤仙花末和蜂蜜调，厚厚涂敷病甲上，包扎固定，每日1次。勿用手直接接触鸦胆子仁，更不可接触口、眼、鼻部。治疗不宜中断。

【主治】甲癣。

处方 ④

【组成】生大蒜头50克，糯米饭1团。

【用法】将大蒜头去皮，加入糯米饭和匀，捣烂如泥，涂敷甲上，1日1换，7日为1个疗程。

【主治】甲癣。

【附注】本方在夏季伏天使用，效果更好。

第十八节　疣

一、概述

疣为生在皮肤浅表的小赘生物，体小如粟米，或大如黄豆，呈颗粒状，散在或簇集成群，发病部位不同，疣状不一，较常见的有寻常疣、扁平疣、传染性软疣、跖疣等。中医学认为本病属于"疣子""疣目"等范畴，多由风热之邪搏于肌肤，或肝虚血燥、气血凝滞肌肤所致。

二、辨证

◉ 寻常疣

症见疣子米粒样至黄豆大小，表面粗糙不平，形如花蕊，触之坚硬，色呈灰黄或污褐色，常单发，亦可多发。

◉ 扁平疣

症见疣子粟米至高粱米大小，呈散在性分布或密集，疣体表面光滑，触之较硬，偶有微痒。

◉ 传染性软疣

症见躯干、四肢、肩胛处发出粟米大半球状丘疹，数目多少不定，并逐渐增大至豌豆大，挤破后可见豆渣样物。

三、处方

处方 ①

【组成】新鲜鸡内金3张。

【用法】用鸡内金拭擦疣体，1日3～4次，7日为1个疗程。

【主治】扁平疣。

处方 ②

【组成】大蒜1枚。

【用法】先用无菌剪剪破疣的头部，以见血为好，再将大蒜捣烂如泥，涂敷疣体上，外用纱布包扎，每3～4日换药1次，7日为1个疗程。

【主治】寻常疣。

处方 ③

【组成】鸦胆子15粒。

【用法】将鸦胆子去壳取仁，捣烂如泥，涂敷疣体上，外用纱布包扎，每3～4日换药1次，7日为1个疗程。

【主治】寻常疣。

处方 ④

【组成】马齿苋30克，苍术、蜂房、白芷、细辛各9克，蛇床子12克，苦参、陈皮各15克。

【用法】将上药放入锅内，加水适量，煎煮20分钟，去渣取汁，

第五章 皮肤科疾病贴敷疗法

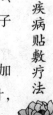

趁热熏洗患处，1日1~2次，7日
为1个疗程。

【主治】扁平疣。

去渣取汁，趁热熏洗患处，1日
2~3次，3日为1个疗程。

【主治】传染性软疣。

处方 ⑤

【组成】花椒 15 克，葱白头
50 克。

【用法】将花椒、葱白头放入
锅内，加水适量，煎煮 20 分钟，

处方 ⑥

【组成】天南星适量，醋少许。

【用法】将天南星研末，用醋
调为糊状，贴涂患处。

【主治】疣。

第十九节　银屑病

一、概述

银屑病亦称"牛皮癣"，是一种常见的无传染性的红斑银屑性皮肤病。临床表现为皮肤红斑、丘疹、表面覆盖银白色鳞屑，界线分明等。本病又名"干癣、白壳疮、松皮癣"等，多由血瘀风燥或血热风燥所致。

二、辨证

● 血瘀风燥型

症见皮肤损害偏暗红，鳞屑不厚，皮粗如牛皮样，并有色素沉着，病程长，经年不愈等。

● 血热风燥型

症见皮肤潮红，鳞屑不厚，剥去后有小出血点，皮疹发展迅速，瘙痒不已，遇热或心情烦躁时加剧等。

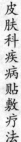

三、处方

处方 ①

【组成】硫黄、海螵蛸各 10 克，雄黄、轻粉各 6 克，冰片 3 克，凡士林 200 克。

【用法】先将硫黄、海螵蛸、雄黄、轻粉、冰片和匀，磨成细粉，再加入凡士林调成糊状，涂于患处，1 日 1 次，7 日为 1 个疗程。

【主治】血瘀风燥型银屑病。

处方 ②

【组成】黑豆 1000 克。

【用法】将黑豆放入锅内，小火煎熬取油，冷却后涂于患处，1 日 2~3 次，7 日为 1 个疗程。

【主治】血瘀风燥型银屑病。

处方 ③

【组成】杏仁 60 粒，猪油 15 克。

【用法】先将杏仁去皮尖，捣烂如泥，再加入猪油调匀，涂于患处，1 日 1 次，7 日为 1 个疗程。

【主治】血热风燥型银屑病。

处方 ④

【组成】苦参、凤尾草、草河车各 60 克。

【用法】将苦参、凤尾草、草河车放入锅内，加水适量，煎煮 30 分钟，去渣取汁，待温后外洗患处日 2 次，7 日为 1 个疗程。

【主治】血热风燥型银屑病。

处方 ⑤

【组成】雷公藤或侧柏叶适量。

【用法】煎水外洗局部。

【主治】银屑病。

处方 ⑥

【组成】白及 30 克，五倍子 60 克，老陈醋适量。

【用法】将白及、五倍子分别捣细末，先将五倍子粉与陈醋混，呈稀汤状，置锅内文火煎熬，待稍稠后入白及粉，成糊状备用。用时将药糊涂敷患处。注意：有皮损者不用。

【主治】银屑病。

处方 ⑦

【组成】露蜂房 1 个，明矾、冰片各适量。

【用法】将蜂房各孔内杂物剔

除干净，明矾粉填满各孔。文火待明矾枯干为度，研细末入冰片适量装瓶备用。患处用肥皂水洗净，将药粉用香油调敷患处，1日1次。

【主治】银屑病。

处方 ⑧

【组成】雪花膏1盒，轻粉、红粉各0.5克。

【用法】将上方一起调拌匀即成净肤膏。除血燥型先用梅花针点刺患部微见出血点敷本品外，均可直接敷用，隔日1次，时间不超过1个月。

【主治】银屑病。

处方 ⑨

【组成】硫黄、花椒各50克，鸡蛋5个，香油适量。

【用法】将鸡蛋去清留黄，硫黄、花椒混放鸡蛋内，焙干后同蛋一同研末，去渣，加香油调成糊状，外贴患部。

【主治】银屑病。

处方 ⑩

【组成】大蒜、韭菜各50克。

【用法】将韭菜与去皮的大蒜共捣如泥，放火上烘热，涂擦患处，每日1~2次，连用数日。

【主治】银屑病。

处方 ⑪

【组成】鲜荸荠10枚，陈醋75克。

【用法】荸荠去皮，切片浸醋中，与醋一起放锅内文火煎10余分钟，待醋干后，将荸荠捣成泥状备用。少许涂患处后，用纱布摩擦，当局部发红时，再敷药泥，贴以净纸，包扎好。每天1次，至愈为止。

【主治】银屑病（牛皮癣）。

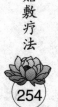

五官科疾病贴敷疗法 第六章

第一节 咽喉肿痛

一、概述

咽喉肿痛是口咽和喉咽部病变的主要症状，以咽喉部红肿疼痛、吞咽不适为特征，又称"喉痹"。咽喉肿痛见于西医学的急性扁桃体炎、急性咽炎和单纯性喉炎、扁桃体周围脓肿等。

二、辨证

⊙ **外感风热**

咽喉赤肿疼痛，吞咽困难，咳嗽，伴有寒热头痛，脉浮数。

⊙ **肺胃实热**

咽喉肿痛，咽干，口渴，便秘，尿黄，舌红，苔黄，脉洪大。

⊙ **肾阴不足**

咽喉稍肿，色暗红，疼痛较轻，或吞咽时觉痛楚，微有热象，入夜则见症较重。

三、处方

处方①

【组成】黄连3份，吴茱萸2份。

【用法】上药研细末，混匀，贮瓶备用。用时取上药适量，加米醋调如糊膏状，于晚上入睡前敷双侧涌泉穴，油纸覆盖，胶布固定，翌日晨取去。每日1次，3次为1个疗程。

【主治】咽喉肿痛。

处方②

【组成】如意金黄散10克。

【用法】如意金黄散用水或醋调成稀糊，置纱布上，贴敷于颌下、颈部痛处。每日换药1次。一般用药3～5日即愈。

【主治】急性咽炎。

处方③

【组成】朱砂、冰片、轻粉各等份，独头蒜1个。

【用法】将前3味药研细末，与大蒜同捣烂如泥备用。贴敷合谷穴（虎口），以胶布固定，纱布缠紧，勿令移动。24小时后取下。穴上必起黑紫色水疱，用消毒针刺破令水流出，外擦甲紫以防感染。

【主治】咽喉炎。

处方④

【组成】紫金锭30克，参三七15克，米醋适量。

【用法】紫金锭、参三七共研为细末。分3次与醋调敷于颈前喉结上方凹陷处，以纱布覆盖，胶布固定，并用醋经常保持湿润。隔日换药1次。

【主治】慢性咽炎。

处方⑤

【组成】老蒜1瓣（独头蒜者佳）。

【用法】上药捣烂如泥备用。取豌豆大，敷经渠穴上。5～6小时，起一小疱，用银针刺破流水，挤去毒水即愈。

【主治】急性咽炎，咽喉炎。

处方⑥

【组成】伤湿止痛膏1帖。

【用法】直接使用。先用温水洗净颈前皮肤，然后将伤湿止痛膏贴在天突穴。如局部有刺痒感、皮肤发红，可停用半日。如对橡皮膏过敏，皮肤糜烂有渗液化脓者，不宜贴用。

【主治】慢性咽炎。

处方⑦

【组成】半夏、桂枝、甘草、

附片、姜汁各适量。

【用法】将半夏、桂枝和甘草共碾成细末，加姜汁调和如膏状。分别敷于脐内及廉泉穴，另将附片贴足心涌泉穴，外用纱布覆盖，胶布固定。每2天换药1次。

【主治】咽痛。

处方 8

【组成】白芥子、延胡索各30克，甘遂、细辛各15克。

【用法】共研成细末与生姜汁调成膏饼状，置于4厘米×4厘米的透气贴敷内。按要求贴于肺俞、风门、膈俞、天突等，每穴1片。敷药时间为每年农历伏季的初、中、末伏的第1天，10:00~14:00。每10天治疗1次，共3次，3次为1个疗程。一般成人4~6小时，儿童每次贴2~4小时。

【主治】慢性咽喉炎。

处方 9

【组成】生吴茱萸30克，生附子6克，人工麝香0.3克，大蒜汁、面粉各少量。

【用法】先将前3味药共研为细末，用面粉拌匀，加大蒜汁调匀，制成两个药饼备用。取药饼烘热，贴敷于双足心涌泉穴，外用纱布覆盖，胶布固定。约3小时后脚心发热，则火气下行，病即愈。

【主治】咽喉肿痛。适用于急性咽喉炎、单纯性喉炎、咽炎及慢性咽喉炎急性发作等。

处方 10

【组成】细辛、生附子、生吴茱萸各15克，大黄6克。

【用法】上药共研细末，用米醋调为药糊备用。用时取药糊适量，敷于双足心涌泉穴上，用纱布包扎固定。每日换药1次。

【主治】慢性咽炎。

处方 11

【组成】生附子1个，补骨脂15克。

【用法】上药共研细末，用清水调为糊状备用。取药膏适量，外敷于双足心涌泉穴，外用纱布包扎固定。每日换药1次。

【主治】虚火喉痹（慢性咽炎、喉炎、咽喉炎）。

第六章 五官科疾病贴敷疗法

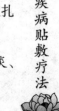

处方 ⑫

【组成】吴茱萸 30 克，生附子 6 克，人工麝香 0.3 克，面粉、米醋各适量。

【用法】上药前 4 味共研为细末，用面粉少量混匀，以米醋调为糊状，做成 2 个药饼，另加人工麝香 0.3 克备用。取药饼，微蒸热，贴双足心涌泉穴上，用纱布包扎固定。每日换药 1 次，至愈为度。

【主治】一切虚火喉痹。

第二节　过敏性鼻炎

一、概述

过敏性鼻炎即变应性鼻炎，是指特应性个体接触变应原后主要由 IgE 介导的介质（主要是组胺）释放，并有多种免疫活性细胞和细胞因子等参与的鼻黏膜非感染性炎性疾病。临床表现以突然和复发作鼻内奇痒，连续喷嚏，多量水样鼻涕为特征，相当于中医学的"鼻鼽"。

二、辨证

● 气虚寒型

阵发性鼻痒，喷嚏，流清涕，早晚易发，遇风（寒）即作，怕冷，易感冒，面色淡白，气短，咳嗽痰稀，鼻黏膜苍白水肿，舌质淡，苔白，脉细。

● 气虚弱型

阵发性鼻痒，喷嚏、流清涕、鼻塞、鼻酸胀较重，四肢乏力，头昏头重，饮食不香，大便偏稀，鼻黏膜肿胀明显，苍白或灰暗，舌质淡，胖边有齿印，苔白或腻，脉细或弱。

● 肾阳亏虚型

阵发性鼻痒、喷嚏频作、连连不已，鼻流清涕，量多如注，形寒怕冷，腰酸腿软，小便清长，夜尿频，舌淡胖，苔白，脉沉细。

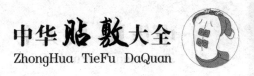
● 气虚血瘀型

阵发性鼻痒，喷嚏、流清涕、鼻塞明显、鼻甲紫暗，舌暗红有瘀点，苔白脉涩。

● 外寒内热型

阵发性鼻痒、喷嚏、流清涕、鼻塞、怕冷，遇风易作，口干喜冷饮，大便干结，舌红苔黄。

三、处方

处方 ①

【组成】白芥子、细辛、甘遂、辛夷各等份，人工麝香适量。

【用法】将前4味药共研细末，装瓶备用，人工麝香研细另装。用时取药末适量，用姜汁调成糊状，做成如铜钱大的药饼。药面放入少许人工麝香，分别贴敷于肺俞、膏肓、百劳穴上。每次贴6~8小时后除去，10天贴药1次，3~6次为1个疗程。

【主治】过敏性鼻炎。

处方 ②

【组成】石菖蒲、皂角刺各等份。

【用法】上药共研细末，装瓶备用。每用药少许，以药棉薄裹如球状，塞入患侧鼻孔中。每日3次。

【主治】过敏性鼻炎。

处方 ③

【组成】辛夷、苍耳子、白芷、丝瓜藤各100克，绿矾50克，薄荷60克。

【用法】将上药研成细粉，过120目筛，将细粉装入胶囊内备用。用时将药末吸入鼻腔。每日3次，每次0.1克，10天为1个疗程，隔3~5天再行第2个疗程的治疗。

【主治】过敏性鼻炎。

处方 ④

【组成】麻黄、熟附子、白芥子各30克，细辛15克，辛夷40

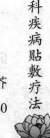

第六章　五官科疾病贴敷疗法

克，苍耳 50 克，冰片 20 克。

【用法】共研细末，取上药 50 克，加生姜 50 克（捣烂如泥），共和匀，调如膏状后加热，分敷于风门、肺俞，百会、囟会，药物固定后，再用电吹风热吹膏药。每次 10 分钟，热敷 2 ~ 12 小时后嘱患者除去膏药，每日或隔日 1 次，7 次为 1 个疗程，重者连用 5 ~ 7 个疗程。

【主治】过敏性鼻炎。

处方 ⑤

【组成】白芥子、元胡各 20 克，甘遂 12 克，白芷 15 克，洋金花 19 克，地塞米松 2 片。

【用法】把上药研为细末，装深色瓶备用（以上为 1 人 3 次用量）。使用时将以上药粉加生姜汁适量和

成软块，捏成直径为 0.5 ~ 1.0 厘米，厚 0.3 厘米饼形，放在穴位上，加贴麝香壮骨膏。选穴以肺俞（双）、定喘（双）、心俞（双）、膈俞（双）为主，久病可加肾俞（双）。

【主治】过敏性鼻炎。

处方 ⑥

【组成】辛夷、苍耳子、白芷、丝瓜藤各 100 克，绿矾 50 克，薄荷 60 克。

【用法】将上药研成细粉，过 120 目筛，将细粉装入胶囊中备用。每日用鼻吸入或将药粉吹入鼻腔 3 次，每次 0.1 克，10 天为 1 个疗程，间隔 3 ~ 5 天，再进行第 2 个疗程。

【主治】过敏性鼻炎。

第三节　口腔溃疡

一、概述

口腔溃疡俗称"口疮"，是一种常见的发生于口腔黏膜的溃疡性损伤病症，是口腔黏膜疾病中发病率最高的一种疾病。普通感冒、消化不良、精神紧张、郁闷不乐等情况均能偶然引起该病的发生，好发于唇、颊、舌缘等，在黏膜的任何部位均能出现，但在角化完全的附着载和硬

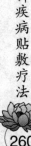

腭则少见。发病年龄一般在 10～30 岁之间，女性较多，一年四季均能发生。

二、辨证

● 心肾阴虚型

溃疡颜色鲜红，数量多，形状不一，大小不等，疼痛昼轻夜重，伴心悸心烦，失眠多梦，健忘，眩晕耳鸣，腰膝酸痛，咽干口燥，小便短黄，舌红苔薄，脉细数。

● 脾胃积热型

口舌多处糜烂生疮，疮面红肿，灼热疼痛，甚则口臭牙龈肿痛，伴口渴多饮，尿黄便秘，舌红苔黄，脉滑数。

● 外感时毒型

多发于外感后 1～2 天，伴有外感症状。初起口腔黏膜局部充血、红肿，微痛，舌尖或唇内出现栗粒样小红点或小疱疹，12 小时内疱疹溃破，呈表浅溃疡，边界清楚。

● 脾肾阳虚型

口舌生疮，溃疡面色白，周围不红，数量少，久治不愈，伴四肢不温，口干喜热饮，腰背酸痛，尿频清长，大便溏，舌淡苔白腻，脉沉弱。

三、处方

处方 ①

【组成】生南星、生半夏、吴茱萸各 10 克。

【用法】三味药共研细末（一般一只脚用 5 克左右），鸡蛋清调敷脚心（涌泉穴），男孩贴左脚，女孩贴右脚。病情实在厉害的两脚心都贴。晚上睡觉的时候贴上，12～24 小时揭下，最多两次，就可完全恢复。

【主治】口疮。

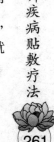

处方 ②

【组成】吴茱萸 15 克，南星、鲜姜各 10 克。

【用法】将上药捣碎制成两个药饼，使用时首先将患者两脚洗净，将制成的药饼，分别贴敷两脚的涌泉穴和周围 1.5 厘米×1.5 厘米～2.0 厘米×2.0 厘米的面积上，此并非绝对。用油纸盖住药饼，防止药津外透，再用纱布包扎，以免药饼移动。贴 24 小时，即可见效，如未治愈，可重复 2～3 次。

【主治】复发性口腔溃疡。

处方 ③

【组成】细辛适量。

【用法】将细辛焙干研末，以甘油或陈醋调药末成膏状，纱布包裹，贴于脐上，外用胶布固定。每日敷神阙穴，每剂药用 1 次。

【主治】口疮（心脾蕴热型）。

处方 ④

【组成】吴茱萸 30 克，公丁香、肉桂各 15 克，冰片 3 克。

【用法】上药为细末，以凡士林调制成软膏。使用时挑取黄豆大抹于护创膏上，对准涌泉、脐中贴 24 小时。一般贴敷 2～3 次。

【主治】口疮。

处方 ⑤

【组成】五倍子 30 克，白糖 2 克，枯矾 20 克，香油适量。

【用法】五倍子炒黄，加入白糖稍炒片刻，待完全熔化为度，倒出晾干，和枯矾共研细末，用香油调成糊状，涂于患处，每日 2～3 次。

【主治】口腔溃疡。

处方 ⑥

【组成】吴茱萸 18 克，肉桂 12 克。

【用法】共研细末，醋调和，捏成小饼状，敷双侧涌泉穴。每日 1 次。

【主治】口疮。

处方 ⑦

【组成】黄连、细辛各 2 克。

【用法】上药共研细末，水调为糊敷脐，每日换药 1 次。

【主治】口腔糜烂。

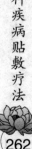

处方 8

【组成】黄连、干姜、黄柏、黄芩、栀子、细辛各3克。

【用法】将上述6味材料共研为细末，水调糊状敷脐，外用纱布包之。

【主治】口腔痛烂。

第四节 近 视

一、概述

近视是以视近物清楚，视远物模糊为特征的眼病。其致病内因为气虚神伤肝肾两虚，其外因常因阅读、书写光线不足，姿势不正，持续时间过久等，发病常见于青少年，若及时治疗，可望矫正，使视力逐渐提高，乃致接近正常（指假性近视）。

二、辨证

● 心阳不足

主证：视近清楚，视远模糊。全身无明显不适，或面色㿠白，心悸神疲，舌淡脉弱。

● 肝肾两虚

主证：视近怯远，眼前黑花渐生。全身可有头晕耳鸣，夜眠多梦，腰膝酸软，脉细。

三、处方

处方 1

【组成】鲜姜（洗净去皮）、黄连面、冰片各0.6克，明矾面6克。

【用法】上药共研成泥膏状，收贮备用。病人取仰卧位，用1寸长、半寸宽的2层纱布条将眼盖好，然后在眉上一横指往下，鼻上

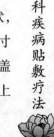

一横指往上，两边至太阳穴区域内将药膏敷上，眼区可稍厚一些。敷后静卧，待药膏自然干裂时为止。每日敷药 1 次。

【主治】近视眼。

处方 ②

【组成】草红花 100 克。

【用法】上药加蒸馏水 800 毫升浸泡 7 天后用滤纸过滤，滤渣再用 70% 乙醇 800 毫升浸泡 7 天，过滤后合并两次浸出液，浓缩至 800 毫升，置冰箱冷藏 7 天后过滤，加蒸馏水至 1000 毫升，流通蒸气灭菌 40 分钟，加三氯叔丁醇粉 5 克，溶后滤纸过滤，分装于 10 毫升灭菌滴眼瓶内。每支眼水相当红花生药 1 克。滴眼，每日 3 次，每次 1~2 滴。每 15 天为 1 个疗程，检查视力 1 次，共观察 4 个疗程。

【主治】近视。

处方 ③

【组成】生地黄 120 克，天冬、菊花各 60 克，枳壳 90 克。

【用法】上药共研成细末，以白蜜调和成软膏状备用。取药膏适量，贴敷双侧太阳穴上，并以纱布盖上，胶布固定。晚上贴敷，次晨取下。每日 1 次。

【主治】近视。

第五节　耳聋、耳鸣

一、概述

耳鸣是指病人自觉耳内鸣响，如闻蝉声，或如潮声。耳聋是指不同程度的听觉减退，甚至消失。耳鸣可伴有耳聋，耳聋亦可由耳鸣发展而来。二者临床表现和伴发症状虽有不同，但在病因病机上却有许多相似之处，均与肾有密切的关系。

二、辨证

● 实证

主症：暴病耳聋，或耳中觉胀，鸣声隆隆不断，按之不减。兼见头胀，面赤，咽干，烦躁善怒，脉弦者，为肝胆火旺；畏寒，发热，脉浮者，为外感风邪。

● **虚证**

主症：久病耳聋，耳鸣如蝉，时作时止，劳累则加剧，按之鸣声减弱。兼见头晕，腰膝酸软，乏力，遗精，带下，脉虚细者，为肾气不足；五心烦热，遗精盗汗，舌红少津，脉细数者，为肝肾亏虚。

三、处方

处方 ①

【组成】磁石30克，朱砂2~3克，吴茱萸15~20克，食用醋适量。

【用法】将前3味药择净，共研细末，用食醋调为膏状摊于两块干净的白布上。睡前将双足用温水洗净拭干，用手掌交叉搓摩双足心涌泉穴，每次约搓摩5~10分钟，待两足心发热后迅速将备好的药敷于双足涌泉穴上，外用绷带或胶布固定。每次敷药6~8小时，7天为1个疗程，至治愈为止。

【主治】耳鸣。

处方 ②

【组成】毛桃仁、巴豆仁各2粒，大生地黄3克，细辛1克。

【用法】先将毛桃仁用开水浸

泡，剥去壳衣后与巴豆捣烂如泥，用草纸数层包裹，置微火上烘热数次，将油吸去。再与生地黄、细辛同捣为泥，做成两个小丁锭，以针将锭穿透备用。将药锭用脱脂棉花薄裹，塞在两耳孔内，每日换药1次，以耳朵不发鸣为止。

【主治】耳鸣。

处方 ③

【组成】雄黄、硫黄各等份。

【用法】上药研成细末，将药放入耳中，再用棉球塞入耳中。

【主治】耳聋。

处方 ④

【组成】生地黄30克，杏仁（水浸去皮尖）、巴豆（去皮）、食盐、乱发灰各15克。

【用法】上5味药捣烂如膏，

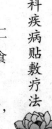

捻如枣核塞入耳道，每日 1 次。当黄水出，即去药。

【主治】耳鸣、耳聋。

处方 ⑤

【组成】生草乌 15 克，75% 酒精 50 毫升。

【用法】将生草乌浸泡于酒精中，1 周后滴用。每日滴患耳 1 ~ 2 次，每次滴 2 ~ 3 滴。切不可内服。

【主治】神经性耳鸣。

第六节　麦粒肿

一、概述

麦粒肿俗称针眼，是睫毛毛囊附近的皮脂腺或睑板腺的急性化脓性炎症。初起睑缘部呈局限性充血肿胀，2 ~ 3 日后形成硬结，胀痛和压痛明显，以后硬结逐渐软化，在睫毛根部形成黄色脓疱，穿破排脓迅速。重症病例可有畏寒、发烧等全身症状。

二、处方

处方 ①

【组成】生大黄适量。

【用法】大片生大黄，温水泡片刻使变软，临睡前平敷患眼上，外以布包，以防脱落，次日启布去大黄。每日 1 次，连用 3 ~ 5 次。

【主治】麦粒肿初起。

处方 ②

【组成】生地黄、生南星各等量。

【用法】上药共研细末，储瓶备用。贴敷时取上药适量，加入食醋或水调如膏状，敷于太阳穴处，胶布固定。亦可将药末撒于胶布中间贴敷穴位。

【主治】麦粒肿。

处方 ③

【组成】天花粉、天南星、生地黄、蒲公英各等量。

【用法】焙干研为细末，加食醋和液体石蜡油调成膏状，经高压消毒备用。贴敷时根据麦粒肿的大小，

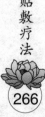

取适量药膏敷于病变局部，纱布或胶布固定即可。每日换敷 1 次。

【主治】麦粒肿。

处方 ④

【组成】食盐适量。

【用法】上药研细末，患者仰卧，将盐放脐内，以填满并隆起为度，上盖一小纸片或小布片，再用橡皮膏固定。每日 1 换。

【主治】麦粒肿。

处方 ⑤

【组成】新鲜鸭跖草适量。

【用法】上药洗净，一端置于酒精灯上烘烤，另一端即流出清亮的液体，用干净无菌玻璃瓶收取备用。将此液体滴入眼内 1~2 滴，滴后闭目 5~10 分钟，每天滴 3~4 次。一般 2~3 天即愈。如早期使用，效果更佳。

【主治】麦粒肿。

第七节 结膜炎

一、概述

结膜炎是眼睑结膜组织在外界和机体自身因素的作用而发生的炎性反应的统称。虽然结膜炎本身对视力影响并不严重，但是当其炎症波及角膜或引起并发症时，可导致视力的损害。

二、辨证

● 肺阴不足

隐涩微痛，眵泪不结，白睛颗粒不甚高起，周围血丝淡红，病久难愈或反复再发。可兼干咳，五心烦热，便秘等，舌偏红，散结脉细。

● 肺经燥热

患眼沙涩不适，流泪，白睛上小泡样隆起，其周赤脉红丝相绕。可兼见口渴鼻干，便秘溲赤，舌红苔黄，脉数有力。

三、处方

处方 ①

【组成】木香、附子各 30 克（炮制，去皮脐），朱砂 0.3 克，龙脑 1.5 克，青盐 15 克，牛酥 60 克，鹅酥 120 克。

【用法】上药为末，同研均匀，以慢火熬成膏，没用少许，不计时候，头顶摩之。

【主治】结膜炎。

处方 ②

【组成】金银花、千里光、蒲公英各 20 克。

【用法】将上药水煎取汤过滤后置于瓶内高压蒸汽消毒，滴眼。每日 5 次，每次 2 滴。或取其汤洗眼。

【主治】急性细菌性结膜炎。

【附注】本方在民间广泛应用，疗效显著。

处方 ③

【组成】星子草、鲜桃树尖嫩叶各适量。

【用法】把以上药捣烂后做成豆大的药饼，外敷在太阳穴上（左眼患疾敷右侧，右眼患疾敷左侧），并用胶布或纱布固定。一般敷后 6～12 小时见效。

【主治】结膜出血、沙眼、卡他性结膜炎。

处方 ④

【组成】秦皮 250 克。

【用法】上药加水 500 毫升，分煎 2 次，合 2 次药液再熬成 250 毫升，用滤纸过滤。将滤液灌注空眼药瓶内，每支 10 毫升，滴眼。

【主治】结膜炎。

第八节　牙　痛

一、概述

牙痛是一种常见疾病。其表现为：牙龈红肿、遇冷热刺激痛、面颊部肿胀等。牙痛大多由牙龈炎和牙周炎、龋齿（蛀牙）或折裂牙而导

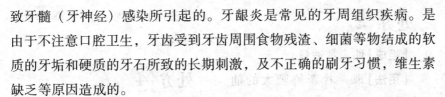

致牙髓（牙神经）感染所引起的。牙龈炎是常见的牙周组织疾病。是由于不注意口腔卫生，牙齿受到牙齿周围食物残渣、细菌等物结成的软质的牙垢和硬质的牙石所致的长期刺激，及不正确的刷牙习惯，维生素缺乏等原因造成的。

治疗牙痛病不但要抓住龈为胃之络，齿乃骨之余这两大生理联系，分清内外因，侧重运用温、清、补、泻、发散等法，还应重视经络受侵害致使牙痛。掌握正确的刷牙漱口方法，避免过多的糖、辛辣厚味的摄入及残留物对口腔牙齿的损害，养成良好的营养卫生习惯对该病的防治尤为重要。

二、辨证

● **寒热错杂型**

齿龈疼痛，得寒得热而牙痛程度无增重或减轻。

● **胃火型**

牙龈红肿而痛，口唇红、喜冷食，舌质红紫苔黄或白厚，脉数。

● **风邪型**

不畏冷热而齿龈痒痛，甚或难忍，舌红苔白或微黄，脉浮或数。

● **肾虚型**

自觉牙齿松动或觉增长而痛，或麻木不仁，小便清长或微黄，脉细或细数。

● **龋齿型**

初期无症状，仅表现为牙齿组织变白，继则逐渐变成黄褐色。

三、处方

处方①

【组成】大蒜适量。

【用法】捣烂，取少许，敷于

合谷穴，外盖纱布，胶布固定。局部有烧灼感时去掉。

【主治】牙痛风寒证。

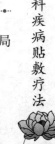

第六章　五官科疾病贴敷疗法

处方 ②

【组成】仙人掌适量。

【用法】取一片新鲜肥大的仙人掌，用水洗净，剪去表面的针刺，再对半剖成同样厚的两片，把带浆的一面贴在脸上牙痛的部位，一段时间后，症状即可缓解。

【主治】牙痛。

处方 ③

【组成】白矾、黄柏、黄连、甘草各3克，青黛6克，冰片5克，硼砂12克，乳香、没药各0.5克，红枣30克。

【用法】上药共研细末，混匀，取少许放患处，每日2次。

【主治】牙周炎，牙龈红肿，牙齿松动。

处方 ④

【组成】莱菔30克，核桃2个。

【用法】捣烂黏膏，敷腮上患处。

【主治】风火牙痛（牙神经炎）。

处方 ⑤

【组成】细辛、延胡索各等量。

【用法】共研细末，用醋调糊，敷牙痛处。

【主治】牙痛风寒证。

妇科疾病贴敷疗法

第七章

第一节　月经不调

一、概述

月经是妇女的正常生理现象。大都是 28 天左右来潮 1 次，其周期相对准确。但也有的两个月行经 1 次，或 3 个月行经 1 次的，前者叫"并月"；后者叫"居经"。甚至有的 1 年行经 1 次，则叫"避年"。凡此种种都不能视为病理状态，而是正常的生理现象。月经不调，是指月经提前、滞后、先后不定期而言。此外，月经期延长，经量过多，或经量过少等均属月经不调。本病的病因十分复杂，一旦发生月经不调，宜及时进行妇科检查，早期诊断，早期治疗。

二、辨证

● 月经先期

月经先期又称"经早"，多为血热所致，月经来潮提前或一月行两次，经色鲜红或紫，多伴烦热，口干等热象。

气虚：月经量多、色淡、质稀，神疲肢倦，心悸气短，纳少便溏，舌淡，脉细弱。

虚热：月经量少或量多、色红、质稠，两颧潮红，手足心热，舌红苔少，脉细数。

实热：月经量多，色深红或紫，质黏稠，伴面红口干，心胸烦热，小便短黄，大便干燥，舌红苔黄，脉数。

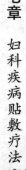

◉ 月经后期

月经后期又称"经迟"，属虚寒者居多，月经推迟来潮，经色淡晦，经量偏少，多畏寒喜暖。月经推迟 7 日以上，甚至 40～50 日一潮。

寒实：量少色黯，有血块，小腹冷痛，得热则减，畏寒肢冷，苔薄白，脉沉紧。

虚寒：经期延后，月经色淡红而质稀，量少，小腹隐隐作痛，喜热喜按，舌淡苔白，脉沉迟。

◉ 月经先后无定期

月经先后无定期又称"经乱"，多由肝郁、肾虚造成，月经周期无规律，经量或多或少，经色或紫或淡，多伴肝郁、肾虚之症。

气滞：月经或提前或错后，经量或多或少，色紫黯有块，经行不畅，胸胁乳房作胀，少腹胀痛，常叹息，嗳气不舒，苔薄白，脉弦。

肾虚：经来先后不定，量少色淡，腰骶酸痛，头晕耳鸣，舌淡苔白，脉沉弱。

◉ 月经过少

月经过少多由血虚、血寒所致，月经量少甚至点滴，或经行时间过短，甚至出现闭经。

◉ 月经过多

月经过多常由气虚、血热或劳伤所致，月经量多或经行时间过长，甚至出现崩漏。

三、处方

处方 ①

【组成】鹿茸 3 克，肉桂心、白芍、红花、川芎、干姜各 6 克，当归 9 克。

【用法】上药混合共研细末，过筛密封保存。取药末 3～5 克，填入脐中，外用镇江膏贴之。7 天换药 1 次，3 次为 1 个疗程。

【主治】月经不调，超前、滞

后，或前后不定期。

【附注】本方还可以预防习惯性流产。

处方 ②

【组成】乳香、没药、白芍、川牛膝、丹参、山楂、木香、红花各等份，冰片（另研）5 克，姜汁或黄酒适量。

【用法】上药除冰片外，余药混合共研细末，密封储存备用。取药末 10～15 克加冰片 1.2 克研粉，用姜汁（或黄酒）调制成糊状，敷于脐中，胶布贴严，2 天换药 1 次，10 次为 1 个疗程。

【主治】月经不调，痛经。

处方 ③

【组成】当归、熟地、益母草、川芎各 30 克，阿胶、桑寄生、白术、元胡、白芍、砂仁、艾叶、附子、云苓各 15 克，生蒲黄、灸甘草各 7.5 克，香油 1000 毫升，黄丹 180 克。

【用法】上药除黄丹外，其余药物放香油中熬制，待药炸枯，过滤药渣，继续熬香油至滴水成珠

时，离火徐徐加入黄丹收膏。用时取药膏 30 克摊于布上，贴脐，胶布固定。2 天换药 1 次，10 天为 1 个疗程。

【主治】月经先后不准，伴有少腹胀痛，经色暗，有血块。

处方 ④

【组成】当归、川芎各 15 克，白芍、丛蓉、炒五灵脂、炒延胡索、白芷、苍术、白术、台乌、小茴、陈皮、半夏各 9 克，柴胡 6 克，黄连、吴茱萸各 3 克。

【用法】上药混合捣为粗末。取药末适量加黄酒炒热，装袋，热熨脐及小腹，最后将药敷于脐上，纱带固定。每天如法用药 1 次，至经准为度。

【主治】月经紊乱，周期不准，或行经腰痛。

处方 ⑤

【组成】大黄 128 克，玄参、生地黄、当归、赤芍、白芷、肉桂各 64 克，香油、黄丹各适量。

【用法】将大黄、玄参、生地黄、当归、赤芍、白芷、肉桂共研

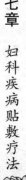

为细末，用香油熬膏，黄丹收膏备用。用时每次取适量，贴敷于关元穴处，上置塑料薄膜，外用纱布覆盖，胶布固定。通常每日换药1次，月经前后10日贴敷，3个月为1个疗程。

【主治】血热型月经先期。

处方 6

【组成】益母草、夏枯草30克。

【用法】上药捣烂炒热，贴敷关元、神阙穴。

【主治】月经不调，痛经，闭经。

处方 7

【组成】红蓖麻仁15克。

【用法】将红蓖麻仁捣烂如泥状，外敷于百会穴（剪去头发），外用纱布覆盖，胶布固定。通常每日换药1次。

【主治】月经过多。

处方 8

【组成】当归、莪术、川芎各10克，吴茱萸、肉桂、小茴香各5克，生姜汁适量。

【用法】将当归、莪术、川芎、

吴茱萸、肉桂、小茴香共研为细末，用生姜汁调成糊状，贴敷于脐部，外用纱布覆盖，胶布固定。通常每日换药1次，晚上可用热水袋加温20分钟。

【主治】月经后期。

处方 9

【组成】鹿茸3克，当归9克，肉桂心、白芍、红花、川芎、干姜各6克。

【用法】将上药共研为细末，装瓶密封备用。用时每次取药末3~5克，填纳于脐孔内，外用膏药贴在脐孔上，再以胶布固定。通常7日换药1次，3次为1个疗程。

【主治】月经不调，月经先期、后期或先后不定期。

处方 10

【组成】乳香、没药、白芍、川牛膝、丹参、山楂、广木香、红花各15克，冰片1克，生姜汁或黄酒适量。

【用法】将乳香、没药、白芍、川牛膝、丹参、山楂、广木香、红花共研为细末，与冰片混匀，用生

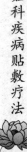

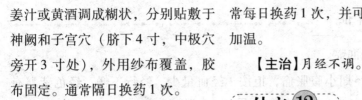

姜汁或黄酒调成糊状，分别贴敷于神阙和子宫穴（脐下4寸，中极穴旁开3寸处），外用纱布覆盖，胶布固定。通常隔日换药1次。

【主治】月经不调、经前腹痛者。

处方 ⑪

【组成】香附、鸡血藤各20克，三棱、牡蛎各10克，白芍、木通、牛膝各12克，凡士林适量。

【用法】将上药共研为细末，用凡士林调成糊状，贴敷于关元穴处，外用纱布覆盖，胶布固定。通常每日换药1次，并可配合热水袋加温。

【主治】月经不调。

处方 ⑫

【组成】桃仁、红花、当归、香附、白芍、肉桂、吴茱萸、小茴香、郁金、枳壳、五灵脂、蚕沙、蒲黄、熟地黄各等份，黄酒适量。

【用法】将上药共研为细末，用黄酒调成糊状，贴敷于神阙穴，外用纱布覆盖，胶布固定。通常隔日换药1次。

【主治】月经不调，月经过少。

第二节　痛　经

一、概述

痛经，是指女性经行前后或行经期间，下腹部疼痛的病症。本病是女性常见病之一，多发于青年妇女。痛经分为原发性和继发性两类，前者是指生殖器官无器质性病变的痛经，后者指由于盆腔器质性疾病，如子宫内膜异位症、盆腔炎或子宫颈狭窄等引起的痛经。本病的发生多由情志郁结，气机不畅，或寒凝胞宫，气血运行失畅而致病。此外，身体虚弱，气血不足，子宫发育不良，以及子宫和生殖器官炎症等均可引起痛经。本病的表现为下腹隐痛，重者痛及腰腿部，经行不畅，经血暗红，挟血块，经后痛缓解。体虚气血不足者，伴有头晕、心悸、全身乏力等。严重的会影响生育，宜及早进行妇科检查，早诊断，早治疗。

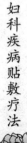

二、辨证

● 气滞血瘀

经前或经期小腹胀痛，拒按，经血量少，经行不畅，经色紫黯有块，块下痛减；伴乳房胀痛，胸闷不舒；舌质紫黯或有瘀点，脉弦。

● 寒凝血瘀

经前或经期小腹冷痛，拒按，得热痛减；或月经推后，量少，色黯有块；面色青白，肢冷畏寒，手足欠温；舌黯苔白，脉沉紧。

● 湿热瘀结

经前或经期小腹疼痛或胀痛，拒按，有灼热感，或痛连腰骶，或平时小腹疼痛，经前加剧；经量多或经期延长，经色黯红，质稠或夹较多黏液；平时带下量多，色黄，质稠，有臭味；或伴有低热起伏，大便不爽，小便黄短；舌质红，苔黄腻，脉滑数或弦数。

● 气血虚弱

经期或经后小腹隐隐作痛，喜按或小腹及阴部空坠不适；月经量少，色淡，质清稀；面色无华，头晕心悸，神疲乏力；舌质淡，脉细无力。

● 肝肾不足

经期或经后小腹绵绵作痛，伴腰骶酸痛；经色淡黯，量少，质稀薄；头晕耳鸣，面色晦暗，健忘失眠；舌质淡红，苔薄，脉沉细。

三、处方

处方 ①

【组成】五灵脂、蒲黄、香附、丹参、台乌药各等份。

【用法】将上药加工粉碎为细末，储存备用。取药末适量，用酒适量加热调制成膏，敷于脐上，纱布覆盖，胶布固定。每天换药1次，直至病愈。

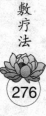

【主治】女性来潮少腹或腰骶部疼痛，或经前，或经后少腹疼痛难忍，乳房胀痛。

处方 ②

【组成】乳香、没药各 15 克。

【用法】将二味共研细末，备用。于经前取药末 5 克，用黄酒调制成饼，硬币大，贴于脐上，胶布固定。每天换药 1 次，直至病愈。

【主治】女性痛经，行经前后或行经期间疼痛。

处方 ③

【组成】石菖蒲、香白芷各 30 克，公丁香 10 克，食盐 500 克。

【用法】将前 3 味研为细末。先将食盐炒极热，再将药末加入拌炒片刻，装袋熨脐及痛处，盖被静卧休息即愈。倘若 1 次不愈，可再炒再熨数次，至至病愈。

【主治】痛经，来潮少腹疼痛。

处方 ④

【组成】炮姜 10 克，山楂 20 克，元胡 6 克。

【用法】上药共研末，取药末 6

克，用黄酒调为糊状，敷脐部，外用纱布固定。每天换药 1 次。

【主治】妇人宫寒，月经不调，痛经，腰酸怕冷。

处方 ⑤

【组成】熟地、鸡血藤各 30 克，香附 12 克，延胡索、白术各 10 克，广木香、肉桂各 6 克。

【用法】将上药研成粗粉，放入锅内炒热，装入布袋，趁热熨敷关元、脐部，每日 2～3 次，7 日为 1 个疗程。

【主治】气血虚弱型痛经。

处方 ⑥

【组成】香白芷、小茴香、延胡索、红花各 4 克，细辛、肉桂各 3 克，当归 5 克，益母草 6 克，乳香、没药、樟脑末各 10 克。

【用法】先将香白芷、小茴香、当归、细辛、肉桂、红花、延胡索、益母草 8 味水煎两次，取药液浓缩成稠糊状，再将乳香、没药溶于 95% 乙醇溶液中，然后取药糊与乳香、没药、乙醇混合，再焙干研为细面，加入樟脑末调匀即成。

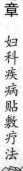

用时取药末9克，用黄酒适量调制成糊，敷于脐上，外用伤湿膏贴严固定。如药干后再用黄酒加湿。每日如法用药1次，一般用药3～6次即可病愈。

【主治】寒凝血瘀胞宫，痛经，闭经痛，产后腹痛，人工流产后腹痛。

处方 7

【组成】生姜120克，葱白、食盐各250克。

【用法】先将生姜、葱白捣烂，与食盐和匀，放入锅内炒热，装入布袋内，趁热熨贴于小腹部，每日2～5次，于月经前连用7日为1个疗程。

【主治】寒湿凝滞型痛经。

处方 8

【组成】香白芷9克，丁香5克，制乳香、没药各7克。

【用法】上药研为细末，和匀，密封。每用适量，醋调，敷脐上，外覆塑料薄膜，再加纱布固定。每日换药1次，直至痛止。

【主治】痛经。

处方 9

【组成】晚蚕砂100克，益母草60克，小茴香、桂枝、赤芍各30克。

【用法】上药研为粗末，装入药袋，入锅蒸之，趁热敷脐腹、关元、阿是穴。

【主治】痛经，闭经。

处方 10

【组成】香附、乳香、没药、细辛、延胡索各等量。

【用法】诸药混合研末过筛，瓶贮封存备用。于每次月经前取药末15～25克，以米酒适量调拌和匀，制成小圆饼1个贴于脐孔上，胶布固定。3～5日换药1次。

【主治】痛经。

处方 11

【组成】香附、桃仁各30克，元胡、当归、苏木各15克，川椒10克。

【用法】诸药研为粗末，黄酒拌炒，装入药袋，热敷熨脐腹部。

【主治】痛经，闭经。

处方 ⑫

【组成】艾绒 200 克，食盐 100 克。

【用法】上药入锅热炒，分装两袋，交替热熨关元等下腹部穴位。

【主治】痛经。

处方 ⑬

【组成】山楂、葛根、乳香、没药、穿山甲、川朴各 100 克，白芍 150 克，甘草、桂枝各 30 克。

【用法】先将山楂、葛根、白芍、甘草共煎 2 次，煎液浓缩成稠膏，混入溶于适量 95% 乙醇溶液的乳香、没药，烘干后与穿山甲、川朴、桂枝共研细末，再加适量的细辛挥发油、鸡血藤挥发油和冰片充分混合，过 100 目筛，贮瓶。取上药 0.5 克，用食醋或姜汁或酒调糊，分别敷于神阙和关元，外敷纱布，胶布固定，待经痛止。于经前 4 天开始，经期第 3 天去药。

【主治】痛经，经量少，色暗。

处方 ⑭

【组成】白芷 8 克，五灵脂 15

克，炒蒲黄 10 克，盐 5 克。

【用法】上药共研为细末，取药末 3 克，纳脐内，上置生姜片，用艾灶炎 2～3 壮，以脐内有热感为度，然后，药末用胶布固定。于经前 5～7 天，月经结束则停用。

【主治】寒凝瘀阻之痛经。

处方 ⑮

【组成】三七、黄酒。

【用法】三七粉（或三七研末）和黄酒调匀，稍温热外敷脐腹。

【主治】痛经，崩漏。

处方 ⑯

【组成】当归、川芎各等量。

【用法】上药 2 味，共研为散，每用少许，炒热熨脐部。

【主治】痛经，胎前、产后诸病。

处方 ⑰

【组成】冠心苏合丸。

【用法】于经前 3 天，去药丸 2 粒，压碎，用黄酒调糊，填脐内，以伤湿止痛膏封贴。每日换药 1 次，痛消为止。

【主治】痛经。

处方 ⑱

【组成】当归、吴茱萸、乳香、没药、肉桂、细辛各50克，樟脑3克。

【用法】先将当归、吴茱萸、肉桂、细辛共水煎2次，将煎液合并浓缩成糊状，混入95%乙醇溶液浸泡过的乳香、没药浸泡液中，烘干后研细末，加樟脑和匀备用。于经前3天取药粉3克，用黄酒数滴拌成稀糊状，外敷于神阙穴上，用胶布固定。药干后再调换1次。经行3天后取下药物。每天1次。

【主治】痛经。

处方 ⑲

【组成】当归、大川芎、制香附、生蒲黄、赤芍、桃仁各9克，延胡索、肉桂各12克，琥珀1.5克。

【用法】上药共研细末，装瓶备用。取药末适量（约3克），用30%乙醇调为糊状，于经前1~2天或行经时敷于神阙穴处，外用纱布覆盖，橡皮带固定。每日换药1次（夏日可换2次），3~4天为1个疗程。

【主治】原发性痛经。

处方 ⑳

【组成】肉桂10克，吴茱萸、茴香各20克，白酒适量。

【用法】肉桂、吴茱萸、茴香共研为细末，用白酒炒热敷于神阙穴，冷后复炒再敷，以不烫伤为度，用胶布固定。连敷3日。下次月经之前再敷3日。一般治疗2~3个月经周期可愈或显效。

【主治】痛经。

处方 ㉑

【组成】当归、白芍、延胡索、蒲黄、桂心各30克，生姜、生地黄（均捣取汁存渣待用）各1000克，红花、没药（另研）各15克。

【用法】将生姜汁炒地黄渣，地黄汁炒生姜渣，各烤干，同诸药共研为细末，用温水调匀做成圆形药饼，分7次待用。用时取药饼分贴主穴（中极）和配穴（肾俞、腰阳关）。每日换药1次。连用1周。

【主治】气滞血瘀型痛经。

处方 ㉒

【组成】生姜120克，花椒60克。

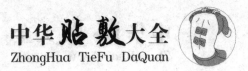

【用法】将上药共研为细末，炒热包熨痛处。每日 1~2 次。一

一般治疗 1~5 次即可止痛。

【主治】痛经。

第三节 闭 经

一、概述

一般女子发育正常，14 岁月经来潮，如年逾 18 岁尚未见月经，或曾经建立过月经周期之后，而月经又停止 3 个月以上者称为闭经。前者称"原发性闭经"，后者称"继发性闭经"。现代医学认为，本病多由传染病、贫血、营养不良、生殖器发育不良等所引起。中医认为，因肝肾不足，精血两亏，或气血虚弱，血海空虚，无血可下，或气滞血瘀，痰湿阻滞，冲任不通，经血不得下行而致闭经。

二、辨证

● 气血虚弱型

月经逐渐后延，经量渐减，色淡质稀，继而停闭，倦怠乏力，气短懒言，头晕眼花，心悸失眠，毛发少泽，肌肤欠润，舌质淡、苔薄白，脉细弱。

● 肝肾亏损型

堕胎、流产、久病或产后，经量逐渐减少，经行延后，甚至闭经，头晕目涩，腰膝酸软，心烦潮热，带下量少，阴部干涩，甚则形体消瘦，面色萎黄，肌肤不润，毛发脱落，性欲淡漠，舌质淡、苔薄白或薄黄，脉细无力。

● 肾气不足型

原发性闭经，或初潮晚，月经错后量少，色淡黯质稀，渐至闭经，头晕耳鸣，腰膝酸软，夜尿频，带下少，面色晦暗，舌质淡、苔薄润，脉沉细无力、尺脉弱。

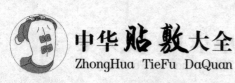
⊙ 气滞血瘀型

经行先后不定，量少，渐至闭经，或暴怒之后骤然经闭不行，情志抑郁，胸胁、乳房、少腹胀痛，舌质黯或有瘀斑瘀点、苔薄白或薄黄，脉弦涩。

⊙ 痰湿阻滞型

经期延后，经量渐少而至停闭，神疲倦怠，形体渐胖，胸脘满闷，食少痰多，带下量多，色白质稠，舌质淡胖、苔白腻，脉滑。

三、处方

处方 ①

【组成】蚕砂 30 克，人工麝香 0.5 克，黄酒适量。

【用法】先将人工麝香研末备用。再将蚕砂研末，用黄酒适量调制成膏。先取人工麝香 0.25 克填入脐中，再取药膏敷于脐上，纱布覆盖，胶布固定。2 天换药 1 次，直至病愈。

【主治】闭经不通，原发性闭经，或继发性闭经。

处方 ②

【组成】茺蔚子、晚蚕砂各 300 克，大曲酒 100 毫升。

【用法】先将茺蔚子、晚蚕砂各 150 克放砂锅内炒热，以大曲酒 100 毫升撒入拌炒片刻。将炒热的蚕砂装袋熨脐，再取另一半蚕砂、茺蔚子如法炮制，轮换熨脐，敷后盖被静卧半天，经脉即可通下。

【主治】闭经，伴有腰腹胀痛，头晕，周身乏力等症。

处方 ③

【组成】益母草 120 克，月季花 60 克。

【用法】将上药放锅内，加水 2500 毫升煎浓汁，滤去药渣，文火炖之，保持药汁温热备用。用毛巾 2 条泡药汁内，然后轮流热敷脐部和少腹，以少腹内有温热感为佳。通常敷药 4~6 小时月经即通。每天 1 次，直至病愈。在敷药的过程中，宜注意腹部保暖，以免受凉伤风。

【主治】月经不通。

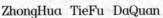

处方 ④

【组成】党参、白术、当归、熟地黄、白芍、川芎各等量。

【用法】共研细末，取药末适量，以黄酒调成膏状，敷肚脐，固定。每2日换药1次。

【主治】气血虚弱之闭经。

处方 ⑤

【组成】白术、白芍、茯苓各10克，柴胡、当归、桃仁、半夏各12克，薄荷3克，三棱、红花各6克，牛膝20克。

【用法】上药共研细末，调拌凡士林成膏状，敷于脐，外覆纱布，胶布固定。每2日换药1次。

【主治】闭经。

处方 ⑥

【组成】山萸肉15克，当归、怀牛膝、菟丝子各12克，熟地黄、枸杞子各10克，川芎、白芍、益母草各20克。

【用法】共研细末取药末适量，用黄酒调为糊状，敷肚脐，固定。每2日换药1次。

【主治】元气不足之闭经。

处方 ⑦

【组成】蒲黄、五灵脂、穿山甲各2克，人工麝香少许。

【用法】共研细末，伤湿止痛膏固封，每2～3日换药1次。每日用热水袋热敷15～20分钟。

【主治】气滞血瘀之闭经。

处方 ⑧

【组成】山楂10枚（鲜品），赤芍3克，生姜15克。

【用法】上药共捣烂如泥，放锅中炒热熨脐部。每次熨30分钟，每日1次，连用3～5次。

【主治】寒凝瘀阻型。

第四节 白 带

一、概述

白带属中医带下病。带下是指妇女阴道分泌物增多，色质异常，或味臭污秽，有时伴有阴部瘙痒或灼痛，腰酸腹胀等现象。临床上以带下

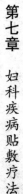

色白较多，故俗称"白带"。现代医学认为，引起白带增多的原因颇多，诸如急慢性盆腔炎、子宫颈炎、阴道炎等。中医认为，带下多由任脉不固带脉失，以致水湿浊液下注而成，或因饮食劳倦，损伤脾胃，以致脾失健运，水湿内停，浊液下注而成为白带。白带为病，与妇科肿瘤有密切关系。中老年妇女如突然白带增多，色质异常，气味恶臭者，应及时进行妇科检查。

二、辨证

● 湿热下注型

带下量多，色黄，黏稠，有臭气，或伴阴部瘙痒，胸闷心烦，口苦咽干，纳食较差，小腹或少腹作痛，小便短赤，舌红，苔黄腻，脉濡数。

● 湿毒蕴结型

带下量多，黄绿如脓，或赤白相兼，或五色杂下，状如米泔，臭秽难闻，小腹疼痛，腰骶酸痛，口苦咽干，小便短赤，舌红，苔黄腻，脉滑数。

三、处方

处方 ①

【组成】醋灸白鸡冠花、酒炒红花、荷叶、白术、茯苓各3克，净黄土（或灶心土）30克，车前子15克，白酒适量。

【用法】先将黄土入锅中炒至黑褐色，再将诸药研成细粉，与黄土混合再炒片刻，后以白酒适量煮之，待半干时取出，制成一个药饼备用。取药饼烘热，温敷患者脐窝内，纱布覆盖，胶布固定。每日换药1次，通常敷脐5~7天即可痊愈。

【主治】妇女带下，淋漓不断，色白黏稠，气味臭秽。

处方 ②

【组成】硫黄、母丁香各18

克，人工麝香3克，大蒜瓣、杏仁各适量，朱砂少许。

【用法】先将硫酸、母丁香共研细末，再加入人工麝香共研，将大蒜、杏仁与药末共捣如泥，制成如蚕豆大药丸，外以朱砂为衣，密封备用。取药丸1个纳入脐中，胶布固定。每2天换药1次，10天为1疗程。用药后脐内会有灼热或痒痛感觉，但无妨碍，须忍之，待去药后症状会逐渐消失。

【主治】妇人体虚，白带不断，带色稀白，恶臭。

处方 ③

【组成】党参、补骨脂各12克，白术15克，干姜、炮附子各10克，炙甘草3克。

【用法】上药共研细末装瓶备用，用时将脐用温水洗净，趁湿取药粉适量放入脐孔，盖以纱布，胶布固定，3天换药1次。

【主治】脾肾两虚型带下病。

处方 ④

【组成】鹿茸、人工麝香各0.3克，附子、金樱子各1克，菟丝子

2克。

【用法】将上药研为细末，用白酒或黄酒调成糊状，敷于脐部，外用胶布封固。3~5天换药1次，每日用热水袋热敷15~30分钟，也可将上药加大10倍剂量（人工麝香药量不便，鹿茸改为1克）加艾叶15克研末，做成肚兜，经常佩戴，两周换药1次。

【主治】带下清稀量多，腰酸、身困乏无力。

处方 ⑤

【组成】食盐、艾叶各等量，米醋适量。

【用法】先将食盐、艾叶研为粗末，加入米醋适量，炒热后用消毒纱布包裹做成药袋，将炒热的药袋置于患者脐部熨之，待温后将药袋敷于脐上，纱布敷盖，胶布固定。每天换药1次，至病愈为止。

【主治】妇女白带过多，色黄白相兼，恶臭，阴道瘙痒或灼痛。

处方 ⑥

【组成】黄芪、党参、丹参各15克，当归、白术、白芍、生姜

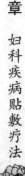

第七章　妇科疾病贴敷疗法

285

末、苍术、山药、香附各 10 克，柴胡、陈皮各 6 克。

【用法】除生姜外，其余烘干，共研细末。取药末 10 克左右填入肚脐，铺平呈圆形，直径 2～3 厘米，再用 8 厘米×8 厘米胶布贴紧。每隔 3 日换药 1 次，每日隔药艾灸 1 次。（药与艾之间放一圆形金属盖，艾柱约高 1.5 厘米，连灸 3 壮，1 个月为 1 个疗程。治疗期间忌食生冷油腻。

【主治】脾虚带下。

处方 7

【组成】黄柏、樗白皮各 2 克，茵陈、芡实各 1 各，鲜鸡冠花适量。

【用法】将前 4 味药研为细末，与鲜鸡冠花同捣如泥。取适量药末，敷肚脐，上盖塑料薄膜，外用胶布固封。2～3 日换药 1 次，每

日用热水袋热敷 15～30 分钟。

【主治】湿毒蕴结型带下。

处方 8

【组成】丁香、木香各 3 克，吴茱萸 4.5 克，肉桂 1.5 克。

【用法】共研细末，取药粉适量，敷肚脐，固定。每日换药 1 次。

【主治】肾虚带下。

处方 9

【组成】食盐、艾叶各等量，米醋适量。

【用法】先将食盐、艾叶研为粗末，加入米醋，炒热后装入布袋。取炒热的药袋热敷肚脐，待温后将药物倒入肚脐内温敷，固定。每日热敷 1 次。

【主治】适用于白带过多，颜色黄白相间，恶臭，阴道瘙痒或灼痛。

第五节 崩漏（功能性子宫出血）

一、概述

崩漏，是指妇女突然阴道流血不止。现代医学称之为功能性子宫出血。中医认为，本证来势骤急，犹如山崩之势，称之为"崩"；出血淋

漓不断，来势缓慢，如同屋漏之状，称之为"漏"。本证临床上有轻重缓急之分，但其病因、病机相同，并且崩与漏俱有互为因果的密切关系。所以自古以来，中医常以崩漏并称。凡是因卵巢功能失调，而造成子宫不正常出血，都可按照崩漏辨证论治。本证如长期出血不止，常与妇科肿瘤有关，老年妇女如发生崩漏，应及时进行妇科检查，是否由肿瘤引起。

二、辨证

崩漏以无周期性的阴道出血为辨证要点，临证时结合出血的量、色、质变化和全身证候辨明寒、热、虚、实。治疗应根据病情的缓急轻重、出血的久暂，采用"急则治其标，缓则治其本"的原则。

◉ 肾虚证

1. 肾阴虚证。经血非时而下，出血量少或多，淋沥不断，血色鲜红，质稠，头晕耳鸣，腰酸膝软，手足心热，颧赤唇红，舌红，苔少，脉细数。

2. 肾阳虚证。经血非时而下，出血量多，淋沥不尽，色淡质稀，腰痛如折，畏寒肢冷，小便清长，大便溏薄，面色晦黯，舌淡黯、苔薄白，脉沉弱。

◉ 脾虚证

经血非时而下，量多如崩，或淋沥不断，色淡质稀，神疲体倦，气短懒言，不思饮食，四肢不温，或面浮肢肿，面色淡黄，舌淡胖，苔薄白，脉缓弱。

◉ 血热证

经血非时而下，量多如崩，或淋沥不断，血色深红，质稠，心烦少寐，渴喜冷饮，头晕面赤，舌红，苔黄，脉滑数。

◉ 血瘀证

经血非时而下，量多或少，淋沥不净，血色紫黯有块，小腹疼痛拒按，舌紫黯或有瘀点，脉涩或弦涩有力。

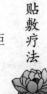

三、处方

处方 ①

【组成】食盐 1 茶匙，艾绒炷（0.5×0.3×0.3 厘米）10～20 壮。

【用法】将食盐研末，过筛备用。患者平躺床上，取食盐 1 茶匙填入脐中，盐约高出皮肤 0.3 厘米，再将艾绒置于盐上点燃灸之，连续不断灸九壮为一单程，一般灸九壮即可止血。

【主治】妇女功能性子宫出血（崩漏）。

处方 ②

【组成】益智仁、沙苑子各 30 克，生地黄、牡丹皮各 15 克，艾叶 6 克。

【用法】共研细末，取药末适量，用醋调为糊状。敷肚脐，固定。6 小时换药 1 次。

【主治】滋阴益肾，固冲止血。适用于肾阴虚损之崩漏。

处方 ③

【组成】生姜 5～10 片，艾绒（如黄豆大）10～15 粒。

【用法】取生姜 1 大块，切成薄片 5～10 片，再取艾绒做成艾炷，每炷如黄豆大 10～15 粒，备用。嘱患者仰卧，取生姜 1 片置于脐上，把艾炷放于生姜片上点燃灸之，连续灸 10 壮，每天艾灸 1～2 次，灸至血止为度。

【主治】崩漏（功能性子宫出血）。

处方 ④

【组成】香白芷、小茴香、红花各 40 克，肉桂、细辛各 30 克，延胡索 35 克，当归 50 克，益母草 60 克，樟脑、乳香、没药各适量。

【用法】先将乳香、没药浸入 95% 的酒精溶液中，再将前 8 味药共水煎 2 次，煎液浓缩成稠膏状，溶于适量的 95% 酒精的乳香、没药液中，将次药液加热烘干后研细末，加入樟脑封存。用时取药末 9 克，用黄酒数滴，拌成糊状。敷肚脐，固定。药干后则调换 1 次，一般连用 3～6 次即可痊愈。

【主治】温肾助阳，固冲止血。适用于肾阳虚衰之崩漏。

处方 ⑤

【组成】党参、白术、黑炮姜、乌贼骨各15克，甘草6克。

【用法】共研细末。用时取药末适量，用醋调成糊状，敷肚脐，固定，每日换药1次。

【主治】健脾益气，固冲止血。适用于脾虚失摄之崩漏。

处方 ⑥

【组成】生地黄、地骨皮各15克，黄芩、黑栀子、炙龟板、煅牡蛎各12克，牡丹皮10克。

【用法】共研细末。用时取药末适量，加醋调为糊状，敷肚脐，固定。每6小时换药1次。

【主治】清热凉血，固冲止血。适用于血热型崩漏。

处方 ⑦

【组成】当归、川芎、肉桂、

炙甘草各15克，蒲黄、乳香、没药、五灵脂各7.5克，赤芍3克，益母草10克，血竭1.5克。

【用法】除血竭外，共研细末。取药末适量（20～30克）与血竭（另研）0.5克混合拌匀，加入热酒调和成厚糊状，敷肚脐，固定。每日换药1次，至出血干净方可停药。

【主治】活血祛瘀。固冲止血。适用于血瘀型崩漏。

处方 ⑧

【组成】黄芪、杜仲、蚕沙、炮姜炭、赤石脂、禹余粮各10克，灶心土30克。

【用法】将前6味药研细末，灶心土煎水调药末成糊状，敷肚脐，上盖塑料薄膜，胶布固定。每日换药1次。

【主治】补肾健脾，固冲止血。适用于脾肾亏虚之崩漏。

第六节　妊娠呕吐

一、概述

妇女妊娠早期，出现晨吐、恶心、厌食等症状，是妊娠常有的反应。经过一段时间以后反应症状可自然恢复，无需治疗。若反应严重，恶心、呕吐频繁，甚至水谷难下，反复发作者，称之"妊娠恶阻"。中医又称之为"子病""阻病"。现代医学认为，妊娠呕吐常与绒毛膜促性腺激素水平增高和孕妇的精神状态有关。中医认为本病是由于冲脉之气上逆，胃失和降所致。本病是妇女妊娠早期常见的症状，严重者会出现失水及代谢障碍，需注意进行调治，以免影响胎儿发育。

二、辨证

● 脾胃虚弱型

妊娠早期，恶心呕吐不食，口淡或呕吐清涎，神疲嗜睡，舌淡，苔薄白而润。

● 痰湿型

妊娠后，恶心呕吐，呕吐痰涎，胸脘满闷，舌苔白腻。

● 肝火型

妊娠早期，恶心呕吐，呕吐酸水、苦水，胸闷胁胀，嗳气叹息，头胀而晕，烦渴口苦，舌淡红，苔微黄。

三、处方

处方 ①

【组成】刀豆子 5 个，波蔻 3 克，生紫苏叶汁、生姜汁、生萝卜汁各 1 小杯。

【用法】将刀豆子、波蔻共研细末，取三汁与药调和，捣成膏状备用。取药膏加黄酒适量炒热，趁热将药膏贴于脐上，纱布敷盖，胶布固定。每天换药 1～2 次，至病愈为止，一般敷药 1～2 次后呕吐症状即可缓解。

【主治】妊娠呕吐不止，恶心厌食，水谷不进。

处方 ②

【组成】半夏 15 克，砂仁、波蔻各 3 克，生姜汁 1 小杯。

【用法】将前 3 味研成细面，以姜汁调和如糊状备用。临用时先用生姜片擦患者脐部发热，再取药糊涂敷脐上，以纱布敷盖，胶布固定。每天换药 3~5 次，频敷频换疗效颇佳。

【主治】妊娠早期恶心、呕吐、厌食，甚则呕吐频作，不能进食。

处方 ③

【组成】雄黄、五倍子各 30 克，枯矾 15 克，葱头 5 个，肉桂 3 克，公丁香 2 克，酒适量。

【用法】将诸药研为细末，加酒适量调和，制成软硬适度的药饼备用。取药饼一个贴于患者脐上，再用艾绒隔药悬灸 15~20 分钟，最后纱布敷盖压紧，胶布固定。每天换药 1 次，至病愈。

【主治】妊娠恶阻呕吐不止。

处方 ④

【组成】半夏 15 克，砂仁 3 克，生姜汁 1 小杯。

【用法】将前 2 味药研成细末，贴敷时取药粉适量，以生姜汁调匀

如糊状，敷于脐中，纱布覆盖，胶布固定，每天换药 1 次。

【主治】脾胃虚弱型的妊娠恶阻。

处方 ⑤

【组成】苏叶、黄芩、半夏各 3 克，竹茹适量。

【用法】将前 3 味药研为细末，竹茹煎汁调药末贴敷脐部，外用胶布固封，每日换药 1 次，连用 3 天。

【主治】妊娠呕吐。

处方 ⑥

【组成】吴茱萸 15 克，鲜生姜 30 克。

【用法】先将吴茱萸磨成细粉，再加入鲜生姜和匀，捣烂成糊状，敷于涌泉穴（双侧），外盖纱布，胶布固定，每日 1 换，7 日为 1 个疗程。

【主治】肝热犯胃型妊娠呕吐。

第七节　妊娠小便不通

一、概述

妊娠小便不通，多见于妇女妊娠后期（约 7~8 个月），其临床症状主要是孕妇小便不畅，少腹胀满或疼痛，心烦难眠。中医认为，本病

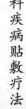

由于妊娠后期肾阴不足，肾阳虚衰，而不能温化膀胱，化气行水，导致三焦不通，形成小便不利。此外湿热内蕴下注膀胱，从而引起小便不通。本证除见小便不通外，伴见有颜面、下肢浮肿，腰膝酸软，形寒畏冷，胸腹闷胀等症状。

二、辨证

● 气虚

妊娠期间，小便不通，或频数量少，小腹胀急疼痛，坐卧不安，面色㿠白，精神疲倦，头重眩晕，短气懒言，大便不爽，舌淡，苔薄白，脉虚缓滑。

● 肾虚

妊娠小便频数不畅，继则闭而不通，小腹胀满而痛，坐卧不宁，畏寒肢冷，腰腿酸软。舌淡，苔薄润，脉沉滑无力。

三、处方

处方 ①

【组成】甘遂15克，甘草10克。

【用法】将甘遂研为细末备用，甘草煎汤待服。取甘遂末15克，以水调成膏状，敷于脐内，纱布覆盖，胶布固定。继之将甘草煎汁服下。此药敷后片刻，小便即如泉涌，诚为救急之良方。

【主治】妊娠小便不通，寒热均可治之。

【附注】甘草与甘遂药性相反，甘遂只供外用，不可内服。并且两药不能混在一起，否则引起毒副作用。

处方 ②

【组成】葱白15根（连须），田螺5个（去壳），食盐15克。

【用法】将3味药共捣如膏备用。取药膏贴于患者脐上，纱布覆盖，胶布固定。隔12小时换药1次，通常敷药1～2次小便即可畅通。

【主治】妊娠小便不通，心烦内热，少腹胀急。

处方 ③

【组成】食盐30克，艾绒适量。

【用法】取食盐30克捣碎，将艾绒丸成黄豆大小艾炷21壮。孕妇仰卧，将食盐填入脐中，高出皮肤少许，取艾炷置食盐上点燃灸之，连灸21壮，如小便仍不通，继续灸至小便畅下为止。

【主治】妊娠小便不通，心烦不安，气短紧促，面足浮肿，头晕，四肢欠温。

处方 ④

【组成】党参、白术各15克，升麻20克，葱白适量。

【用法】将前3味药共研细末。用时取适量药末与葱白共捣为糊状。敷肚脐，固定。隔12小时换药1次，通常敷药3次小便可下。

【主治】妊娠小便不通。

处方 ⑤

【组成】磁石、商路各5克，人工麝香0.1克。

【用法】将前2味研成细末后，兑入人工麝香研匀，将药粉分成2份，分别填摊于脐中及关元穴上，覆盖胶布，一般数小时见效，可自行排尿时即去，若无效，次日更换敷之。

【主治】妊娠小便不通。

处方 ⑥

【组成】冬葵子、滑石、栀子各15克，葱汁1小杯。

【用法】将前3味药共研细末。用时取药末适量加葱汁调为糊状。敷肚脐，固定。每日换药次，小便即清热利湿，通利小便。

【主治】湿热蕴结之妊娠小便不通。

第八节　妊娠痫证

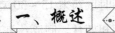
一、概述

妊娠痫证，是妊娠期间一种发作性神志失常的疾病。中医称之为"子痫"。本病多因先天禀赋不足，或因情志刺激，肝郁不舒，或因脾

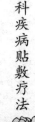

胃功能失调，聚湿成痰，导致肝、脾、肾气机失调。骤然阳升风动，痰气上涌，闭塞清窍而发病。本病多发于妊娠后期或分娩时，其症状表现全身痉挛，角弓反张，手足抽搐，两目上视，牙管紧闭，神志昏迷，不省人事，移时自醒，醒后复发。如抽搐时间过长，可危及胎儿生命。临床必须注意防治和调理。

二、辨证

● 肝风内动

妊娠后期突然昏仆不知人事，四肢抽搐，颜面潮红，手足心热。舌红，苔薄黄，脉弦滑而数。

● 痰火上扰

妊娠晚期或分娩时，卒然昏不知人，四肢抽搐，气粗痰鸣。舌红，苔黄腻，脉滑。

三、处方

处方 ①

【组成】丹参、硼砂各 1 克，苯妥英纳 0.25 克。

【用法】3 味药共研细末备用，将药粉分成 10 等份，每次取药 1 等份填入患者脐中，以胶布固定。每天换药 1 次，连续用药至控制发作。

【主治】妊娠癫痫，妊娠后期或分娩时突然晕倒，不醒人事，全身痉挛，角弓反张，手足抽搐，牙关紧闭，两目上翻，移时即醒。

【附注】本方治疗妊娠痫证疗效满意，一般用药 5 次后，便可控制发作。

处方 ②

【组成】芫花 25 克（醋浸 1 日），胆南星 5 克，明雄、明矾、白胡椒各 3 克，生姜汁 1 小杯。

【用法】将上药混合共研细粉，密封备用。用时取药末 15 ~ 30 克，加入生姜汁调和如膏，制成药丸如桂圆大小，纳入患者脐中，用手压按，纱布覆盖，胶布固定。每天换药1次，直至控制发作为止。

【主治】妊娠痫证。

处方③

【组成】马前子（制）、僵蚕、胆南星、明矾各等量，鲜艾叶、生姜各适量。

【用法】将制马前子研为细末，再与诸药共研极细末，后入鲜艾叶、生姜共捣如膏备用。取药膏如红枣大2块，分别贴于患者神阙穴和会阴穴上，然后用艾绒炷置药饼上灸之，按年龄1岁1壮，每天1次。

【主治】妊娠癫痫。

第九节 滑胎（习惯性流产）

一、概述

滑胎，是指妇女连续3次以上自然流产，中医称为"滑胎"，西医则称为习惯性流产。本病的原因，现代医学认为与孕卵或胚胎发育异常及孕妇体内内分泌功能失调、子宫病变、创伤、全身性疾病、母儿血型不合有关。中医认为，本病多因肾气不足，冲任不固，不能摄血养胎，或因跌仆损伤，气血不和，不能养胎所致。本病的主要症状：怀孕以后阴道时有少量出血，淋漓不断，严重者量多，腰酸、小腹坠胀加重，则为滑胎征兆。习惯性流产病人，孕后不提重物，不能长跑，防止扭腰，避免性生活，并注意调摄保养，预防本病发生。

二、辨证

● 肾气亏损型

屡孕屡堕，甚或如期而堕，头晕耳鸣，腰酸膝软，精神萎靡，夜尿频多，目眶黯黑，或面色晦黯，舌淡、苔白，脉沉弱。

● 气血两虚型

屡孕屡堕，头晕眼花，神倦乏力，心悸气短，面色苍白，舌淡，苔薄，脉细弱。

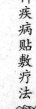

三、处方

处方 ①

【组成】井底泥、灶心土、青黛各等量。

【用法】先将井底泥、灶心土研细末，再加入青黛共研均匀，入温水调制成膏。取药膏适量贴敷于患者脐中，纱布覆盖，胶布固定。每天换药 1 次，连敷 5 ~ 7 次为 1 个疗程。此疗法比较稳妥，可保胎。

【主治】胎动不安，阴道下血不断，小腹坠胀。

处方 ②

【组成】大黄、芒硝、板兰根、浮萍、海蛤粉各 6 克，黄酒适量。

【用法】将以上药物研为细末，加黄酒调成糊状。取药膏敷于患者脐中，纱布覆盖，胶布固定。隔天换药 1 次。

【主治】孕后阴道下血，胎动不安，有滑胎之兆。

处方 ③

【组成】益母草（烧存性）、莲蓬壳（烧存性）、艾叶各 15 克，食醋适量。

【用法】将上药共为细末，以食醋调和制膏。取药膏 30 克敷于患者脐中，纱布覆盖，胶布固定。每天换药 1 次。

【主治】习惯性流产，有习惯性流产孕妇宜用之。

处方 ④

【组成】当归、川芎、防风、生甘草各 3 克，荆芥、黄芩、白术、紫草茸各 6 克，人参、陈皮、赤芍、柴胡、白芷、葛根、砂仁各 1.5 克，糯米，阿胶适量。

【用法】除糯米、阿胶外，余药混合研为细末，继将糯米、阿胶加水适量煎煮至完全溶，加入药末熬制成膏。使用时取药膏 30 克摊于纱布中间，敷于患者脐上，胶布固定。每天换药 1 次，频贴频换，直至病情稳定为止。

【主治】胎动不安，阴道下血较多，少腹急胀下坠，腰酸不适，欲作流产。

第十节 难 产

一、概述

难产，是指孕妇妊娠足月，由于交骨不开及其他原因引起的胎儿分娩困难，甚胎儿横生不能娩出的病症，是妇科临床上常见的、最严重的一种病症。通常采用剖腹产取出胎儿。本病发生的原因颇多，一般多因孕妇盆腔发育不全，临盆交骨不开，或体虚气血不足，临产无力，故出现难产。

二、辨证

● 气血虚弱型

产时阵痛微弱，坠胀不甚，或下血量多，色淡，久产不下，面色苍白，精神疲惫，心悸气短等。

● 气滞血瘀型

久产不下，腰腹剧痛，下血量少，色暗红，面色青暗，精神抑郁，胸脘胀闷等。

三、处方

处方 ①

【组成】龟板 30 克，川芎、当归、车前子（研末）各 15 克，血余炭 10 克，蝉蜕 7 个（烧灰），蛇蜕 1 条（烧灰），葱汁、芝麻油各适量。

【用法】先将龟板、川芎、当归研为细末，加入麻油煎至数滚，再将血余炭、蝉蜕、蛇蜕、车前子加入同煎 15～20 分钟，冷却加入葱汁制膏。取药膏 30 克，摊于纱布中间，敷于患者脐上，胶布固定。嘱孕妇闭目静卧 1 小时左右，即可娩下。

【主治】难产。

处方 2

【组成】巴豆 3 粒（去壳），篦麻子 7 粒（去壳），人工麝香 0.5 克。

【用法】将巴豆仁、篦麻仁共捣如泥，制成药饼一个，人工麝香另研。产妇平躺，先取人工麝香 0.5 克纳入脐内。敷上药饼，纱布覆盖，胶布固定。产妇静卧片刻，胎儿即可自然娩下，产后立即揭去药物。

【主治】各种难产。

处方 3

【组成】①生龟板 240 克，芝麻油 500 毫升，铅粉 60 克，黄丹（炒）60 克。②车前子 12 克，川芎 10 克，当归 15 克，半夏 6 克，冬葵子 12 克，枳壳、白芷、白敛各 5 克，葱汁 20 毫升，芝麻油适量。

【用法】先将方①中龟板入麻油内，炸至焦枯，滤去渣，再将油熬至滴水成珠时，徐徐加入黄丹、铅粉，搅拌收膏。然后将方②中前 8 味药研为细末，加入葱汁、芝麻油调成糊状。用时先将膏药敷脐上，再将药糊涂于膏药上面，纱布覆盖，胶布固定，安卧即生。

【主治】妊娠足月，交骨不开及其他原因引起的难产。

处方 4

【组成】生寒水石、煅寒水石各 30 克，朱砂 10 克，葱汁 20 毫升。

【用法】将生、煅寒水石共研细末，加朱砂再研极细末，呈桃红色样密封备用。取药末调葱汁如糊状，涂敷产妇脐上，纱布覆盖，胶布固定。闭目净卧，良久胎儿自然分娩。

【主治】各种难产。

处方 5

【组成】大麻子 30 克。

【用法】将大麻子剥皮，捣烂如泥，涂于纱布上，然后敷于产妇的两足低涌泉穴上，可增加宫缩的力量，胎即下。

【主治】宫缩乏力之难产。

处方 6

【组成】乌梅 1 粒，巴豆 3 粒，白胡椒 7 粒。

【用法】将上药共研为细末，然后以白酒适量调匀，分别贴于产妇的两侧三阴交穴位上。

【主治】气滞血瘀型难产。

第十一节 产后胞衣不下

一、概述

产后胞衣不下，是指妇女分娩后胞衣留滞于胞中经久不下的一种证候。一般来说，产妇足月顺产，当胎儿分娩后半天或1天，胞衣应当自然外出，这是瓜熟蒂落的必然结果。但由于平素体虚，气血不足，产时用力过度，流血过多，气血耗损，胞宫收缩功能失调，无力运胞外出，故产后胞衣不下。

二、辨证

本病临床较为危重，由于胞衣不下而大量出血，若处理不当，常可导致虚脱，从而危及产妇的生命，因此，应尽可能采用中西结合的方法进行治疗。临证治疗以益气养血，活血化瘀，温经行滞为大法。

⦿ **气血虚弱**

止产后胞衣不下，少腹微胀，阴道下血量多，色淡，伴见一组气虚和血虚之证。

⦿ **瘀血内阻**

产后胞衣不下，小腹疼痛，有包块，拒按，出血较少，色黯。舌紫黯，脉弦涩。

⦿ **寒凝血滞**

产后胞衣不下，少腹冷痛拒按，得热则减，阴道下血量少，色黯，面色苍白。舌淡苔白，脉沉弦。

三、处方

处方 ①

【组成】黑豆 300 克，陈米醋 300～500 毫升。

【用法】先将黑豆放锅中炒爆，再加米醋同煎数滚，待半干时将黑豆取出，装入毛巾袋中扎紧，做成熨袋一个。用药袋熨孕妇脐部和脐下，并用宽布带束紧腰脐部。

【主治】产后胞衣不下。

【附注】据民间接生人提供：接生 20 余年，逢胞衣不下者，用本方，奏效颇速，一般 30 分钟即自然而下。

处方 ②

【组成】附子、丹皮、干漆、大黄各 15 克，陈醋适量。

【用法】上药共研为细末，加米醋熬成膏。取药膏 30 克分作二份，1 份敷于患者脐上，另 1 份贴在脐下三寸关元穴上，纱布覆盖，胶布固定。通常敷药后 30 分钟胞衣自下。

【主治】产后胞衣不下。

处方 ③

【组成】伏龙肝 30～50 克，甘草 10～15 克，陈米醋适量。

【用法】先将伏龙肝研为细末，再用米醋适量调如糊状，另将甘草煎汤备用。取药糊涂于患者脐上纱布覆盖，胶布固定，然后将甘草汤趁热服下，约 10～15 分钟即下。

【主治】产后胞衣经久不下。

处方 ④

【组成】蓖麻 7 粒。

【用法】将蓖麻捣烂如泥，分为两份，分别贴敷于两足底涌泉穴上。

【主治】因子宫收缩乏力引起的胎衣不下。

处方 ⑤

【组成】花蕊石 2 克，沉香 1 克。

【用法】将上 2 味药研末以白酒调匀，敷于人中穴上约 2 小时。

【主治】胞衣不下。

处方 6

【组成】巴豆2粒，篦麻子5粒，人工麝香0.3克。

【用法】把前2味研细，加入人工麝香调匀，上药末分成2份，1份敷于脐上，另1份贴于两足涌泉穴上，胶布固定。静卧休息，片刻胞衣即下。敷药后令患者服姜汁酒鸡蛋汤1碗，以助药力，其效果更佳。

【主治】产后胞衣不下，少腹疼痛。

第十二节　不孕症

一、概述

不孕症，是指育龄女子未避孕，配偶生殖功能健康，婚后有正常性生活，同居两年以上而未受孕者；或曾有过生育，而又两年以上未怀孕者，统称不孕症，前者称原发性不孕，后者称继发性不孕。

二、辨证

⊙ 肾阳虚

婚久不孕，月经后期，量少色淡，或月经稀发、闭经。面色晦黯，腰疾腿软，性欲淡漠，小便清长，大便不实。舌淡苔白，脉沉迟。

⊙ 肾阴虚

婚久不孕，月经先期，量少，色红无血块。或月经尚正常，但形体消瘦，腰腿酸软，头昏眼花，心悸失眠，性情急躁，口干，五心烦热，午后低热。舌偏红，苔少，脉细数。

⊙ 肝气郁结

多年不孕，经期先后不定，经来腹痛，行而不畅，量少色黯，有小血块，经前乳房胀痛，精神抑郁，烦躁易怒。舌质正常或黯红，苔薄白，脉弦。

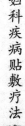

第七章　妇科疾病贴敷疗法

301

◉ 痰湿

婚后久不受孕，形体肥胖，经行延后，甚或闭经，带下量多，质黏稠，面色㿠白，头晕心悸，胸闷泛恶。苔白腻，脉滑。

◉ 血瘀

婚久不孕，月经后期量少，色紫黑，有血块，或痛经，平时少腹作痛，痛时拒按。舌质紫黯或舌边有紫点，脉细弦。

三、处方

处方 ①

【组成】五灵脂、白芷、青盐各6克，人工麝香0.15克，荞麦粉适量。

【用法】先将前3味药共研细末，再加入人工麝香一同研拌匀。用时将荞麦粉入水调和搓成条状，围于肚脐周围。将药末放入肚脐，上置艾柱灸之，至脐内有温热感即停灸。每日1次。

【主治】肾虚宫冷型不孕。

处方 ②

【组成】食盐30克，川椒、熟附子各15克，生姜片5~10克，艾柱21壮（如黄豆大）。

【用法】先将食盐研细末待用，将川椒、附子共研细末备用。用时

先将食盐15~30克填入肚脐，取艾柱放食盐上艾灸7壮，然后，取掉脐中食盐，再以川椒、附子末填入肚脐，以生姜片盖于脐上，再用艾柱连续灸14壮，每日填药灸1次，7日为1个疗程。

【主治】痰湿型不孕。

处方 ③

【组成】黄丹6克，白胡椒50克，小茴香100克。

【用法】共研细末，装入布袋。敷肚脐，用腰带固定。每10日换1次，怀孕后停药。

【主治】气血虚弱型不孕。

处方 ④

【组成】炮附子、巴戟天、肉苁蓉、当归、穿山甲、山萸肉、葫

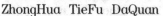

芦巴、川芎、干姜、细辛、黄芪、肉桂、红花、延胡索、石莲子、白术、党参、熟地黄、丹皮、补骨脂、菟丝子、血竭、龙骨、憋甲各6克，人工麝香0.6克，铅丹适量，芝麻油250毫升。

【用法】将上述药（除人工麝香、芝麻油外）全部浸入油锅中2~5小时至浸透为止，然后取出。把油锅放在炉上烧热至70℃左右，再缓缓加入药物，煎至药物全部枯焦变黑冒白烟为度，捞出药渣，用细筛铺上滤纸滤过。将滤过液放于器皿中，静置，待凉后再滤过，弃去沉淀与底层杂质，进行熬制，初用武火，后用文火，直熬至滴水成珠为度，此时方可下铅丹，同时用鲜柳枝或槐树枝不断拌沸油，使其均匀，容易溶化，并喷细水数口，以防沸油外溢，视油锅内冒乌黑色烟时，即可住火，再继续搅拌片刻，趁热倒入已备好的数块6厘米×6厘米的白布上，即可使用。临用时再溶化，并掺入人工麝香，调匀摊于布上使用。患者经期过2~3日即可将所备膏药3贴，分别贴于脐部和双侧肾俞穴，然后，以宽布袋束之，以防止滑脱，直至下次月经来潮前1~2日揭下，待经期过后，去旧更新再敷。

【主治】肝郁型不孕。

处方 ⑤

【组成】虎杖、菖蒲、王不留行各60克，生半夏、细辛、生附子、肉桂、蟾酥各15克，生马钱子10克，没药、乳香、琥珀、当归、山慈菇、穿山甲、肉苁蓉各30克。

【用法】先将虎杖、菖蒲、王不留行、当归、山慈菇、穿山甲、肉苁蓉、生半夏、细辛、生附子、生马钱子煎3次，熬液成浓缩状，再把没药、乳香、琥珀、肉桂、蟾酥研末加入和匀，烘干后研末。取上药粉5克加白酒、蜂蜜适量、麝香少许，再加风油精3~4滴调匀成膏备用。用时，肥皂水洗净肚脐，酒精消毒后，将药膏放入脐窝摊开，再用消毒纱布外敷，胶布固定。然后用红外线灯（250A）照射20分钟（灯距30~40厘米），每日再用热水袋外敷脐部1~2小时以增强药物的吸收能力，间日换药1次，7次为1个疗程。

【主治】输卵管阻塞所致的不孕。

处方 ⑥

【组成】白芥子、吴茱萸、熟附子各等量，黄酒适量。

【用法】将前3味药研细末，过筛贮瓶备用。治疗时取药末5~10克，以黄酒适量调和如厚泥状，软硬适度，捏成圆形小药饼，贴敷中极穴，外加纱布覆盖，胶布固定。5~6小时后，局部可发赤、起疱，水疱不需要处理，任其自行吸收结痂。服药时间以月经来潮前7~10天为佳，每月贴敷1次，连续3个月经周期为1个疗程。

【主治】胞宫寒冷所致的不孕症。

男科疾病贴敷疗法 第八章

第一节 遗 精

一、概述

遗精，是指男子不因性生活而精液遗泄的一种疾病。本证在临床上有梦遗和滑精之分，有梦而遗精的，称梦遗；无梦而泄的，或见色而溢的，称为滑精。中医认为，本病常因情志失调，饮食失节，房劳过度，过犯手淫等均可导致肾阴亏损，肾虚不固，封藏失职，收摄无权而发生遗精。但有些不完全属于病理现象，青壮体健，偶尔有遗精者，可视为正常生理现象，不能认为是病态。本病在治疗的同时，宜注意调理摄生，节制房事，杜绝手淫恶习，忌食肥甘厚味和辛辣刺激食物，多加体育锻炼，以增强体质。

二、辨证

● 相火亢进证

少寐多梦，梦则遗精，性欲亢进，腰膝酸软，五心烦热，目眩头昏，目赤耳鸣，面部烘热，口苦咽干，舌红苔黄，脉弦。

● 肾阳虚衰证

久遗滑精，性欲减退，腰膝酸痛，面色晦暗，小腹拘急，大便溏泻，小便频数，溺后余沥，阳痿早泄，舌暗苔少，脉细弱。

第八章 男科疾病贴敷疗法

305

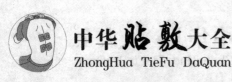

◉ 肾阴亏虚证

梦遗频作，甚至滑精，阴茎勃起不坚，腰膝酸软，少寐健忘，头晕目眩，耳鸣耳聋，潮热盗汗，手足心热，舌红苔黄，脉细数。

三、处方

处方 ①

【组成】五倍子（去蛀），煅龙骨，煅文蛤各20克。

【用法】诸药共研细末。取药末适量，用唾液调成糊状，敷于脐上，纱布覆盖，胶布固定。每天1次，10次为1个疗程。

【主治】睡中有遗，或无梦滑精皆治。

处方 ②

【组成】五倍子100克。

【用法】将五倍子研为细末。临睡前取药末适量，用唾液调成糊状，填入脐中，胶布贴严。每天换药1次，10次为1个疗程。一般1个疗程奏效。

【主治】梦中遗精。

处方 ③

【组成】甘遂、甘草各等份，猪脊筋适量。

【用法】甘遂、甘草共研细末，与猪脊筋共捣如膏，制成药丸如梧桐子大。取药丸纳入脐中，压紧，纱布覆盖，胶布固定。每3天换药1次，至病愈为止。

【主治】相火旺，梦交而遗精。

【附注】甘遂、甘草二味药性相反矛盾，切不可入口，宜慎之。

处方 ④

【组成】胡椒、硫黄、母丁香各18克，人工麝香3克，大蒜、杏仁各适量，朱砂少许。

【用法】先将前3味混合研末，加入人工麝香共研细末，再加入大蒜、杏仁共捣如泥，制丸如蚕豆大，以朱砂研面为衣。取药丸1粒纳入脐中，以胶布贴之。至病愈，一般用药5~7次奏效。

【主治】肾气虚寒，无梦而滑精。

处方 ⑤

【组成】五倍子30克，黄连3克。

【用法】将五倍子、黄连共研为细末，临证取药粉6克，用唾液和温水各半，调成糊状，纳于脐中，外用胶布固定。3天换药1次，5次为1个疗程，多两次见效。

【主治】遗精。

处方 6

【组成】硫黄6克，母丁香5克，胡椒3克，杏仁10克，人工麝香1克，枣肉少许。

【用法】上药共研为细粉，与适量枣肉共制丸，如小花生米大，取药丸1粒放脐中，外贴红缎膏或暖脐膏。每日睡前换药1次，10日为1个疗程。

【主治】遗精。

处方 7

【组成】皮硝60克。

【用法】将皮硝分握两手心，紧握30分钟，任其自然烊化。每日握2次，7日为1个疗程。

【主治】遗精。

处方 8

【组成】韭菜子10克，小茴

香、五倍子各3克。

【用法】上药3味，共研为散，敷脐部。

【主治】遗精。

处方 9

【组成】黄连、黄柏各6克，肉桂、制附子各3克，五倍子15克。

【用法】上药共研细末备用，每次取药粉1~2克，用温开水调糊，填敷脐部，外用纱布、胶布固定。每日换药1次，连用7~10次。

【主治】遗精。

处方 10

【组成】紫花地丁80克（鲜品）。

【用法】上药捣烂如膏，贴脐上。

【主治】梦遗频作。

处方 11

【组成】芡实6克，金樱子、煅牡蛎、刺猬皮各10克，龟板、女贞子、旱莲草各3克。

【用法】上药共研为细末，用清水调成糊状，取适量填于脐中，盖以纱布，胶布固定，用炒热的盐粒袋热敷。每日 1 次，每次 30 分钟。

【主治】遗精属肾阴虚者。

处方 ⑫

【组成】菟丝子、云苓、韭子，龙骨各 30 克。

【用法】将上药混合研为细末，贮瓶备用。用时取药末 12 克以温开水调如糊状，敷于患者肚脐上，盖以纱布，胶布固定。每日换药 1 次，10 次为 1 个疗程。

【主治】遗精、滑精。

处方 ⑬

【组成】五倍子、女贞子各 30 克，醋适量。

【用法】上药共研为细末，醋调成饼，敷脐。每日 1 次，7 次为 1 个疗程。

【主治】遗精。

处方 ⑭

【组成】五倍子、龙骨各 15 克，朱砂 3 克。

【用法】上药共研为细末，每次取药粉 3 克，用温开水调成糊

状，敷脐窝中央，外用胶布固定，每日换药 1 次，连用 3～5 天。

【主治】梦遗滑精。

处方 ⑮

【组成】五倍子粉 3 克，蜂蜜适量。

【用法】将五倍子粉与蜂蜜调匀，敷于神阙穴，早晚各 1 次。

【主治】遗精。

处方 ⑯

【组成】食盐适量。

【用法】将食盐研成极细粉，填脐中，以平为度，用纸盖上糊严，晨起除去。每晚 1 次，10 天为 1 个疗程。

【主治】梦遗者。

处方 ⑰

【组成】五倍子 30 克，煅龙骨、煅牡蛎、远志、桂枝、木通各 9 克。

【用法】共研细末，用食醋调为泥状。临睡前，取药团适量，做成药饼，敷肚脐，固定。每日换药 1 次，5 日为 1 个疗程，连用 3～5

个疗程。

【主治】心肾不交型遗精。

处方 ⑱

【组成】黄柏、苍术、蛤粉、赤石脂各等份。

【用法】共研细末，取药末 6 克，水调为糊，敷肚脐，固定。每晚临睡前敷，第二天早晨去除。

【主治】湿热内蕴型遗精。

处方 ⑲

【组成】金樱子、五倍子、芡实、蜈蚣各等份，精盐少许，鲜地龙适量。

【用法】前 4 味药共研细末，加精盐少许，调匀备用。取上药适量，和先地龙一起捣成糊状，取适量敷肚脐，固定。同时将热水袋放上面温熨 30 分钟。每 3 日换药 1 次，5 次为 1 个疗程。

【主治】肾气不固型遗精。

处方 ⑳

【组成】生地、白芍、当归、川芎、麦冬门、知母、黄柏、栀子、炮姜、山茱萸、煅牡蛎各

等份。

【用法】上药烘干共研细末，过筛。取药粉适量，开水调成糊状，涂于肚脐，固定。每日 1 次，一般 5 ~ 10 次可见效。

【主治】阴虚火旺型遗精。

处方 ㉑

【组成】黄芪、党参、当归各 15 克，甘草、苍术、五味子、远志、白芷、红花、紫梢花、肉桂各 10 克，鹿角胶 32 克，附子、乳香、丁香、芙蓉膏各 6 克，人工麝香 1 克，芝麻油 1 千克，黄丹适量。

【用法】先将上药（除黄丹、鹿角胶、乳香、丁香、人工麝香、芙蓉膏）浸入芝麻油中半天，移入锅中，文火煎熬，滤出油，将油继续熬至滴水成珠，加黄丹收膏，再加鹿角胶、乳香、丁香、人工麝香、芙蓉膏搅匀，备用。取药膏适量，做成 2 各药饼，分贴于患者肚脐及丹田（关元），每日换药 1 次。

【主治】心脾两虚型遗精。

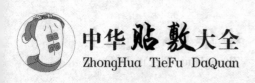
第二节　阳　痿

一、概述

阳痿即阴茎痿弱不举，或临房举而不坚，夫妻不能进行性交的病证，是男性性功能障碍常见病之一。现代医学认为，本病与中枢神经功能紊乱，以及生殖器官发生病变有关。中医认为肾为先天之本，生殖之源。如思虑忧郁、误犯手淫、恣情纵欲等，皆可伤肾，肾虚不固，命门火衰，而致阳事不举，或举而不坚。

二、辨证

● 命门火衰

多见于老年。性欲冷淡，阳事不举，精薄清冷，面色㿠白，喜热畏寒，精神萎靡，头昏乏力，腰脊酸软。舌淡苔白，脉沉细。

● 肾阴亏损

性欲淡漠，阳痿难举。火旺者可性欲旺盛，但举而不足，时间短暂，多伴欲后汗多心悸，口渴喜饮，腰膝酸软，足跟疼痛，溲黄便干。脉细带数，舌红苔少，或有剥苔、龟裂等。

● 肝经郁滞

阳痿不举，或举而不坚，或性欲淡漠，伴忧愁烦恼，悲观失望，胸闷叹气，胁痛腹胀。舌质淡红，脉弦。

● 瘀阻络脉

阳举微弱，甚或无勃起，阳痿日久，治疗效果差。舌质紫暗或有瘀点，脉涩不利。

● 湿热下注

阴茎痿软，阴囊潮湿，睾丸胀痛，或有血精，茎中痒痛，尿黄混浊，尿后余沥，或尿有臊气，身体困倦，口中干黏。舌苔黄腻，脉来濡数。

三、处方

处方 ①

【组成】急性子15克，阿片、蟾酥各3克，人工麝香0.6克，葱白适量。

【用法】先将前3味研为细末，加入人工麝香再研为极细粉，滴水调制成药丸1粒，用葱白捣烂包裹，外用湿纸再包一层，放炭火中煨3~5分钟，取出换纸，再包再煨，如此反复7次，去纸和葱，然后将煨好的药制成小药丸，如绿豆大备用。睡前取药丸3粒，白酒化开，涂于脐中、曲骨穴和龟头上。每晚1次，见效迅速。

【主治】阳痿不举，腰膝酸软，畏寒肢冷，气短乏力，脉细数。

【附注】振痿丸用于临床，效果满意。但是据某患者反映，使用此药过久，引起神经衰弱。是否是药的原因，还是性生活过度？有待观察。但须注意，该方治愈阳痿后，仍须节制房事。

处方 ②

【组成】附子（重45克）1个，阿片1.5克，穿山甲（炮）3克，土硫黄6克，人工麝香0.3克。

【用法】将附子内部挖空，挖出的附子碎末与阿片、穿山甲、硫黄共研细末，重新填入附子壳内，用好酒250毫升放锅内煮，用文火煎至酒干，取出附子，与人工麝香共捣如膏。取药膏如梧桐子大2个，1个填入脐中，另1个贴曲骨穴上，纱布覆盖，胶布固定。3天换药1次。

【主治】阳痿不举，腰膝酸软，畏寒肢冷，气短乏力，脉细数。

处方 ③

【组成】急性子、天竺黄各30克，蜈蚣10条，炮山甲10克，人工麝香0.5克，面粉、黄酒各适量。

【用法】将前5味药混合共研细末，加入面粉适量拌匀，再将黄酒加热调制成药饼2个。取药饼2个，分别贴于脐上和曲骨穴上，纱布覆盖，胶布固定。再用热水袋置药上熨30分钟。每天如法用药1次，10次为1个疗程。

【主治】阳痿不举，腰膝酸软，畏寒肢冷，气短乏力，脉细数。

处方 ④

【组成】巴戟天、仙灵脾、葫芦巴、金樱子各10克，阳起石12克，柴胡6克。

【用法】上药共研细末，做成药袋，令病者系缚于脐腹或少腹，日夜不去，直至病愈。

【主治】命门火衰型阳痿。

处方 ⑤

【组成】蛇床子、菟丝子各15克。

【用法】烘干、研为细末，蜂蜜调成膏，纱布包裹，敷于曲骨穴部位，外用胶布固定。1～2天换药一次，共3次。

【主治】阳痿。

处方 ⑥

【组成】巴戟天、淫羊藿、金樱子、葫芦巴各10克，阳起石15克，柴胡6克。

【用法】共研细末，水煮10分钟，加黏土制成药泥，装入细长布袋缚于小腹部。5～7天换药1次，3～5次为1个疗程，一般在1个疗程有效，大多在第2个疗程痊愈。治疗时，如出现局部皮肤瘙痒，疱疹等症状时，应停止使用。

【主治】可温肾壮阳，治阳痿。

处方 ⑦

【组成】艾柱、食盐各适量。

【用法】取食盐适量研细末，炒热纳入脐窝使与脐平，再放艾柱灸之，每次10壮，每日1次，10次为1个疗程，间隔3～5天。亦可在食盐上置姜片施灸，如上法。

【主治】阳痿。

处方 ⑧

【组成】人参叶、淫羊藿、附子、当归、巴戟天各500克，硫黄200克，五加皮400克，蜈蚣20条。

【用法】分别烘干研细末，制成药枕。

【主治】命门火衰阳痿。

处方 ⑨

【组成】吴茱萸、白胡椒各等份。

【用法】研细，唾液调糊，睡前填入肚脐，固定，次日揭去。连用7～10天。用药期间不得同房。

【主治】阳痿。

处方 ⑩

【组成】蛇床子 20 克，菟丝子 15 克，淫羊藿 25 克。

【用法】水煎取液，趁热擦拭小腹部。每次 30 分钟，每日 2 次。

【主治】阳痿。

处方 ⑪

【组成】阳起石、淫羊藿各 4 克，鹿茸 0.6 克，鲜黄狗肾（不去血）1 具。

【用法】将前 3 味药共研细末，再与黄狗肾同捣如泥，敷于脐部，盖以塑料布，外用胶布固定，每晚以热水袋熨之。2 天换 1 次药。

【主治】阳痿。症见腰膝酸软、头晕目眩、形寒肢冷、舌淡苔白、脉沉细尺弱者。

处方 ⑫

【组成】阳起石、蛇床子、香附、韭子各 3 克，土狗（去翅去足煅）、大枫子（去壳），人工麝香、硫黄各 1.5 克。

【用法】将上药共研为细末，炼蜜为丸如指顶大。同床前 1 小时以油纸护贴肚脐上，外用绢带固定，房事毕即去药。

【主治】阳痿临事不举者。

处方 ⑬

【组成】五灵脂、白芷、青盐、生硫黄各 6 克，元寸 0.5 克，荞麦面适量。

【用法】将前 5 味共研细粉，加荞麦面水调成饼，敷脐上，用胶布固定。用热水袋敷之，约 15～30 分钟。每 3 天换药 1 次。

【主治】肾阳亏损之阳痿。

处方 ⑭

【组成】白胡椒 3 克，制附片、明雄黄各 6 克，小麦粉 15 克，大曲酒适量。

【用法】先把前 3 味药研末，再与小麦粉拌匀，后将大曲酒炖热倒入，调和做成小药饼。将药饼敷于脐部，用热水袋熨之。如无热水袋，可用炒食盐或炒细沙 500 克、用厚毛巾包裹之亦可。待腹内感觉温暖时，可去掉热水袋、炒盐或炒沙袋；等脐部有痒感时，方可去掉药饼。

【主治】阳痿。症见性欲减退、腰酸神疲者。

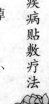

处方 ⑮

【组成】葱白10根。

【用法】将葱白捣成糊,稍加热填脐中,4次甩完。每日早晚各1次。

【主治】寒邪所致之阳痿。

处方 ⑯

【组成】蛇床子、五味子各60克,人工麝香3克,冰片10克。

【用法】共研细粉,取药粉1克,用适量的凡士林调和成膏,涂在软塑料纸或纱布上,贴于脐中,外用胶布固定。每天换药1次,7天为1个疗程,休息5天。再行第2个疗程。

【主治】虚证阳痿。

【附注】①不可久用,以防产生耐药性,用药不要超过两个疗程。②起效后要节制房事,并口服补肾强精药,以巩固疗效。

处方 ⑰

【组成】附子、天雄、川乌各6克,桂枝、官桂、桂心、干姜、细辛、川椒各50克。

【用法】共切片,用麻油浸

(春天浸5天,夏天浸3天,秋天浸7天,冬天浸10天),煎熬后去渣,过滤净后再煎,至徐徐下黄丹不断搅拌,滴水不散为度,摊膏贴敷。临证,加鸦片少许于膏上,贴脐中及丹田处。

【主治】肾阳虚衰之阳痿。

处方 ⑱

【组成】木鳖子5个,桂枝、狗骨各3克,花椒、干姜各30克。

【用法】取以上5味药共研细末,用少许人乳(或蜂蜜代)调成糊状,敷于肚脐,盖上纱布,外加胶布固定。3~4天换药1次,7次为1个疗程。

【主治】肾阳虚衰之阳痿。症见腰膝酸软、形寒肢冷、小便清长、舌淡胖、脉沉弱者。

处方 ⑲

【组成】苍术、草、黄连、黄柏各10克。

【用法】将苍术、草烘干共研为细末,取药粉3克,用黄连、黄柏煎汁调敷,外用胶布固定。2天换1次。命门火衰之阳痿忌用。

【主治】湿热下注之阳痿。

处方 ⑳

【组成】小茴香、炮姜各5克。

【用法】共研末，加食盐少许；用少许人乳汁（或用蜂蜜或鸡血代）调和。敷肚脐，外用胶布贴紧，5~7天换1次药。若见早泄遗精者加龙骨、五倍子各4克，以收涩止泄。

【主治】阳痿不举。

处方 ㉑

【组成】吴茱萸30克、细辛10克。

【用法】共研细末，用上药约2克，加温水调成稀糊状，临睡前敷肚脐上，外用纱布覆盖，胶布固定。2~3天换1次，用15天即有效，治疗期间禁房事。

【主治】阳痿。

第三节 前列腺炎

一、概述

前列腺炎主要由革兰阴性杆菌所引起，也有葡萄球菌、链球菌、淋球菌、支原体、衣原体等致病菌。临床表现为尿频、尿痛、尿道口有白色或黄色分泌物溢出，会阴部坠胀不适、疼痛等，称为淋菌性前列腺炎或非淋菌性前列腺炎。前列腺炎包括急性细菌性前列腺炎，慢性细菌性前列腺炎及非细菌性前列腺炎。

二、辨证

● 湿热下注

湿热下注是前列腺炎的重要因素之一。症见小便淋涩赤痛，少腹拘急，会阴部胀痛，尿道口摘白浊，舌苔黄腻，脉滑数。

● 气滞血瘀

症见小便涩滞会阴及小腹下坠胀痛，前列腺肿大坚硬，舌紫暗，脉弦涩。

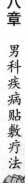

第八章 男科疾病贴敷疗法

● 阴虚火旺

症见尿道口常有白浊、会阴坠胀，腰膝酸软，潮热盗汗，舌红少苔，脉细数。

● 肾阳衰疲

症见小便淋涩挟精，畏寒，腰膝酸冷，阳痿，早泄，舌质淡胖，脉沉弱。

● 脾虚湿盛

症见小便流浊，面色不华，肢体困倦，不思饮食，舌淡苔白，脉虚。

三、处方

处方 ①

【组成】人工麝香 0.15 克，白胡椒 7 粒。

【用法】分别研成粉，为 1 次药量。用温水洗脐擦干，先把人工麝香粉倒入脐内，再把胡椒粉盖在上面，后盖一张圆形白纸，外用胶布固定。四周需贴紧，以免药粉漏出。每隔 7～10 日换药 1 次，10 次为 1 个疗程，每疗程间休息 5～7 日。

【主治】慢性前列腺炎。

处方 ②

【组成】王不留行 150 克，天竺黄、土贝母、没药、虎杖、益智粉各 100 克，蜂房 50 克。

【用法】除益智粉外，将上药用 4 升的水浸 2 小时，煎 30 分钟，取滤液，再加水复煎 1 次，2 次滤液混合，浓缩成稠液，加益智粉 100 克，拌匀烘干压粉。每次取药粉 100 毫克，放入肚脐，上压一干棉球，胶布固定。24 小时换药 1 次，用 5 日停 2 日。2 周为 1 个疗程，连用 1～4 个疗程。

【主治】慢性前列腺炎。

处方 ③

【组成】葱白 200 克，硫黄 20 克。

【用法】一起捣成糊状。敷肚脐，固定。用热水袋热敷 1 小时后，再用同样方法热敷膀胱区。每日 1 次，10 次为 1 个疗程。

【主治】老年性前列腺炎。

处方 ④

【组成】田螺 1 个，冰片 0.5 克。

【用法】将冰片放入田螺内取水。将水滴入肚脐。每日 1 次，10 次为 1 个疗程。

【主治】前列腺肥大引起的尿闭。

处方 ⑤

【组成】艾叶 60 克，石菖蒲 30 克。

【用法】共捣碎炒热。用布包裹，趁热敷肚脐，1 次 20 分钟。布包冷却后加热再敷。每日 1 次，10 次为 1 个疗程。

【主治】前列腺肥大引起的尿闭。

处方 ⑥

【组成】鲜青嵩 200～300 克。

【用法】将鲜青嵩捣烂，取汁，用药汁敷于脐部。30～60 分钟内可排尿。

【主治】前列腺肥大所致排尿困难，对尿猪留则无效。

处方 ⑦

【组成】芒硝、明矾各 10 克。

【用法】将上药共研为细末。将墨水瓶瓶盖顶去掉，仅留外圈，置于肚脐正中，填满本药末，滴入冷水，以药物湿润，水不外流为度，胶布固定，使药末溶化净。每日 1 次，一般用药 3～5 周可显效。

【主治】老年性前列腺肥大。

处方 ⑧

【组成】野菊花、银花、吴茱萸、肉桂、僵蚕、玄参、大黄、槐花各等份。

【用法】取上药研末混合均匀，以凡士林、醋为基质制成膏状备用。治疗时先在神阙穴拔罐后，将本药膏加温敷于脐部。每周 2 次，15 次为 1 个疗程（2 个月）。

【主治】前列腺炎。

处方 ⑨

【组成】白胡椒 1.5 克、北细辛 1.0 克。

【用法】共研成细末，贮瓶密封备用。治疗时先将肚脐洗净，再取药末适量填盖脐部，外用麝香风湿膏剪成4厘米×4厘米覆盖。每3日换药1次，10次为1个疗程，停药休息5天继续第2个疗程。

【主治】前列腺炎。

处方 ⑩

【组成】薏苡仁、黄柏、当归、川芎、川乌、补骨脂、苦参、土茯苓、蒲公英、马齿苋各等量。

【用法】取上药研末混合均匀。用适量的白醋及甘油调匀外敷于患者的会阴、神阙、中极、肾俞等穴，然后用胶布固定。贴敷24小时，隔日1次，5次为1个疗程，连续治疗2~3个疗程。

【主治】前列腺炎。

处方 ⑪

【组成】吴茱萸60克。

【用法】将吴茱萸研末，用酒、醋各半，调制成糊状。外敷于患者的会阴、中极二穴，然后用胶布固定，贴敷12小时，年老体弱或无明显热象者，用吴茱萸15~20克，加水100毫升，煎40分钟左右成60毫升，分2次服；体质强壮或有热象者用吴茱萸10~15克，竹叶8克，加水100毫升，煎成90毫升，分3次服，每日1剂，每日1次。

【主治】前列腺炎。

处方 ⑫

【组成】白芷、萆薢各30克，甘草5克。

【用法】上药煎液一盆，坐盆内浸至肛门及小腹，用手按小腹及外阴部，以有温热感为度，水凉加温，每次坐浴半小时。每日1次，1个月为1个疗程。

【主治】湿热型前列腺炎。

处方 ⑬

【组成】地锦草、蒲公英、紫花地丁各30克，白茅根、石韦各20克，皂角刺12克，穿山甲9克。

【用法】上药水煎成150毫升，40℃保留灌肠。每日1剂，连用1个月。

【主治】湿热下注型急性前列腺炎。

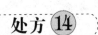

处方 ⑭

【组成】紫草 30 克，红花、穿山甲各 10 克，乳香、没药各 5 克，凡士林适量。

【用法】前 5 味药共研为细末，过 120 目筛，加凡士林调成糊。将患者取胸膝位，以 0.1% 苯扎溴铵溶液消毒会阴部 3 次。术者戴无菌手套取药 3 ~ 5 克捏成团，蘸少许液状石蜡或植物油，以食指将药自肛门塞入送到直肠前壁，推至前列腺附近。嘱患者卧床休息 30 分钟。每日或隔日 1 次，10 次为 1 个疗程，疗程可间断重复。

【主治】前列腺炎。

处方 ⑮

【组成】萆薢、桃仁、红花、乌药各 10 克，车前子 12 克，金钱草 15 克，刘寄奴 30 克，白花蛇舌草 40 克，败酱草 15 克。

【用法】将上药共研为细末，做成药带，束于少腹部，长期使用本疗法，自有良好治疗效果。

【主治】慢性前列腺炎。

第四节　前列腺增生症

一、概述

前列腺增生症即良性前列腺增生的简称，是引起中老年男性排尿障碍最为常见的疾病之一，为前列腺的一种良性病变，发病率随年龄增长而增长，最初通常发生在 40 岁以后。临床以尿程缩短，尿流变细、分叉点滴而下，尿后余沥未尽为主症。

二、辨证

● 湿热下注证

小便点滴不通，小腹急胀，或小便频数、灼热、涩痛，尿色黄赤，茎中痒痛，小腹胀满、胀痛，口苦干黏或口干不欲饮，大便秘结，舌红

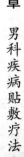

苔腻或黄腻，脉数。

◉ 中气不足证

小腹坠胀，时欲小便而不得出，或量少而不畅，精神疲乏，食欲不振，气短懒言，语声低微，或气坠脱肛。舌质淡，苔薄白，脉细弱。

◉ 肾阳虚衰证

小便不利或小便频数，尤以夜尿为多，小便清长，排出无力，或小便自行流出而不能控制，常伴面色泛白，神疲乏力，畏寒，腰膝酸软。舌质淡，苔白，脉沉细而尺弱。

◉ 肾阴亏虚证

尿少黄赤，时欲小便而不得尿，尿道灼热，夜尿频数，咽干心烦，潮热盗汗，腰膝酸软，头晕耳鸣。舌红苔少，脉细数。

◉ 肺热壅盛证

小便点滴不通或细如线，小腹胀满隐痛，咽干口燥，呼吸短促或咳嗽，口渴欲饮。舌红苔薄黄，脉滑数。咳嗽痰喘，苔薄，脉数。

◉ 肝郁气滞证

情志抑郁，或心烦易怒，小便不通或通而不畅，胁腹胀满，阴部隐痛不适。舌质红，苔薄黄，脉弦。

◉ 尿路瘀阻证

小便点滴不下，或尿细如线，甚则阻塞不通，小腹胀满疼痛。舌质紫黯或有瘀斑、瘀点，脉弦涩。

三、处方

处方 ①

【组成】人工麝香 3 克，吴茱萸、沉香各 6 克，四棱草、苏木、炮山甲各 10 克。

【用法】共研细末，过 100 目筛，备用。用芝麻油将药末热炒至焦黄，配少许盐于其中，待稍冷却之后置于 10 厘米×10 厘米大小的白色胶布中央，贴肚脐，以患者感到局部温暖舒适为宜，当感到凉时，用热水袋加热，保持适当的温度。每日 1 次，每次 12 小时，3 日为 1 个疗程。

【主治】前列腺增生导致的尿潴留。

处方 ②

【组成】王不留行 150 克，天竺黄、虎杖、土贝母、没药各 100 克，蜂房 50 克，益智粉 100 克。

【用法】除益智粉外，将上药用 4 升的水浸 2 小时，煎 30 分钟，取滤液，再加水复煎 1 次，2 次滤液混合，浓缩成稠液，加益智粉 100 克，拌匀烘干压粉。每次取药粉 0.3 克，放入肚脐，上压一干棉球，胶布固定。24 小时换药 1 次，用 5 日停 2 日。2 周为 1 个疗程，连用 1~4 个疗程。

【主治】前列腺增生症。

处方 ③

【组成】大黄、黄柏、川牛膝、炮山甲、王不留行各 10 克，土茯苓、蒲公英各 15 克，乳香 6 克。

【用法】共研细末，以 30% 二甲基砜适量调成软膏，每晚取药膏

涂满肚脐，用肤疾宁膏覆盖，双手手心对搓数次，以手心按压肚脐加温 5 分钟。10 日为 1 个疗程，疗程间隔 3 日。

【主治】湿热瘀阻型前列腺增生。

处方 ④

【组成】丁香、肉桂各 2 克，石菖蒲 5 克。

【用法】共研细末。将药末敷肚脐，滴白酒数滴，固定。每日换药 1 次。

【主治】前列腺增生。

处方 ⑤

【组成】蒲公英、瞿麦、龙胆草、车前子、菟丝子各 30 克，王不留行、炒穿山甲各 20 克，升麻 6 克，人工麝香 1 克，白胡椒 10 克。

【用法】共研细末。用时取药末 10 克，以温水调成糊状，敷肚脐。固定。3 日换药 1 次，10 次为 1 疗程。

【主治】湿热型前列腺增生。

处方 ⑥

【组成】甘遂 30 克，肉桂、三七、红花各 50 克，法半夏、大黄、

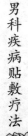

商陆、枳壳各 100 克。

【用法】共研细末。过 80 目筛，用凡士林调成糊。每次取 5 毫克摊涂在 6 厘米×6 厘米的牛皮纸

上敷肚脐。每日 1 次，每次敷 12 小时。

【主治】前列腺增生症。

第五节 早 泄

一、概述

早泄是指阴茎插入阴道后，在女性尚未达到性高潮，而男性的性交时间短于 2 分钟，提早射精而出现的性交不和谐障碍，一般男性 30% 均有此情况，问题虽小，但却使性生活质量不高，也可能引起阳痿等其他性功能障碍，后果严重，应引起重视和及早治疗。临床上对阴茎勃起未进入阴道即射精，诊断为早泄。而能进入阴道进行性交者，如果没有动几下就很快射精，也定义为早泄。

二、处方

处方 1

【组成】细辛、丁香各 20 克。

【用法】上药浸入 95% 的乙醇 10 毫升中，半个月后滤汁。取汁少许，在性交前涂擦龟头 3 分钟。

【主治】早泄。

处方 2

【组成】蛇床子、生地黄、五倍子各 15 克，花椒、明矾各 10 克，黄柏 12 克。

【用法】水煎，趁热熏洗龟头为主的外阴部，每晚入睡前洗 1 次，15 日后，每于性交前洗 1 次，至痊愈。

【主治】早泄。

处方 3

【组成】蜈蚣 5 条（不去头足），僵蚕、制附子、山茱萸（去净核仁）、蛇床子、白芍、甘草各 20 克，白酒适量。

【用法】上药共研极细末，以

白酒蒸热调药末成厚约 0.5 公分，五分钱硬币大的药饼，外敷神阙、关元穴，以纱布覆盖，胶布固定，每天 1 次。连用 14 天。

【主治】早泄。

处方 ④

【组成】五灵脂、白芷、青盐各 6 克，人工麝香 0.3 克。

【用法】共研末，填脐部，再用艾炷灸之，灸至脐部温暖为度，5 日后再灸 1 次。

【主治】早泄。

处方 ⑤

【组成】蛇床子、地骨皮各

等量。

【用法】煎汤，熏洗阴茎，并用手擦洗，每日熏洗数次，洗时令阴茎勃起为佳。

【主治】肾阳不足之早泄。

处方 ⑥

【组成】白芷、露蜂房各 10 克。

【用法】先将 2 味药烘干发脆，共研为细末，用米醋适量，把药粉调成面团状，临证时将药团敷肚脐上，外用胶布固定，1 ~ 3 日 1 次，连用 5 次。

【主治】早泄。

第六节　男性不育

一、概述

　　夫妇同居 1 年以上，未采用任何避孕措施，由于男方因素造成女方不孕者，称为男性不育。生育与不育是一对矛盾的统一体，任何疾病或因素干扰了男性生殖的环节，均可造成男性不育。男性生殖环节很多，主要有男性生殖系统的神经内分泌调节，睾丸的精子发生，精子在附睾中成熟，精子排出过程中与精囊、前列腺分泌的精浆混合而成精液，精子从男性生殖道排出体外并输入到女性生殖道内，精子在女性输卵管内与卵子受精等。在这些环节中受到疾病或某种因素的干扰和影响，都可发生生育障碍，因此，男性不育症不是一种独立的疾病，而是由某一种或很多疾病与因素造成的结果。男性不育症根据临床表现，可分为绝对不育和相对不育两种。前者指完全没有生育能力，如无精子症患者就属这一类。后者指有一定的生育能力，但生育力低于怀孕所需要的临界值，如少精子症患者、精子活力低下症患者等。严格地讲，只要射精，排出的精液含有活动精子，就有生育可能。根据不育症的发病过程，又可分为原发不育和继发不育，前者指夫妇双方婚后从未受孕者，后者是指男方或女方有过生育史（包括怀孕和流产史），但以后由于疾病或某种因素干扰了生殖的某环节而致连续3年以上未用避孕措施而不孕者。

二、处方

处方 1

【组成】熟地黄、山药、茯神、巴戟天各90克，当归、淫羊藿、泽泻、山萸肉、牛膝、丹皮、黄连、生甘草、龟板、枸杞子、鹿角各30克。

【用法】上药共研细末过筛，麻油熬膏备用。每次任选2穴，如命门、肾俞、关元、中极等，外敷。每日换药1次，7日为1个疗程，间歇5日，再进行第2个疗程的治疗。

【主治】精子产生障碍。

处方 2

【组成】熟地黄、枸杞子、山药、楮实子、菟丝子各15克，淫

羊藿12克，泽泻、山茱萸、丹皮、茯苓、透骨草各10克，丁香9克。

【用法】上药加水2000毫升煎煮，煎至约1000毫升时去渣，将毛巾浸泡于药液中，温度适宜后取出毛巾，绞去毛巾上的药液（以毛巾不自然滴水为度），将其敷于脐穴，毛巾凉后再浸泡再敷，共3次。然后以同样方法热敷命门、肾俞，共3次，每日1剂。

【主治】阴阳两虚之精子缺乏而致不育症。

处方 3

【组成】附子（炮）、肉桂、白芷各9克，丹皮5克，赤芍6克，淫羊藿、透骨草、大青盐各10克。

【用法】上药煎至沸10分钟左

右，滤出药汁，趁热熏洗阴部及腹部，每日1次。

【主治】脾肾阳衰之精子缺乏症。

处方 ④

【组成】巴戟天、淫羊藿、菟丝子、熟地、红花、香附、人参各30克，川椒6克。

【用法】上药共为细末，瓶装备用。临用时取药末10克，以温开水调和成团，涂肚脐中，外盖纱布，胶布固定。3日换药1次，10次为1个疗程。

【主治】肾阳虚之男性不育。

处方 ⑤

【组成】五灵脂15克，白芷、肉桂各10克，人工麝香1克。

【用法】先将五灵脂、白芷、肉桂共研为极细末，取人工麝香与

上药混合均匀，密闭贮藏瓶中备用。用时取药末1克放于神阙穴处，用胶布贴紧，防止药粉脱落。夜间去掉脐上胶布，保留药粉，用艾条隔姜灸脐部，灸至脐中温暖为度，慎防烫伤。灸后用棉签拭去药粉，换上新药末1克，再贴上新胶布。30日为1个疗程，根据病情，可隔1周后再用第2个疗程。

【主治】男性不育。

处方 ⑥

【组成】五灵脂、白芷、盐各6克，人工麝香0.3克，荞麦面、艾柱各适量。

【用法】荞麦面水调搓成条状，圈于脐周，将上药压粉，放入脐内，用艾柱灸，以腹内感觉微温为度。

【主治】男子不育。

第七节　睾丸炎

一、概述

睾丸炎通常由细菌和病毒引起。睾丸本身很少发生细菌性感染，由于睾丸有丰富的血液和淋巴液供应，对细菌感染的抵抗力较强。细菌性睾丸炎大多数是由于邻近的附睾发炎引起的，所以又称为附睾—睾丸炎。

二、处方

处方 ①

【组成】生大黄、大枣（去核）、鲜生姜（去皮）各60克。

【用法】上药共捣如泥，贴敷阴囊，布包，每日1换。

【主治】睾丸炎。

处方 ②

【组成】泽兰、大黄各15克，黄柏、黄药脂、荔枝核、延胡索、皂角刺、穿山甲各12克。

【用法】上药加水煎煮，滤汁，倒入盆中，先熏后洗15分钟。每日2次。1剂可用2日。一般20日愈。

【主治】慢性睾丸炎。

处方 ③

【组成】大黄、蒲黄、青黛各等份。

【用法】上药共研细末，用米醋调为稀糊状备用。取药糊外敷于患侧阴囊，敷料膜覆盖，胶布固定。每日换药2次，连用2~3日。

【主治】急性附睾炎。

处方 ④

【组成】石燕子15克，冰片3克。

【用法】上药共研细，用香油调成糊状，涂敷患处。每日2次，直至治愈。

【主治】睾丸炎。

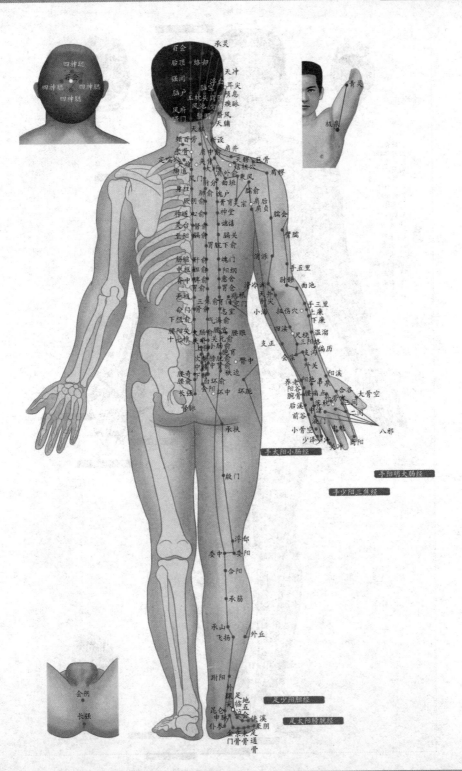

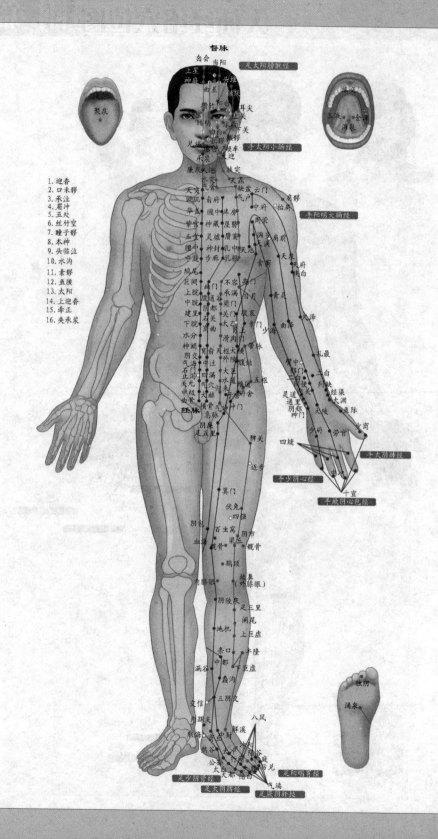

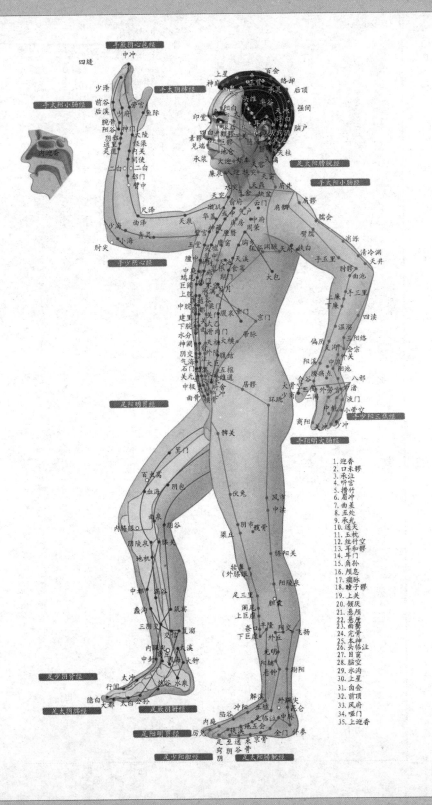